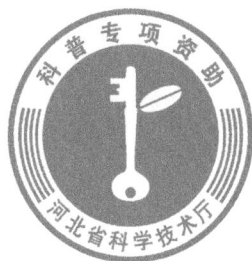

河北省省级科技计划（科

项目编号 23557604K

健康职业生涯
用创新方法守护

孙艺铭 著

化学工业出版社

·北京·

图书在版编目（CIP）数据

健康职业生涯：用创新方法守护 / 孙艺铭著.
北京：化学工业出版社，2025.4. -- ISBN 978-7-122
-48144-3

Ⅰ．R395.6

中国国家版本馆CIP数据核字第2025MJ5248号

责任编辑：杨松淼　　　　　　　　　装帧设计：宁静静
责任校对：边　涛

出版发行：化学工业出版社（北京市东城区青年湖南街13号　邮政编码100011）
印　　装：北京科印技术咨询服务有限公司数码印刷分部
710mm×1000mm　1/16　印张17½　字数236千字　2025年4月北京第1版第1次印刷

购书咨询：010-64518888　　　　　　售后服务：010-64518899
网　　址：http://www.cip.com.cn
凡购买本书，如有缺损质量问题，本社销售中心负责调换。

定　　价：59.80元　　　　　　　　　　版权所有　违者必究

前 言

在这个瞬息万变的时代，职业生涯的每一步都充满了未知与挑战。科技的飞速进步、市场的不断变化以及个体潜能的持续拓展，既为我们带来了前所未有的机遇，也让我们在职业道路上倍感迷茫。此时，一本能够引领我们突破常规、以创新方法守护职业生涯的指南显得尤为重要。

《健康职业生涯 用创新方法守护》正是这样一本实用性与创新性并存的职场宝典。

这本书是河北省创新能力提升计划项目的成果（科学普及专项项目编号 23557604K），是课题团队长期深入研究与实践的结晶。本书凝聚了孙艺铭、雷前虎、何梦昕、崔超妍、孙祥云、李友林、温密筠、马兴彬、刘培、崔玲玲等课题组全体成员的辛勤汗水与智慧。他们来自教育学、理学、工学、医学、管理学、哲学、文学等多个学科领域，从业经历横跨教育、心理、医疗卫生、公共管理、信息技术、科学研究、技术服务等多种行业。在研究过程中，团队成员凭借各自扎实的专业功底与丰富的实践经验，从理论框架搭建到案例实证分析，从数据采集处理到观点碰撞整合，每个环节都起着至关重要的作用。正是这种跨学科、跨领域的合作，为本书提供了有力支撑，使得本书不仅具有深厚的理论基础，更具备广泛的实践指导意义。

因此，本书并非普通的职业规划书籍，而是一部融合了科普特点、原创精神与真实感人故事的职业生涯发展工具书。它将引领你运用科学思维、科学方法和科学工具，创新性地应对职业生涯中的当下困惑。指引你如何保持饱满的工作热情，如何进行有效的身心健康管理，掌握压力管理的秘诀，实现工作与生活的和谐平衡以及建立良好的人际关系。

本书的独特之处，在于它实现了传统文化与现代科学思维的深度融合。在"道"的层面，深入挖掘传统文化的生涯智慧，为我们提供深邃的智慧源泉，启迪我们的心灵，引导我们思考职业生涯的意义与价值；在"术"的层面，运用科学思维、科学方法和科学工具，提炼出实用高效的生涯策略，帮助我们在职业生涯中更好地规划路径、应对挑战、实现目标。

尤为值得一提的是，本书案例紧贴时代脉搏，覆盖了前沿技术、科技热点、民生科技、人工智能、量子计算、低碳环保、公共卫生、安全生产等众多领域。这些鲜活的实例不仅展示了科技的魅力，更让我们深刻体会到身为普通从业者的我们自身的职业生涯的广阔天地和无限机遇。

书中的方法并非空洞的口号，而是基于对创新方法的深刻洞察与灵活运用。本书将告诉你，创新并非遥不可及，而是蕴藏在日常工作与生活中。通过学习本书的理论应用、创新思维和方法，你将学会洞察内心需求，链接自我、职业与世界，走出一条独特的职业道路。

此外，本书不仅关注职业生涯的外在成功，更强调身心的和谐与健康。通过中医学的智慧、心理学的洞见以及量子力学的启示，引导你走向一条健康、和谐的职业生涯之路。

愿本书成为你职业生涯中的良师益友，伴你前行的道路。愿你在未来的日子里，活出真我、拥抱变化、持续创新，成就自己的健康职业生涯。

目 录

第1章

健康职业生涯用创新方法守护的奥秘

在快节奏的现代职场中，职业生涯的发展不再是单一的线性路径，而是充满了无限可能与挑战的广阔天地。面对科技的日新月异、市场的瞬息万变，如何规划并守护好自己的职业生涯，成为每位职场人士必须面对的重要课题。本章将带你深入探讨健康职业生涯的核心理念，揭秘创新方法在其中的关键作用。

我们首先从生涯与职业生涯的基本概念出发，通过舒伯等著名学者的理论，为你勾勒出生涯与职业生涯的丰富内涵与特性。接着，我们引出"健康职业生涯"这一时刻围绕在身边却又时常被我们忽视的理念，强调在追求职业成功的同时，更要注重身心的和谐与平衡以及工作与生活的和谐共生。

为了帮助你更好地评估自己的职业生涯健康状况，我们提供了一套科学实用的"健康职业生涯评估表"，从工作热情、职业成长、身心健康、工作生活平衡及职场人际关系等多个维度进行全面考量。通过量化评估，你将更清晰地了解自己的优势与不足，为后续的改进提供明确方向。

而要实现健康职业生涯，创新方法不可或缺。我们详细对比常规方法与创新方法的优劣势，揭示创新方法如何突破传统思维束缚，帮助你激发创造潜能，在职业生涯中走出一条属于自己的独特道路。同时，我们还为你梳理了创新方法在职业生涯领域的具体应用路径，从自我认知到职业发展，再到压力管理与健康维护，每一步都为你提供实用的指导和建议。

总之，本章将为你全面揭开健康职业生涯的神秘面纱，让你在创新方法的引领下，勇往直前，成就属于自己的辉煌职业生涯。

1.1　健康职业生涯解码

1.1.1　从生涯到健康职业生涯

1.1.1.1　何为生涯？

（1）舒伯的生涯概念

美国学者舒伯（Donald E. Super）于 1953 年在《美国心理学家》杂志首次提出了"Career"（生涯）的概念。这一概念标志着职业选择研究视角的重大转变，从单一的职业选择转向了对个体整个生涯发展的关注。

目前，大多数学者所接受的生涯定义大都来自舒伯于 1976 年所作出的具体规定："生涯是生活里各种事态的连续演进方向；它统合了人一生中依序发展的各种职业和生活的角色，由个人对工作的投入而流露出独特的自我发展形势；它也是人生自青春期以迄退休之后，一连串有酬或无酬职位的总和，除了职业之外，尚包括任何和工作有关的角色，如学生、受雇者、退休者，甚至也包含了副业、家庭中以及公民的角色。生涯是以人为中心的，只有在个人寻求它的时候，它才存在。"

从舒伯的阐述中可明确观察到，他所界定的生涯范畴并未宽泛至与"生命"或"生活"等宏观概念完全等同的层面。他所理解的生涯是一个比"工作"或"职业"更为丰富和全面的概念，涵盖了个人一生的各种经验与活动。在此基础上，他提出了生涯发展阶段理论（表 1-1-1），进一步细化了生涯的发展过程。该理论将人的生涯划分为五个阶段：成长、探索、建立、维持和衰退。每个阶段都有其特定的发展任务和挑战。

从舒伯的生涯发展阶段理论中，我们可以清晰地看到，每个阶段都有其特定的发展任务和挑战。而这些任务并不会因为我们忽视或逃避就自动消失，它们会像未完成的课业一样，在后续的阶段中继续给我们"补课"。

因此，能拥有怎样的生涯，其实很大程度上取决于我们自己在每个阶段的选择和努力。

表 1-1-1 舒伯生涯发展阶段理论分析表

生涯阶段	大致年龄划分	主要任务	常见困惑
成长阶段	0～14岁	发展自我概念，形成对工作世界的态度	可能导致对职业价值和意义的错误认知，影响后续择业动机、职业发展方向和专注程度；学业动力不足，缺乏学习热情和积极性；做事习惯不佳，缺乏自律和计划性；对人事物态度消极，缺乏探索和尝试的勇气和自信
探索阶段	15～24岁	自我考察，角色鉴定，职业探索	可能频繁尝试工作，入职态度和行为多变；功利择业就业；做事习惯不够成熟，缺乏坚持和毅力；对人事物态度犹豫，难以做出决策，出现拖延、逃避等现象
建立阶段	25～44岁	确定职业方向，建立职业身份和地位	可能导致职业停滞不前，缺乏晋升机会；学业动力减弱，不再追求专业成长和提升；做事习惯变得保守，缺乏创新和冒险精神；对人事物态度冷漠，缺乏热情和投入，出现坐等靠、躺平等现象
维持阶段	45～64岁	保持职业竞争力，应对职业生涯变化	可能导致职业地位下降，失去工作动力；学业动力完全丧失，不再关注行业发展和新知识；做事习惯僵化，难以适应变化；面临生活压力和外在变故时难以积极应对
衰退阶段	65岁以后	退出职业领域，享受退休生活	可能导致晚年生活不充实，缺乏成就感；不再追求新知和兴趣；做事习惯懒散，缺乏规律和计划；对人事物经常看不惯和抱怨

越早开始规划和行动，我们的生涯之路就可能越顺畅。很多时候，我们遇到的生涯困惑只是表面的现象，背后往往隐藏着更深层次的原因。所以，我们需要学会透过现象看本质，找到问题的根源，并勇敢地面对和创新地解决它们，让生涯的主动权掌握在自己手中。

（2）大众视角下的生涯概念

大众视角下的生涯概念和"生计""志业"或"命运"等含义相近的词汇密切相关。

①生涯与生计　古人把"生涯"看成"人生的极限"，强调其时间性内涵，如《庄子·内篇·养生主》"吾生也有涯，而知也无涯"。古代文人又将"生涯"视为"生活"或"生活的方式"，如"杜门成白首，湖上寄生涯"等表述。同时，"生涯"也指"生业"，即谋生之业，与"生计"相通，"生计"意为谋生之计，如"清洁自处，赀产每虚，或有劝营生计，笑而不答"等描述体现了其含义，表明我们传统上将"生计"视为生存糊口、满足基本需求的手段。

②生涯与志业　英文中"Career"的概念用中文词汇表达时，"生涯"或"生计"并不十分恰当，从其原意追溯，较贴近"志向"或"志业"的意思。从"志"字的内涵来看，"士"阶层备受尊敬，其主要生活内容为学道艺或习武，"士"之心即"志"。儒家将"士"归于"劳心""治人"阶层，"士"通过举荐或考试任官，成为"儒吏"是其生涯目标，如"学而优则仕"。科举是"士人"实现志业的重要途径，但也存在诸多弊端。完成个人志业不仅可实践理想，还与家族荣耀紧密相连，如今考学、考编、留学等也成为实现志业的途径，体现了我们生涯观念中对实现志向和理想职业的追求。

③生涯与命运　传统观念中，命运受客观物理环境（如身世、性别、家业、时局等）和主观心理环境影响，两者相互作用决定生涯的富贵或贫穷。当代人类学和心理治疗观点认为，个人与大环境适配会产生好运，生涯心理学也强调个人与环境特质适配的重要性，且后天可通过个人努力克服先天的限制，体现了我们对生涯发展中命运因素的认知和对自我掌控命运的思考。

④大众生涯观的特色　以考试为晋身之阶：古人将科举视为重要生涯抉择甚至最终目标，如今青年人也重视高考、考研等考试，将其视为重要生涯目标，但这种观念使社会和个人易忽视考试外的多元化选择。

性别刻板印象：传统社会以家庭为单位，对男女有不同期待，"男主外，女主内"的传统角色职能影响至今，限制了两性的生涯发展。

服从权威、循例重俗：传统观念中个人事业成功为显示家族余德，需遵循家族事业传承，许多年轻人难以按自己意志选择生涯方向，如世代行医或从商者子女多继承家业。

命定与自定：古人的生涯之命受成长环境影响，需配合环境发展后天自定之命，与现代生涯观相呼应，强调在大环境框架内发展生涯，重视个体与环境的相互作用。

通过以上生涯概念的不同界定可以得知，生涯的本质，即个人在职业、家庭、社会多重角色中的自我定义与价值追求。具体而言，就是一个人如何在职业、家庭、社会的多重角色中寻找并定义自己，探索出一条让自己满意且富有价值的人生道路。这不仅仅关乎职业的成功，更关乎个人的内心满足与幸福感。

正如那句平实却深刻的话语所言："你如何活成让自己满意的样子。"这不仅是对个人生活哲学的思考，也是对我们如何在纷繁复杂的社会环境中保持身心健康、实现全面发展的深刻启示。

在快节奏的现代生活中，职业生涯作为我们实现自我价值和社会价值的重要舞台，其健康状况直接影响着我们的生活质量与幸福感。一个健康的职业生涯，不仅意味着职业上的成功与满足，更包含着身心的平衡与和谐。因此，探讨和实践健康职业生涯，对于每个生涯个体来说都至关重要。

1.1.1.2　何为职业生涯？

（1）职业生涯的概念

弗兰克·帕森斯（Frank Parsons）被誉为"职业指导之父"。1908 年，他创立了世界上第一个职业咨询机构——波士顿地方职业局，为职业生涯规划领域奠定了基础。

目前，公认的关于职业生涯的观点主要源自他的特质因素论（Trait-Factor Theory，也称"人职匹配理论"）和《选择一个职业》等著作。职业生涯被定义为一个人一生中与职业相关的行为、活动和态度、价值观、愿望等连续性经历的总和，还涵盖了一个人职业变迁和目标实现的过程。这一定义是对帕森斯职业生涯理论核心内容的概括，在职业生涯规划和职业指导领域具有深远影响。

同时，舒伯的生涯发展阶段理论进一步丰富了职业生涯的内涵。舒伯把职业生涯的发展看成一个持续渐进的过程，一直伴随个人的一生。

（2）职业生涯的特点

不同学者和理论对于"职业生涯"的概念有着各自的理解，但都强调了职业生涯的连续性、方向性、时间性、空间性、动态性、独特性和能动性（表1-1-2）。

表1-1-2　职业生涯的特点

特点	简述
连续性	职业生涯是一个从童年职业好奇至退休后的长期、连续发展过程，每个阶段为下一个阶段奠定基础，影响个体的长期发展
方向性	个体在职业发展中追求明确的目标和路径，通过自我探索和职业分析，明确职业方向，指导职业发展的每一步
时间性	职业生涯具有明确的时间跨度，涵盖从初步职业认知到退休的各个阶段，每个阶段有特定的任务和发展目标
空间性	个体在广阔的职业空间中选择适合自己的职业领域，依据兴趣、能力和市场需求，在不同职业环境中发展成长
动态性	职业生涯随个人兴趣、能力、市场需求及社会环境变化而调整，要求个体具备适应性和灵活性，适时调整职业规划
独特性	每个人的职业生涯受个人经历、性格、价值观等多种因素影响，职业选择、发展路径及成就均具独特性
能动性	个体作为生涯主体主动探索与自主选择，通过自我探索、环境评估及积极行动，实现个人与职业的最佳匹配和持续发展

①连续性　职业生涯是一个连续不断的发展过程，从个体童年时期对职业的好奇与憧憬开始，一直延续到退休甚至更远的未来。它涵盖了从青

少年时期的学习与实践，到成年后正式步入职场，再到职业生涯的各个转折点。每个阶段都是职业生涯不可或缺的一部分，为下一个阶段奠定基础，并共同塑造着个人的职业轨迹。这意味着，职业生涯的规划与管理应当是一个长期且持续的过程，每个阶段都为下一个阶段奠定基础，影响着个人的长期发展。

尤为重要的是，职业生涯并非从正式开始从事职业那一刻才开始。实际上，它始于个体对世界的初步认知，对"大人"工作的好奇观察，以及在学校教育中通过课程学习、社团活动、实习经历等逐渐形成的职业意识和技能。因此，职业生涯的准备和教育应当从小开始，通过家庭教育、学校教育以及社会实践等多种途径，帮助个体逐步建立正确的职业观念，培养必要的职业素养，为未来的职业生涯打下坚实的基础。

②**方向性**　职业生涯的方向性是指个体在职业发展过程中所追求的目标和路径的明确性。它像一盏明灯，指引着个体在职业生涯的海洋中航行，确保每一步都朝着既定的目标前进。方向性不仅关乎职业的选择，更涉及个体对职业发展的长远规划和预期。一个清晰的职业方向能够帮助个体更好地聚焦精力，投入与职业目标相关的学习和实践中，从而提高职业发展的效率和成功率。因此，在职业生涯的初期，个体就需要通过自我探索和职业分析，明确自己的职业方向，为后续的职业发展奠定坚实的基础。

③**时间性**　职业生涯具有明确的时间跨度，从个体童年的初步职业认知开始，贯穿青少年时期的学习与实践，再到成年后步入职场，直至退休甚至更长时间。这一时间性特征强调了职业生涯是一个随时间展开的过程，每个阶段都有其特定的任务和发展目标，需要个体按照时间顺序逐步完成。

④**空间性**　职业生涯的空间性体现在个体职业活动的范围和领域上。不同的职业领域具有不同的工作环境、工作内容和职业发展路径。个体需要根据自己的兴趣、能力和市场需求，在广阔的职业空间中选择适合自己的职业领域，并在其中不断发展和成长。

⑤**动态性** 动态性则体现在职业生涯并非一成不变，它会随着个人兴趣、能力、市场需求以及社会环境的变化而调整。这就要求个体具备适应性和灵活性，能够主动识别并抓住职业发展的机会，适时调整职业规划，以实现个人与职业的最佳匹配。

⑥**独特性** 每个人的职业生涯都是独一无二的，受到个人经历、性格、价值观等多种因素的影响。职业生涯的独特性体现在个体的职业选择、职业发展路径以及职业成就上。因此，个体需要充分了解自己的特点和优势，根据自己的实际情况规划职业生涯，实现个人与职业的最佳匹配。

⑦**能动性** 职业生涯的能动性体现在个体作为生涯主体的主动探索与自主选择上。帕森斯的人职匹配理论强调个体特质与职业要求的匹配，而舒伯的生涯发展阶段理论则提醒我们，在每个阶段都应积极进行自我探索和环境评估，做出符合当前发展阶段和职业目标的选择。这意味着，职业生涯的成功不仅依赖于外部机遇的垂青，更在于个人是否能够主动规划、勇于尝试和持续学习。

总之，职业生涯是一个复杂而多维的概念，它融合了个人成长、社会发展与自我实现的多重面向，强调了个体在整个生命历程中对于职业的主动探索、持续学习和适时调整的重要性。这一过程始于童年的梦想，贯穿于人生的每一个阶段，直至个体职业生涯的终点，体现了人生与职业的深度交融与相互促进。它要求个体在整个生命历程中不断探索自我、明确目标、积累经验、发展能力，并根据个人特点和外部环境的变化适时调整职业规划，以实现个人与职业的最佳匹配和持续发展。

1.1.1.3 何为健康职业生涯？

（1）健康职业生涯理念应运而生

① **职业生涯问题迭现** 在当今社会的职场环境中，随着工作节奏的持续加速和竞争态势的不断加剧，一系列健康问题逐渐浮出水面，成为制约职场人全面发展的隐形障碍。这些问题不仅侵蚀着个人的身心健康，也对职业生涯的可持续发展构成了严峻挑战。

工作压力过大：长时间的工作加班和不断攀升的业绩指标，使得职场人员长期处于高压状态，身心俱疲，难以得到有效的恢复和调节。

职业倦怠蔓延：日复一日的重复工作和缺乏挑战性的任务，导致职场人员逐渐失去工作热情，产生强烈的职业倦怠感，对工作效率和职业发展产生负面影响。

身心健康失衡：由于忽视锻炼和休息，职场人员的身心健康状况普遍不佳，出现各种亚健康状态，如失眠、焦虑、抑郁等，严重影响生活质量和工作表现。

人际关系复杂：职场中的权力斗争、利益冲突等复杂人际关系，给职场人员带来额外的心理负担，增加了工作压力和心理压力。

工作与家庭冲突加剧：长时间的工作投入使得职场人难以兼顾家庭，导致家庭矛盾频发，进一步加剧了职场人员的心理压力和负担。

② **个体意识的觉醒**　随着生活水平的提高和健康意识的增强，现代职场人越来越注重个人发展和自我实现。他们不再仅仅满足于为了谋生而工作，而是渴望在职业生涯中找到自己的价值和意义。这种个体意识的觉醒促使职场人开始关注身心健康和工作生活平衡的重要性。他们认识到，单纯的职业成功并不能带来真正的幸福和满足感，而身心健康和工作生活平衡才是实现个人价值的关键所在。

此外，随着社会的进步和文明的发展，职场人越来越注重生活质量和个人幸福感。他们开始追求更加健康、平衡的生活方式，以应对职场中的种种挑战和压力。这种追求不仅体现在对物质生活的改善上，更体现在对精神生活的丰富和满足上。

③ **社会发展的需求**　随着社会的进步和经济的发展，职场环境日益复杂多变。为了适应这种变化，职场人需要具备更强的适应能力和创新能力，而这一切的基础正是身心健康和良好的工作生活平衡。只有拥有健康的身体和积极的心态，职场人才能更好地应对职场中的挑战和压力，实现个人价值和职业发展。

同时，随着心理学、医学等相关领域的发展，越来越多的科学研究证明了身心健康对职业生涯的重要性。这些研究成果为健康职业生涯理念的提出提供了坚实的理论基础。它们揭示了身心健康与职业发展之间的内在联系和相互作用机制，为职场人提供了科学的指导和借鉴。

综上所述，正是在职业生涯问题迭现、个体意识觉醒以及社会发展需求的共同推动下，"健康职业生涯"的理念应运而生。它不仅仅是一个口号或标签，更是一种全新的职业观和生活观。健康职业生涯理念强调在追求职业发展的同时关注身心健康和工作生活平衡的重要性，旨在引导职场人实现个人价值的全面绽放和职业生涯的可持续发展。

（2）健康职业生涯定义

国际劳工组织在其《体面劳动议程》中强调，工作应成为人们实现自我价值、提升生活质量的途径，而非损害身心健康的负担。同时，美国职业心理学家施恩教授在其著作《职业锚》中也指出，个人职业发展与自我实现应建立在对个人兴趣、能力、价值观的深入考量之上。这些观点与健康职业生涯的理念不谋而合，共同揭示了职业成功与个人福祉之间的紧密联系。通过参考国际劳工组织关于健康工作环境的指导原则（1981年关于职业安全和健康的公约），以及国内外多位职业健康与心理学专家的研究成果，我们得以更深入地理解和实践"健康职业生涯"的核心理念。

所谓"健康职业生涯"，是指个体在职业生涯的漫长旅程中，通过科学的规划与管理，不仅追求职业成功与满足，更注重身心健康与工作生活平衡（包括生理、心理和社会适应等方面），从而实现个人价值的全面发展。

这里的"科学的规划与管理"，意味着我们需要根据自身情况，合理规划职业路径，有效管理时间与精力，避免盲目跟风或过度透支；"职业成功与满足"，则是指在职场上取得令自己满意的成就，同时享受工作带来的乐趣与成就感。而"身心健康与工作生活平衡"则是健康职业生涯的核心所在，它要求我们在忙碌的工作之余，仍能关注自己的身心健康，保持与家人朋友的良好关系，享受生活的美好。

这些要素之间并非孤立存在，而是相互依存、相互促进的。科学的规划与管理为职业成功与满足奠定了坚实的基础，而身心健康的保持则是实现工作与生活平衡的关键。只有当这三者达到和谐统一时，我们才能真正拥有健康职业生涯，享受工作与生活带来的双重幸福。

需要明确的是，有职业生涯困惑或问题是正常的，有困惑不代表不健康。在职业生涯中，个体难免会遇到诸如职业选择的迷茫、职场人际关系的处理难题、工作压力带来的困扰等情况，这些都是成长和发展过程中可能伴随的现象，重要的是如何正确面对和解决这些困惑，以保障职业生涯在健康的轨道上前行。

因此，正确地面对和解决这些困惑至关重要，而运用创新的思维和方法将更有效地帮助你拥有健康的职业生涯。创新能够为解决传统问题提供新视角、新思路，突破固有局限，无论是在职业规划的调整、职场压力的缓解还是人际关系的优化等方面，都可能带来积极改变，助力你在复杂多变的职业生涯环境中稳健前行，达成身心与职业发展的和谐统一。

1.1.2　健康职业生涯的标准是什么？

在当今职场研究与实践领域，虽然尚未有统一且广泛认可的"健康职业生涯"标准，但这并不意味着我们无法对其进行有效的界定与认知。

通过广泛搜集职场成功案例、深入挖掘职业咨询经验及考量社会大众的普遍认知，我们可以从诸如职业成就感、职业发展、身心健康、生活工作平衡以及人际关系等多个维度综合权衡，提出一套相对科学且全面的健康职业生涯标准（图 1-1-1）。

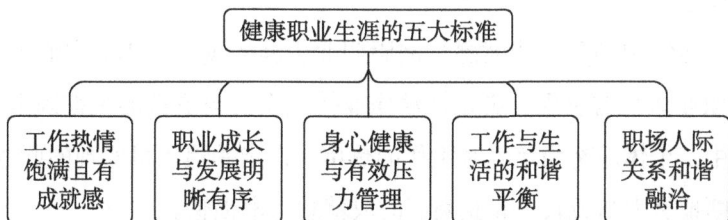

```
                    ┌─────────────────────┐
                    │  健康职业生涯的五大标准  │
                    └─────────────────────┘
  ┌────────┐ ┌────────┐ ┌────────┐ ┌────────┐ ┌────────┐
  │工作热情  │ │职业成长  │ │身心健康  │ │工作与生  │ │职场人际  │
  │饱满且有  │ │与发展明  │ │与有效压  │ │活的和谐  │ │关系和谐  │
  │成就感    │ │晰有序    │ │力管理    │ │平衡      │ │融洽      │
  └────────┘ └────────┘ └────────┘ └────────┘ └────────┘
```

图 1-1-1　健康职业生涯的五大标准

1.1.2.1　工作热情饱满且有成就感：健康职业生涯的坚实基石

在构建健康职业生涯的过程中，个体对工作保持高度的热情并在其中获取成就感，构成了职业发展的核心动力。这一状态不仅关乎个人的职业满意度与幸福感，更是推动职业持续进步与成就的关键因素。Dutton 等人的研究明确指出，工作满意度与职业成就感之间存在着紧密的关联，它们共同作用于提升员工的整体职业幸福感及工作效率，为职业生涯的稳健前行奠定坚实基础。

具体而言，工作热情饱满体现在个体对工作的深切喜爱与积极投入上。这种热情并非一时兴起，而是源于对职业价值的深刻认同与对个人能力的充分自信。它促使个体在面对日常工作时，能够保持高度的专注与投入，即便面对挑战与困难，也能以乐观的心态去应对，寻找解决方案。例如，李医生作为一名儿科医生，每天面对的是孩子们的病痛与家长的焦虑。但他对医学事业的热爱，让他总能以最大的耐心与细心去诊治每一位小患者，每当看到孩子们康复的笑容，他的内心便充满了满足与喜悦。

成就感则是职业发展中不可或缺的情感体验。它来源于个体在完成工作任务、达成职业目标或克服职业挑战后所感受到的自我价值的实现与肯定。这种成就感能够极大地增强个体的职业自信心，激发其进一步探索与成长的欲望。以赵工程师为例，他在一家科技公司负责新产品的研发。经过数月的努力，他带领团队成功研发出一款创新产品，并在市场上获得了广泛好评。这一成就不仅让他在公司内部赢得了尊重与认可，更让他深刻感受到了自己作为工程师的价值与使命，从而更加坚定了在科技领域深耕细作的决心。

工作热情饱满且有成就感是健康职业生涯的重要标志。它们不仅关乎个体的职业体验与感受，更是推动职业持续发展与成就的关键因素。在日常工作中，个体应努力培养对工作的热情，设定并追求可实现的职业目标，以在不断地努力与成长中收获满满的成就感与幸福感。

1.1.2.2　职业成长与发展明晰有序：健康职业生涯的指引罗盘

在构建健康职业生涯的道路上，明确的成长路径与发展规划能够为个体指引方向，确保职业之旅稳健前行。职业目标的设定与逐一实现，不仅是衡量职业发展进度的重要标尺，也是激发个体潜能、促进持续成长的关键动力。依据职业发展规划理论，Savickas强调，个体应结合自身兴趣、能力与市场需求，科学设定短期与长期职业目标，并据此制定具体、可行的行动计划，以确保职业发展路径的清晰与有序。

短期目标，通常指那些在一定时间内（如一年或半年内）可实现的具体目标。它们与日常工作紧密相关，旨在提升个体在当前职位上的技能与绩效。例如，张销售员为自己设定了一个短期目标：在接下来的三个月内，提升客户满意度至90%以上。为此，他制定了详细的行动计划，包括定期回访客户、收集反馈、优化服务流程等。通过不断努力，张销售员不仅达成了目标，还因此获得了公司的表彰与晋升机会。

长期目标，则是个体对未来几年甚至更长时间内职业发展的宏观规划。它们往往与职位晋升、行业转型或专业领域深造等重大职业决策相关。以李会计为例，她在入职初期就明确了自己的长期目标：成为一名具有国际视野的高级会计师。为此，她制定了长达五年的发展规划，包括考取国际注册会计师证书、参与跨国企业项目、提升英语沟通能力等。经过不懈努力，李会计不仅实现了自己的目标，还成功跳槽至一家国际知名企业，担任财务总监一职。

在设定目标的同时，个体还需根据实际情况不断调整与优化行动计划。这包括评估目标实现的进度、识别潜在的障碍与挑战，并制定相应的应对策略。例如，当王工程师发现自己在项目管理上存在短板时，他及时调整了自己的学习计划，报名参加了项目管理培训课程，并积极参与行业交流会，以拓宽视野、提升能力。

职业成长与发展明晰有序是健康职业生涯的重要组成部分。通过科学设定短期与长期目标，并制定切实可行的行动计划，个体能够在职业道路上不断前行，实现自我超越与持续发展。

1.1.2.3　身心健康与有效压力管理：健康职业生涯的持续动力

在当今快节奏、高压力的职场环境中，身心健康与压力管理已成为健康职业生涯不可或缺的重要组成部分。正如《高效能人生：平衡的法则》所述，长期的过度工作不仅会损害个体的身体健康，还会对心理健康产生负面影响，进而影响到职业生涯的可持续性。因此，有效的压力管理和维护身心健康，是确保健康职业生涯持续发展的关键动力。

身心健康与压力管理之所以重要，是因为它们直接关系到个体的职业表现、工作效率以及长期的职业发展潜力。一个身心健康的个体，能够更好地应对职场中的挑战与压力，保持高效的工作状态，并具备更强的适应性和创新能力。相反，身心疲惫、压力过大的个体，则可能面临工作效率下降、决策失误、职业倦怠甚至健康问题，从而影响到整个职业生涯的发展。

身心健康是职业生涯的基石。身体健康意味着个体拥有足够的体力和耐力去应对日常工作的需求，包括长时间的会议、紧张的项目截止日期以及可能的加班。例如，一个经常锻炼身体的职场人士，其心肺功能更强，能够更好地应对高强度的工作节奏，减少因疲劳导致的错误或效率下降。同时，良好的身体健康状况还能增强免疫力，减少因病缺勤，从而保持工作的连续性和稳定性。心理健康同样不可忽视。它涉及个体的情绪状态、认知能力、应对机制以及人际关系等多个方面。一个心理健康的职场人士，能够保持乐观的心态，有效管理情绪，面对挑战时更加坚韧不拔。例如，当遇到项目中的难题或团队合作的摩擦时，心理健康的个体更倾向于积极寻找解决方案，而不是陷入消极情绪或逃避问题。

压力管理则是维护身心健康的关键。在职场中，压力无处不在，但长期过度的压力会对身心健康造成严重影响。有效的压力管理策略，如时间管理、放松技巧、正念冥想以及寻求社会支持，都能帮助个体更好地应对压力。例如，通过合理规划工作时间，避免过度加班，可以确保个体有足够的休息和恢复时间；而定期参与瑜伽或冥想课程，则有助于缓解心理压力，提升内心的平静与专注。

在日常生活中，我们可以看到许多身心健康与压力管理方法在职业生涯中的应用。比如，一位销售经理在面对季度销售目标压力时，选择通过晨跑和瑜伽来放松身心，同时利用时间管理工具来优化工作流程，最终不仅成功完成了销售目标，还保持了良好的身心状态。又如，一位程序员在长时间编程后，会利用短暂的休息时间做眼保健操和颈部拉伸，以缓解视觉疲劳和肌肉紧张，从而保持高效的工作状态。

身心健康与有效的压力管理是健康职业生涯不可或缺的重要组成部分。它们不仅关乎个人的健康与幸福，更是推动职业持续发展和成功的关键因素。因此，职场人士应重视并积极实践这些原则，以确保自己的职业生涯既充满活力又持久稳定。

1.1.2.4　工作与生活的和谐平衡：健康职业生涯的双翼并进

健康职业生涯不仅聚焦于职业路径的规划与晋升，同样重视在工作与生活之间寻找到恰当的平衡点。研究指出，实现工作与生活的有效平衡对于增强员工的心理健康状态及提升整体生活满意度具有显著作用。健康的职业生涯应确保工作与生活相互促进，而非相互干扰。工作与生活的和谐共生能够为个体提供更全面的成长与发展空间。

为了实现这一目标，我们可以从时间管理、生活状态以及工作与生活相互支持三个方面进行描述。

时间管理是实现工作与生活平衡的首要技能。它要求个体既能合理安排工作时间，避免过度加班，又能确保有足够的时间用于个人生活与休闲。通过制定详细的工作计划，合理安排会议与任务，个体可以在工作时间内高效完成任务，避免将工作负担带回家中。例如，李经理通过精心规划，每天下班前都会检查任务清单，确保所有紧急事项已处理完毕，从而能够安心享受与家人的晚餐时光。

良好的生活状态是提升工作效率与创造力的源泉。当个体在生活中得到充分的休息与放松，他们的精力更加充沛、思维更加敏捷，从而在工作中表现出更高的效率与创造力。例如，张设计师热爱摄影，周末经常外出拍摄。这些活动不仅让他得到了身心的放松，还为他提供了源源不断的灵感。周一回到工作岗位，他总能迅速进入状态，设计出令人眼前一亮的作品。

工作与生活之间并非孤立存在，而是可以相互支持、相互促进的。工作中的成就与满足感可以激发个体在生活中的热情与活力，而生活中的快乐与放松也能为工作带来新的灵感与动力。例如，一位销售经理在工作中取得了显著业绩，公司为他颁发了优秀员工奖。这份荣誉让他倍感自豪，也激励他在生活中更加积极向上。他利用业余时间学习新技能，不仅丰富了自己的生活，也让他在销售工作中更加游刃有余。

通过合理规划时间、保持良好的生活状态，并在工作与生活中寻找相互支持的方面，个体能够实现职业生涯与个人生活的和谐平衡，从而在人生的道路上走得更稳、更远。

1.1.2.5　职场人际关系和谐融洽：健康职业生涯的人际纽带

根据梅奥（Mayo）的霍桑实验，员工的工作态度不仅受工作环境和物质条件的影响，更受工作中的人际关系和社会因素的显著影响，和谐的人际关系能显著提升员工的工作满意度和生产效率。

这一观点在全球范围内得到了广泛验证。一项针对全球 500 强企业的调查显示，拥有和谐职场人际关系的公司，其员工平均流失率比人际关系紧张的公司低 30%。这一数据充分彰显了和谐人际关系对于提升员工忠诚度和稳定性的重要作用。

和谐融洽的职场人际关系主要体现在以下几个方面：

首先，同事间的相处愉快是和谐人际关系的基石。员工之间能够相互尊重、支持和合作，共同面对工作中的挑战与机遇。这种良好的团队合作氛围不仅能够提升工作效率，还能让员工在相互学习与交流中不断成长。例如，在某科技公司的研发团队中，成员们经常就技术难题进行热烈讨论，相互分享经验与心得，不仅攻克了一个又一个技术难关，还建立了深厚的友谊。

其次，上下级之间的沟通顺畅也是和谐人际关系的重要体现。上司能够给予下属充分的指导与支持，鼓励员工发挥潜能，勇于创新；而下属也能积极反馈工作进展和遇到的困难，寻求上司的帮助与建议。这种双向沟通机制有助于消除误解与隔阂，增强团队的凝聚力与执行力。例如，在一家大型企业的市场部，经理经常与团队成员进行一对一沟通，了解他们的工作状态与需求，及时调整工作策略与资源分配，使得整个团队的工作效率与士气都得到了显著提升。

最后，与合作伙伴或客户建立信任关系也是和谐人际关系的延伸。通过诚信、专业和及时的沟通，企业能够与外部合作伙伴或客户建立长期稳定的合作关系，共同开拓市场，实现共赢发展。例如，一家物流公司在与某大型电商平台的合作中，始终坚持诚信经营、服务至上的原则，及时响应客户需求，优化物流流程，不仅赢得了客户的信赖与好评，还拓展了业务范围，实现了业绩的稳步增长。

综上所述，健康职业生涯的标准包括工作热情与成就感、职业成长与发展的明晰有序、工作与生活的平衡和两者之间的相互滋养以及职场人际关系和谐融洽。这些标准不仅体现了职业发展的全面性，也符合科学研究的结论与职场实践的普遍认知。

📝 1.1.3　如何评估健康职业生涯？

1.1.3.1　健康职业生涯评估表

你需要一个评估体系作为健康职业生涯的日常考量，可以参照"健康职业生涯评估表"（表 1-1-3）。该表简洁明了、容易操作，通过具体的打分分值和记分方法，使得评估结果更加量化和客观，有助于个人更准确地了解自己的职业生涯健康状况，并据此制定改进计划。

表 1-1-3　健康职业生涯评估表

序号	维度	指标	指标描述	评估方法	计分方法	得分
1	工作热情与成就感	热情度、满意度、认同感	♫热情度：是否对工作保持持续的热情和兴趣？ ♫满意度：在工作中是否经常感到满足和自豪？ ♫认同感：是否对自己的工作成果有高度的认同感？	自我反思 记录 同事交流 绩效反馈	热情度： 5= 非常热情 1= 毫无热情 满意度： 5= 非常满意 1= 非常不满意 认同感： 5= 高度认同 1= 完全不认同	
2	职业成长与发展	规划清晰度、学习进步、成就展示	♫规划清晰度：是否有明确的职业发展规划和目标？ ♫学习进步：是否在不断地学习新知识和技能以提升自己？ ♫成就展示：是否在职业道路上取得了可见的进步和成就？	规划文档检查 学习回顾 成就对比	规划清晰度： 5= 非常清晰 1= 毫无规划 学习进步 5= 显著进步 1= 无进步 成就展示： 5= 多项重要成就 1= 无显著成就	
3	身心健康与压力管理	身体锻炼、心理调适、压力缓解	♫身体锻炼：是否定期进行身体锻炼，保持身体健康？ ♫心理调适：是否采用有效方法调适心理状态？ ♫压力缓解：工作压力是否得到了有效的缓解和释放？	锻炼记录 身心健康监测 心理调适日志	身体锻炼： 5= 经常锻炼 1= 从不锻炼 心理调适 5= 有效调适 1= 无法调适 压力缓解 5= 有效缓解 1= 压力巨大	
4	工作与生活的和谐平衡	时间管理、生活状态、相互支持	♫时间管理：是否能够合理安排工作时间，避免过度加班？ ♫生活状态：生活状态是否有助于提升工作效率和创造力？ ♫相互支持：是否能够在工作和生活中找到相互支持、相互促进的方面？	时间记录 生活状态评估 积极元素融合	时间管理 5= 合理安排 1= 严重失衡 生活状态 5= 非常积极 1= 非常消极 相互支持 5= 高度支持 1= 无支持	

序号	维度	指标	指标描述	评估方法	计分方法	得分
5	职场人际关系	同事关系、合作伙伴信任、团队作用	♫同事关系：与同事、上司、下属的关系是否融洽？ ♫合作伙伴信任：是否能够与合作伙伴或客户建立良好的信任关系？ ♫团队作用：是否能够在团队中发挥积极的作用，促进团队合作？	同事评价 合作经历 回顾 团队表现 观察	同事关系： 5=非常融洽 1=非常紧张 合作伙伴信任： 5=高度信任 1=不信任 团队作用： 5=积极作用 1=消极作用	
总体评估得分						

注：计分方法为 5 分制，取三项指标的平均分作为该维度得分。

1.1.3.2　健康职业生涯评估结果及行动指南

在职业生涯的道路上，每个人都希望达到理想的状态，实现个人价值与工作生活的平衡。为了帮助你更好地了解自己的职业生涯健康状况，并为你提供具体的行动指导，我们进行了健康职业生涯评估。以下是评估结果及相应的行动策略。

（1）评估结果

健康职业生涯评估结果展示了你的职业生涯健康状况（表 1-1-4）。通过评估，你可以清晰地看到自己的优势与不足，以及需要努力的方向，进而有针对性地制定改进计划，让职业生涯更加顺畅、有序。

表 1-1-4　健康职业生涯评估结果

评级	总体评估得分（X）	职业生涯健康状况描述
优秀	$X \geq 4.5$	职业生涯几乎处于理想状态：热爱工作，高度认同，规划清晰，不断进步，身心健康，工作与生活平衡，人际关系融洽
良好	$4.0 \leq X < 4.5$	职业生涯健康状况整体满意，但有些方面可改进，如提升工作效率、加强时间管理或深化同事合作

续表

评级	总体评估得分（X）	职业生涯健康状况描述
合格	$3.0 \leqslant X < 4.0$	职业生涯健康状况基本达标，但存在较明显短板
不合格	$X < 3.0$	职业生涯健康状况较差，可能面临职业规划不清晰、工作效率低下、职场人际关系紧张等问题

（2）行动策略

根据评估结果，我们为你制定了具体的行动策略（表 1-1-5）。请根据你的评级和实际情况，选择相应的行动指南，并认真执行。

表 1-1-5　健康职业生涯分级行动策略

评级	行动指南	具体措施
优秀	持续自我提升	☐ 保持学习热情，探索新知识、新技能
	拓展人际网络	☐ 与更多行业专家、同行建立联系
	设定新目标	☐ 在擅长领域深耕，同时设定新职业目标
良好	针对改进	☐ 根据低分维度制定改进计划，如提升时间管理
	定期复盘	☐ 回顾改进计划执行情况，评估效果，调整策略
	寻求反馈	☐ 与同事、上司或职业导师交流，获取反馈
合格	深入分析	☐ 对低分维度进行根源分析，明确问题所在
	制定计划	☐ 基于问题分析，制定改进计划，明确目标、步骤和时间节点
	执行与监督	☐ 严格执行改进计划，设立监督机制确保执行
不合格	紧急应对	☐ 全面审视职业规划、工作效率、人际关系，找出关键问题
	寻求帮助	☐ 寻求职业咨询师、心理咨询师等专业人员帮助
	调整心态	☐ 保持积极心态，面对挑战不气馁，相信能改善

通过以上的健康职业生涯评估结果及行动策略，我们可以清晰地看到，无论职业生涯处于哪个阶段，都有相应的改进和提升空间。关键在于我们要正视评估结果，勇于面对存在的问题，并积极采取行动去改进。相信在你的努力下，一定能够实现职业生涯的持续健康发展。

1.1.4 为何健康职业生涯至关重要？

个体职业生涯的健康与否，不仅直接关系到个体的生存与发展，更深远地影响着家庭和谐与社会稳定。一个健康的职业生涯，如同人生的坚固基石，为个体的身心健康、成长进步、幸福满足以及社会贡献提供了坚实的支撑。本节内容将从维护身心健康、促进个人成长、提升工作满意度与幸福感，以及促进家庭和谐与社会稳定四个维度，探讨为何健康职业生涯至关重要，揭示其身心、成长与社会的共赢之道。

1.1.4.1 维护身心健康的基础

健康的职业生涯是维护身心健康不可或缺的基石。在当今快节奏的社会环境中，职业生涯几乎占据了人们生活的核心。一个不健康的职业生涯常常伴随着对身体和心理两个方面的负面影响。

（1）身体方面

长期承受高强度的工作压力和超长的工作时间，个体可能会面临严重的身体健康问题。例如，持续的高压环境可导致高血压，增加心脏病的风险；长时间坐在办公桌前缺乏运动，可能引发颈椎病、腰椎间盘突出症等职业病；不规律的工作时间安排还可能扰乱生物钟，导致失眠、消化系统紊乱（如胃病、肠易激综合征）等问题。此外，缺乏休息和不合理膳食也容易导致肥胖、糖尿病等代谢性疾病。

（2）心理方面

不健康的职业环境同样对心理健康构成威胁。持续的职业压力、职场竞争激烈、人际关系紧张等因素，都可能引发或加剧焦虑、抑郁等心理障碍。长期处于高压之下，个体可能会感到情绪耗竭、职业倦怠，甚至出现自我价值感降低、社交退缩等现象。此外，缺乏工作与生活平衡的状态也会增加家庭矛盾，进一步影响个人的心理健康和社会适应。

相反，一个健康的职业生涯则能够促进身心的和谐发展。它提供了合理的工作安排与休息时间，鼓励适量运动和健康饮食，有助于维持良好的身体状态。同时，通过营造积极的工作环境、支持性的团队氛围和清晰的职业发展路径，可以有效提升个人的工作满意度、自我效能感，减少心理压力，从而全面提升生活质量，实现身心的长期健康发展。

1.1.4.2 促进个人成长与发展

在健康的职业生涯中，个人不仅能够获得经济上的回报，更重要的是能够在这一过程中实现自我提升和全面发展。这种成长与发展是多方面的，涵盖了专业技能、人际交往、团队协作、心理素质等多个领域。

（1）提升专业技能

健康的职业生涯为个人提供了持续学习和实践的机会。以医生为例，医学是一个不断进步和发展的领域，新的医疗技术和治疗方法层出不穷。在一家注重医生职业发展的医院工作，医生可以定期参加专业培训、学术研讨会和病例讨论，不断更新自己的医学知识，提高临床技能。例如，一位心内科医生通过参与国际心血管病学术会议，不仅学到了最新的心脏介入治疗技术，还结识了来自世界各地的同行，拓宽了专业视野。

（2）增强人际交往能力

在职场中，人际交往能力同样至关重要。一个健康的职业生涯鼓励开放、包容和合作的氛围，使个体在与同事、上级和客户的互动中不断提升自己的人际交往能力。比如，在一家多元化的跨国公司工作，员工需要与来自不同文化和背景的同事合作，这就要求他们具备良好的跨文化沟通能力。一位市场部门的员工，在与海外团队的紧密合作中，不仅学会了如何在不同文化背景下有效沟通，还通过与各国同事的交流，增强了自己的国际视野和团队协作能力。

（3）培养团队协作精神

健康的职业生涯还注重培养团队协作精神。在团队项目中，每个成员都发挥着不可或缺的作用，通过共同努力实现团队目标。例如，在一个软件开发团队中，项目经理负责整体规划和协调，开发人员负责编码实现，测试人员负责质量保证，每个角色都至关重要。在这样一个团队协作的过程中，成员们不仅学会了如何高效协同工作，还培养了相互信任和支持的精神。这种团队协作精神不仅有助于项目的成功完成，也为个人的职业发展积累了宝贵的经验。

（4）增强心理素质

健康的职业生涯还能够帮助个人增强心理素质，面对职场中的挑战和压力时更加从容不迫。例如，一位销售经理在面对激烈的市场竞争和严格的业绩指标时，通过公司的心理健康辅导和团队支持，学会了如何有效管理自己的情绪和压力，保持积极乐观的心态。这种心理素质的提升不仅有助于个人在职场中的稳定发挥，还能够为其未来的生活和发展奠定坚实的心理基础。

综上所述，一个健康的职业生涯能够不断激发个人的潜能，促进个人在专业技能、人际交往、团队协作和心理素质等多个方面的成长与发展。这些经历和成长不仅有助于个体在职业生涯中取得更好的成绩，还能够为其未来的全面发展奠定坚实的基础。因此，我们应该重视并努力追求一个健康的职业生涯。

1.1.4.3　提升工作满意度与幸福感

在探讨为何健康的职业生涯如此重要时，我们不能忽视其对个体工作满意度与幸福感的深远影响。一个健康的职业生涯，不仅关乎个人的经济收入和社会地位，更与个体的心理健康、生活质量和长期福祉紧密相连。

（1）价值认同与内在动力

当个体在职业生涯中感受到自己的价值被充分认可和尊重时，他们的工作满意度会显著提升。这种认可不仅仅来自上级或同事的口头表扬，更体现在实际工作中的信任和支持上。例如，当一个团队成员提出创新性的想法时，如果领导能够认真倾听并给予积极的反馈，甚至将这个想法付诸实践，那么这位成员无疑会感到自己的工作是有意义的，是被重视的。这种价值认同能够激发个体的内在动力，让他们更加热爱自己的工作，从而在工作中投入更多的热情和精力。

（2）职业发展与归属感

一个健康的职业环境能够为个体提供更多的晋升机会和发展空间。在这样的环境中，个体不仅能够不断学习和成长，还能够看到自己的未来充满了无限可能。这种积极向上的氛围能够极大地增强个体的幸福感和归属感。例如，一个公司如果建立了完善的培训体系和晋升机制，让员工能够清晰地看到自己在公司中的发展路径，那么员工就会更加愿意为公司付出努力，因为他们相信自己的付出是会有回报的。

（3）工作生活平衡与幸福感

健康的职业生涯还能够帮助个体实现工作与生活的平衡。在现代社会中，工作压力往往伴随着巨大的心理压力，而一个健康的职业生涯能够为个体提供更多的灵活性和支持，帮助他们更好地应对工作中的挑战。例如，一些公司实行了弹性工作制度，允许员工根据自己的实际情况安排工作时间和地点，这样既能够提高工作效率，又能够减少员工的压力，从而提升他们的幸福感。

综上所述，健康的职业生涯能够显著提升个体的工作满意度和幸福感。当个体在职业中感受到自己的价值被认可、工作得到充分的支持和尊重时，他们会更加热爱自己的工作，享受工作带来的成就感和快乐。同时，一个健康的职业环境还能够为个体提供更多的晋升机会和发展空间，让他们看到自己在未来职业生涯中的无限可能。这种积极向上的氛围能够极大地增强个体的幸福感和归属感，让他们更加珍惜和热爱自己的工作。因此，我们应该努力追求一个健康的职业生涯，为自己的生活和幸福打下坚实的基础。

1.1.4.4　促进家庭和谐与社会稳定

健康的职业生涯不仅深刻影响着个体的幸福感与满足感，还对整个家庭乃至社会的和谐稳定起着举足轻重的作用。接下来，我们主要分析健康职业生涯对家庭和社会两个层面的影响作用。

（1）对家庭的影响

①减少家庭矛盾　健康的职业生涯使得个体能够更好地平衡工作与生

活的关系，减少因工作压力带来的家庭矛盾和冲突。例如，一位能够合理安排工作时间的职场人士，有更多的时间陪伴家人，参与家庭活动，从而增进了家庭成员之间的感情，减少了因工作忙碌而引发的家庭矛盾。

②**树立榜样作用**　拥有健康职业生涯的个体，往往能够以更加积极的心态面对生活中的挑战和困难，为家庭成员树立榜样。他们的坚韧不拔、乐观向上会影响并激励家人，使整个家庭氛围更加和谐向上。

③**提升家庭幸福感**　一个职业生涯健康的个体，通常能够带来稳定的经济收入和社会地位，为家庭提供物质保障。这种稳定的经济基础能够提升家庭的幸福感，使家庭成员在物质和精神上都能得到满足。

（2）对社会的影响

①**构成社会稳定基石**　大量拥有健康职业生涯的个体共同构成了社会稳定的基石。这些个体在工作中积极进取、勇于创新，为社会创造了巨大的价值。同时，他们的稳定生活和积极心态也有助于减少社会矛盾和冲突，维护社会的和谐稳定。

②**推动社会繁荣发展**　健康的职业生涯能够激发个体的创造力和潜能，为社会带来源源不断的创新动力。这些创新不仅推动了科技的进步和产业的发展，还促进了社会的繁荣和进步。例如，一位在科研领域不断突破的科学家，他的研究成果可能为社会带来革命性的变化，推动社会的整体进步。

③**培养高素质人才**　健康的职业生涯能够为个体提供不断学习和成长的机会，使他们成为具备高素质的人才。这些人才在社会各个领域发挥着重要作用，为社会的持续发展提供了有力的人才支撑。例如，一位在教育领域深耕的教师，通过不断学习和实践，培养出一批批优秀的学生，为社会输送了大量高素质的人才。

以上介绍了健康的职业生涯对于维护个体身心健康、促进个人成长与发展、提升工作满意度与幸福感以及促进家庭和谐与社会稳定不可替代的重要作用。因此，我们应该高度重视职业生涯的健康问题，积极探索和实践创新方法，共同守护我们的职业生涯健康。

1.2 创新方法探秘

1.2.1 创新：从概念到方法

1.2.1.1 何为创新？

创新是一个蕴含深厚历史底蕴的词语。在英文语境中，"Innovation"一词源自拉丁语，其本义包含三个层面：一是更新，二是创造新事物，三是实现变革。

创新也是一个较为广泛的概念，是人们以新颖独创的方法解决问题或实现前所未有的目标成果，产生新颖的、独创的、富有社会意义的成果的活动过程。正如雨果所说："即使你成功地模仿了一个有天才的人，你也缺乏他独创的精神，这就是他的天才。"一个人所具有的创新意识和创新精神，是驱使其进行创新活动的内在动机，是与创新有关的一切思维与活动的起点，也才真正能反映出这个人的创新水平。

从理论层面来看，创新作为一个系统概念的形成，是20世纪的重要成果。这一概念的提出，归功于经济学与管理学领域的杰出人物——美国哈佛大学教授约瑟夫·熊彼特（Joseph Alois Schumpeter）。1912年，熊彼特首次将"创新"的概念引入经济学领域，为后来的创新理论研究奠定了坚实基础。这一举措不仅丰富了经济学的理论内涵，也极大地推动了创新实践在全球范围内的蓬勃发展。

从实践层面来看，创新是推动社会进步与经济发展的关键动力。它不仅仅局限于科技领域的新发明或新产品，更广泛地体现在商业模式、管理制度、文化理念等多个维度的革新上。企业通过创新来提升竞争力，开拓新市场；政府借助创新优化政务服务，提高治理效能；教育机构则通过创新教学方法，培养更多具备创新能力的人才。

在实践中，创新往往伴随着风险与挑战，它要求人们敢于突破传统思维框架，勇于尝试未知领域。同时，创新也是一个持续迭代、不断优化的过程，需要不断地试错、反馈与调整。正是这种不断追求卓越的精神，使得创新成为推动人类文明进步不可或缺的力量。

此外，创新还强调跨领域的融合与协作。在全球化背景下，单一领域的创新已难以满足复杂多变的社会需求，跨学科、跨行业的合作成为创新的新趋势。通过整合不同领域的知识与资源，可以激发出更多具有颠覆性的创新成果，为社会发展注入新的活力。

综上所述，创新不仅是一个理论上的概念，更是推动社会进步与发展的重要实践力量。它要求人们具备开放的心态、敏锐的洞察力以及勇于探索的精神，以不断创造新的价值，引领未来的发展方向。

1.2.1.2　何为创新思维？

创新思维是指以新颖独创的方法解决问题的思维过程，通过这种思维能突破常规思维的界限，以超常规甚至反常规的视角、方法去观察、思考问题，提出与众不同的问题解决方案，从而产生新颖的、独到的、具有社会意义的思维成果。创新思维具有流畅性、变通性、独特性、敏感性等特点，其本质在于将创新意识的感性愿望提升到理性的探索上，实现创新活动由感性认识到理性思考的飞跃。

1.2.1.3　何为创新方法？

2008 年，科技部、国家发展改革委、教育部与中国科协等四部委联合颁布了《关于加强创新方法工作的若干意见》，指出"创新方法是科学思维、科学方法和科学工具的总称"。

按照科学思维、科学方法和科学工具的综合范畴进行划分，创新方法是属于方法论的具体实践体现形式。

方法论是指研究或解决问题的系统方法和原则。例如，在心理学领域，方法论通常涉及如何分类、解释和预测人的行为和心理特征。

总的来说，创新方法能够帮助人们突破思维定式，激发创新灵感，提高创新效率，实现创新目标。创新方法在不同领域的应用，如科技创新中的实验探索、企业创新中的战略规划、文化创新中的作品创作以及社会创新中的问题解决等，均是在相应方法论的指引下，结合具体情境与需求，将创新的理念转化为实际行动的过程，从而推动各领域不断发展进步。职业生涯规划与发展领域同样遵循这一逻辑，借助创新方法的各要素为职业发展提供科学指导与实践路径。

1.2.2 创新方法与常规方法有何关系？

1.2.2.1 常规方法是创新方法的基础

常规方法，作为经过实践验证的有效手段，为创新提供了坚实的基础。它们是人们在长期实践中积累下来的宝贵经验，具有稳定性、可靠性和可操作性。创新方法往往是在常规方法的基础上，通过引入新的思路、技术或手段，进行改进、拓展或组合，从而产生新的效果或解决新的问题。

1.2.2.2 创新方法对常规方法进行升华

创新方法并不是对常规方法的简单否定或抛弃，而是在其基础上的升华和超越。创新方法通过独特的视角和新的思路，挖掘常规方法的潜在价值，拓展其应用范围，提高其使用效率。这种升华不仅使得常规方法在新的情境下焕发出新的生命力，还推动了事物的不断发展和进步。

1.2.2.3 常规方法与创新方法相互交融

在实际应用中，常规方法和创新方法往往相互交融、相互渗透。一方面，常规方法为创新提供了基础和起点；另一方面，创新方法又不断为常规方法注入新的活力和动力。这种交融使得人们在解决问题时能够更加灵活多变，既能够运用常规方法保证稳定性，又能够引入创新方法追求突破性。

因此，创新方法与常规方法之间是一种相辅相成、共促发展的关系。在实践中，我们应该既重视常规方法的稳定性和可靠性，又勇于尝试创新方法的突破性和前瞻性，以推动事物的不断发展和进步。

常规方法创新性地用，就是创新方法的主要体现。这是因为这种应用方式体现了新颖性（即使是常规方法，但应用方式新颖）、效果（解决了问题或带来了改进）以及可能的原创性（以新的方式组合或应用现有方法）。就像厨师用常规的食材和烹饪技巧，但通过独特的组合和烹饪方式，创造出了一道全新的美味菜肴。这道菜肴虽然使用了常规的食材和技巧，但因为其独特的组合和方式，所以被视为一种创新。同样地，常规方法创新性地用，也是通过独特的组合和应用方式，为解决问题或创造价值提供了新的途径。

因此，创新方法并不仅仅局限于发明全新的工具或技术，它同样可以体现在对现有方法的改进、组合或新的应用场景的探索上。

1.2.3　常规方法与创新方法有何优劣势？

常规方法与创新方法优劣势对比见表 1-2-1。

表 1-2-1　常规方法与创新方法优劣势对比表

类别	维度	常规方法优势	常规方法劣势	创新方法优势	创新方法劣势
问题识别	准确性	成熟稳定，基于历史经验	可能陷入思维定式，忽视新问题	能够发现新视角，识别潜在问题	需要更多时间和资源来学习和适应
	效率	快速直接，无须复杂分析	可能忽视复杂性和多样性	更全面分析，考虑更多变量	初期可能较为耗时
解决方案设计	可行性	简单易行，易于实施	可能缺乏创新和突破	提供独特解决方案，突破常规	可能面临较高实施风险
	稳定性	成熟可靠，风险较低	可能缺乏灵活性和适应性	灵活多变，适应性强	可能需要更高技能和资源
实施过程	可控性	流程明确，易于管理	可能缺乏创新动力	鼓励试错和迭代，持续优化	过程可能较为复杂和不确定
	成本效益	成本低，效率高	可能忽略长期效益和创新能力	初期投入较高，但长期效益显著	预算和资源管理可能更具挑战性

续表

类别	维度	常规方法优势	常规方法劣势	创新方法优势	创新方法劣势
团队协作	沟通效率	沟通顺畅，信息流通快	可能缺乏多样性和包容性	促进多元化视角和创意碰撞	可能需要更多协调和整合工作
	执行效率	任务明确，责任清晰	可能抑制团队成员的主动性和创造性	激发团队成员的主动性和创造力	可能需要更多培训和支持
风险管理	可预测性	风险可预测，易于管理	可能无法应对突发事件	提高对突发事件的应对能力	可能需要更多资源和专业知识
	控制能力	控制力强，风险较低	可能缺乏灵活性和适应性	提高灵活性和适应性，更好地应对变化	可能需要更强的决策能力和应变能力
持续发展	稳定性	保持稳定，减少变化带来的冲击	可能抑制创新和变革	促进创新和变革，实现持续增长	可能需要更多的资源和努力来维持变革动力
	竞争力	保持现有竞争优势	可能无法适应快速变化的市场环境	提高竞争力，快速适应市场变化	可能需要不断投入资源进行研发和创新

说明：

→ 常规方法优势：常规方法通常基于成熟的经验和流程，具有稳定性、可控性和成本效益等优势，适用于解决常见和可预测的问题。

→ 常规方法劣势：常规方法可能陷入思维定式，缺乏创新和灵活性，难以应对复杂多变的环境和突发事件。

→ 创新方法优势：创新方法能够突破常规思维，提供独特解决方案，适应性强，有助于激发团队成员的主动性和创造力，提高竞争力。

→ 创新方法劣势：创新方法可能面临较高的实施风险，初期投入较大，需要更多的资源和专业知识来支持，且过程可能较为复杂和不确定。

　　因此，为了更好地应对职业市场的挑战和满足个体的职业发展需求，我们需要探索和应用更具创新性的方法。这些方法将结合最新的科学研究成果和实践经验，为个体提供更为精准、高效和个性化的职业生涯守护方案。

📝 1.2.4　创新方法有哪些核心要素?

创新方法的核心要素可以概括为科学思维、科学方法和科学工具三个层面。表 1-2-2 是这些核心要素及其主要特征、科学理解和形象化描述的详细归纳。

表 1-2-2　创新方法的核心要素

创新方法核心要素	各要素主要特征	各要素的科学理解	各要素的形象化描述
科学思维层面	系统性思考	运用系统论的观点,将问题视为一个整体,综合考虑各要素及其相互关系,进行全局性的思考和分析	像拼图一样,把问题的各个部分放在一起考虑,找出它们之间的联系
科学思维层面	基于理论基础的逻辑推理	依据已有的科学理论或假设,通过逻辑分析、推理和演绎,得出新的结论或解决问题的方法	像侦探一样,根据线索(理论)来推断出真相(结论)
科学方法层面	明确的步骤或流程	在解决问题或进行创新时,遵循一套明确、有序的步骤或流程,确保每个阶段都有明确的目标和任务	像做蛋糕一样,按照食谱的步骤一步一步来,最后就能做出美味的蛋糕
科学方法层面	可操作性	指创新方法或解决方案具有实际可行性,能够转化为具体的操作或实践,产生实际的效果或价值	就是能把想法变成实际行动,像把设计图变成实物一样
科学工具层面	工具的辅助性	指科学工具在创新过程中起到的辅助作用,能够简化操作、提高效率或提供新的视角和可能性	就像用锤子钉钉子,工具能帮我们更快更好地完成任务
科学工具层面	工具的整合性与拓展性	指科学工具之间能够相互整合、协同工作,形成更强大的功能或解决方案,并且能够不断拓展应用场景和范围	就像把不同的厨具组合在一起,做出一顿丰盛的饭菜

这些核心要素相互关联、相互作用,共同构成了创新方法的完整体系。科学思维是创新的源泉,为创新提供思路和方向;科学方法是创新的手段,确保创新过程的有序和高效;科学工具则是创新的支撑,为创新提供必要

的物质和技术基础。

在职业生涯规划与发展领域，同样需要运用这些创新方法的核心要素，以科学思维规划职业路径，以科学方法制定实施步骤，以科学工具提升职业技能和效率，从而实现职业目标的达成和职业生涯的持续发展。

1.3 创新方法与健康职业生涯的深度交融

1.3.1 创新方法如何体现对职业生涯的作用？

1.3.1.1 创新方法是推动个体职业生涯健康发展的重要力量

创新方法的应用领域非常广泛，涵盖了科技、经济、文化、社会等各个领域。在科技领域，创新方法可以帮助科研人员发现新的科学问题，提出新的科学假设，设计新的实验方案，获取新的科学知识。在企业的发展上，创新方法可以帮助企业管理者制定创新战略，开发创新产品，优化创新流程，提升创新能力。在文化领域，创新方法可以帮助文化工作者创作新的文化作品，拓展文化传播渠道，推动文化产业发展。在社会发展中，创新方法可以帮助社会各界解决社会问题，提升社会服务水平，促进社会和谐发展。

创新方法不仅在各领域展现出强大的推动力，对于守护和促进个人的健康职业生涯而言，同样具有不可或缺的重要性。在快速变化的职业环境中，传统的职业规划与发展路径可能无法满足日益复杂多变的职业需求。创新方法提供了一种全新的视角和工具集，帮助个人更好地适应职业变化，实现职业生涯的可持续发展。

首先，创新方法促进个人职业能力的持续升级。通过运用如 TRIZ 等创新方法，个人可以系统地分析自身技能与市场需求之间的差距，识别技能发展的阶段性目标，并制定出适应职业晋升与转型的策略。这种系统性的思考方式有助于个人在职业生涯中不断突破自我，保持竞争力。

其次，创新方法有助于个人职业定位的准确性。霍兰德人格类型测评等创新工具能够全面评估个体特质，并将其与职业领域所需特质相匹配，为职业选择提供科学、系统的指引。这有助于个人避免盲目跟风或盲目追求热门职业，而是基于自身特点和优势做出明智的职业决策。

再者，创新方法还能帮助个人有效应对职业困境。例如，焦点解决短期治疗等方法能够迅速识别职业问题中的例外情况，确定职业目标，并构建出切实可行的解决方案。这对于失业、职业瓶颈等困境中的个人来说，无疑是一剂强心针，能够帮助他们快速走出困境，重拾职业信心。

因此，创新方法对于守护和促进个人的健康职业生涯具有至关重要的作用。它不仅能够提升个人的职业能力、准确性和应对困境的能力，还能激发个人的创新潜能，推动职业生涯的持续发展和进步。因此，在职业生涯的规划和实践中，我们应该积极拥抱创新方法，将其融入职业生涯的每一个环节，以实现更加健康、成功的职业生涯。

1.3.1.2　科普创新方法应用于职业生涯领域的必要性

（1）个人职业发展层面

①**提升职业适应性**　这些方法能够帮助个人更好地适应职业环境。例如，人力资源领域的测评方法可以让个体深入了解自己的职业倾向、能力等，从而选择更适合自己的职业，提高在工作中的适应性和满意度。心理学的各种疗法可以帮助个体应对职业压力、人际关系等问题，增强心理韧性，更好地适应复杂多变的职场环境。

②**促进职业创新与发展**　有助于个人在职业生涯中实现创新和持续发展。如 TRIZ 等创新方法可以为技术型职业提供创新思路，提升职业竞争力。运动医学和音乐治疗等跨学科方法也可以从健康和心理调节方面为个人职业创新提供支持，保障个人在良好的身心状态下追求职业进步。

（2）社会层面

①**优化人才培养与管理**　对于社会的人才培养和管理体系具有优化作用。人力资源领域的测评方法可以为教育机构和企业提供科学的人才评估标准，有助于选拔和培养符合社会需求的人才。例如，通过能力测评等方

法筛选出具有专业能力的人才，促进社会人力资源的合理配置。

②**改善社会心理健康状况**　心理学领域的方法普及有助于改善社会整体的心理健康状况。在职业领域应用这些心理治疗方法，可以减少因职业压力等导致的心理问题，提高劳动者的心理健康水平，进而提升社会的工作效率和稳定性。

③**推动跨领域融合与创新文化建设**　跨学科方法的普及能够推动不同领域的融合和创新文化的建设。TRIZ 在技术创新中的应用、音乐治疗和运动医学在职业健康领域的跨界应用等，都可以激发不同领域之间的交流与合作，营造创新氛围，促进社会的创新发展。哲学方法的传播也可以为社会文化注入智慧的力量，引导人们以更科学、更创新的思维方式看待社会问题，推动社会的和谐进步。

1.3.1.3　创新方法的多维度优势

（1）**新颖性与独特性并重**

创新方法的核心在于"新"与"独"。它勇于尝试前所未有的思路和技术，如利用大数据和人工智能技术进行职业路径预测和规划，为个体提供前所未有的职业规划体验。同时，创新方法也强调基于个体的独特性，量身定制职业规划方案，确保方案能够充分激发个体的潜能，实现个人价值的最大化。这种新颖性与独特性的结合，使得职业规划更加精准、高效。

（2）**高效性与动态性兼具**

在快节奏的现代社会中，时间就是金钱，效率就是生命。创新方法通过引入先进技术和科学方法论，如云计算、虚拟现实等，显著提高了职业规划的效率和准确性。同时，它也注重职业规划的动态性，能够根据个体的发展需求和职业市场的变化进行实时调整和优化。这种高效性与动态性的结合，使得职业规划更加灵活、适应性强。

（3）**系统性与跨学科融合**

创新方法不仅关注职业规划的局部细节，更注重其整体性和系统性。它从职业目标的设定、职业路径的规划到职业能力的提升等各个环节进行通盘考虑，确保职业规划的连贯性和一致性。同时，创新方法也善于跨学科融合，将中医学、心理学、脑科学、人力资源等多个领域的智慧和成果融入职业规划之中，为个体提供全方位、多维度的职业发展支持。这种系统性与跨学科融合的结合，使得职业规划更加全面和深入。

📝 1.3.2　创新方法如何为职业生涯规划与发展助力？

科学思维是创新的源泉，科学方法是创新的手段，科学工具是创新的支撑。下面，将围绕科学思维、科学方法以及科学工具这三个核心层面，深度剖析创新方法所蕴含的核心要素在职业生涯领域所展现出的多元应用案例，从而清晰地展现创新方法如何为职业生涯的规划、发展与突破提供有力支撑与全新思路，助力个体在职业道路上实现更为高效且富有生命力的前行与成长。

1.3.2.1　科学思维层面

（1）系统性思考

以 TRIZ 为例，它拥有一套完整的技术系统进化理论，从系统的角度看待技术创新问题，在职业生涯规划中，可将个人职业发展视为一个系统，综合考虑个人技能、兴趣、市场需求、行业趋势等多方面因素。例如，依据技术系统进化规律，分析个人在职业技能方面的阶段性发展，如同技术从简单到复杂、从单一功能到多功能的演进，个人技能也需逐步拓展与深化，以适应职业晋升与转型需求。

在人力资源领域，像霍兰德人格类型测评等测评方法也是基于系统的人格类型划分来思考个体职业倾向。它通过对人格类型的系统分类，全面评估个体在实用型、研究型、艺术型、社会型、企业型和事务型等方面的特质，进而与不同职业领域所需的人格特质相匹配，为个人选择契合自身特质的职业道路提供系统性指引。

心理学领域的各种疗法，如家庭系统疗法是从家庭这个系统角度来分析个体心理问题，在职业生涯方面，家庭系统对个人职业选择与发展有着潜在影响，家庭的价值观、经济状况、成员关系等因素构成一个影响职业决策的系统环境。例如，家庭对教育的重视程度可能影响个人的学业成就，进而影响职业起点；家庭的经济支持或负担也会在个人职业转型或创业时起到推动或限制作用。

哲学方法中的唯物主义辩证法，用联系、发展、矛盾的观点看待世界，是一种系统性的世界观，为解决职业生涯问题提供了系统的思维框架。比如，在职业发展中，认识到个人能力与职业要求之间的联系，随着时代发展个人能力需要不断提升以适应新的职业需求，同时也要看到职业发展过程中的矛盾，如工作与生活的平衡矛盾，并运用辩证思维去协调解决，促进职业发展的良性循环。

（2）基于理论基础的逻辑推理

创新方法都有一定的理论依据作为支撑，并通过逻辑推理来应用。

例如，在心理学的认知行为疗法中，基于认知影响行为的理论，通过逻辑分析个体在职业生涯中的认知模式来推导出改变行为的方法。若个人在职业中存在"我无法胜任这份工作"的认知偏差，通过分析这种不合理认知产生的根源，如过往失败经历的过度概括或对职业要求的错误解读，进而运用逻辑推理制定改变行为的策略，如通过培训提升技能、收集成功案例改变认知，以增强职业自信与绩效。

人力资源领域的测评方法是依据心理学、管理学等相关理论构建的，通过对测评结果的逻辑分析来推断个体的职业素质等情况。比如，根据能力测评结果，分析个体在逻辑思维、沟通、团队协作等方面的能力水平，结合管理学中不同岗位对这些能力的需求权重，逻辑推断出个体适合的职业岗位范围，为个人职业定位提供科学依据。

跨学科的运动医学也是建立在医学、运动学等多学科理论基础上，通过逻辑推理来制定运动损伤的预防和治疗方案，这对职业运动员或从事体力劳动职业的人员至关重要。例如，基于运动生物力学理论，分析特定职业动作对身体关节、肌肉的受力情况，推理出可能导致损伤的部位与机制，从而制定针对性的预防训练计划，如为长期伏案工作者设计颈部、肩部肌肉强化训练，预防颈椎病与肩周炎，保障职业生涯的健康延续。

1.3.2.2　科学方法层面

（1）明确的步骤或流程

创新方法在应用过程中都有比较明确的步骤。

例如，CASVE 循环包括沟通、分析、综合、评估和执行五个清晰的阶段，用于职业决策。在沟通阶段，个人与自己内心对话，明确自己的职业困惑与需求，如思考当前工作是否满足自己的职业目标与生活期望；分析阶段则收集关于自身兴趣、能力、价值观以及职业市场信息等数据，例如通过职业测评、行业调研等方式；综合阶段将自身情况与职业选择进行匹配整合，列出可能的职业选项；评估阶段对这些选项进行利弊分析，考虑职业发展前景、薪资待遇、工作环境等因素；最后执行阶段则是将选定的职业决策付诸行动，如投递简历、参加面试或进行职业技能培训等。

心理治疗中的焦点解决短期治疗有寻找问题例外、确定目标、构建解决方案等步骤。在职业生涯中，当面临职业困境如失业或职业瓶颈时，寻找问题例外即回顾过去成功应对类似问题或取得职业成就的经验，比如曾经成功转换职业的经历；确定目标则是明确想要达到的职业状态，如在一定期限内找到一份满意的新工作或突破当前职业瓶颈获得晋升；构建解决方案可包括更新简历、拓展人脉、学习新技能等具体行动。

音乐治疗也有从评估患者状况、选择合适音乐到开展治疗和效果评估的一系列操作流程，在职业压力缓解方面，首先评估个体职业压力来源与表现，如因工作强度大导致的焦虑、失眠等症状，然后选择舒缓、放松的音乐类型，如古典音乐或自然音效，开展治疗时让个体在专门的音乐治疗室或安静的工作休息区聆听音乐，通过定期评估压力症状的改善情况，如焦虑程度降低、睡眠质量提升等，来调整音乐治疗方案，帮助职场人士缓解职业压力，提升职业心理健康水平。

（2）可操作性

创新方法都具有实际的可操作性。

比如，在人力资源领域，无论是人格类型测评还是能力测评，都可以通过问卷、测试等方式让个体参与其中，获取有用的信息。例如，霍兰德人格类型测评问卷可在网络平台或纸质版上发放，个体花费一定时间填写后，就能立即得到初步的人格类型分析报告，了解自己在不同人格维度上的倾向得分，进而依据报告中的职业推荐列表，有针对性地探索适合自己的职业领域。

心理学的各种疗法都有具体的操作方式，如叙事疗法中通过引导来访者讲述故事来进行心理治疗。在职业生涯咨询中，咨询师引导来访者讲述自己的职业经历故事，从故事中挖掘来访者的职业价值观、兴趣点、优势与挫折经历等，如来访者讲述自己在一次项目合作中如何克服困难取得成功，咨询师可从中发现其解决问题的能力与团队协作优势，进而帮助来访者构建积极的职业自我形象，明确职业发展方向。

哲学方法中的理念也可以通过具体的思考和实践活动来应用，如"修身"理念可以通过自我学习、反思等行为来践行。在职业素养提升方面，个人可通过阅读专业书籍、参加培训课程等方式进行自我学习，不断提升专业知识与技能，同时定期反思自己在职业中的行为表现，如是否遵守职业道德、是否积极主动工作等，通过自我修正与完善，逐步提升职业素养与竞争力。

1.3.2.3 科学工具层面

（1）工具的辅助性

部分创新方法带有相应的工具来辅助应用。在人力资源测评中，各种测评问卷是典型的工具，用于收集数据以分析个体的人格、能力、价值观等特征。例如，霍兰德人格类型测评问卷通过一系列精心设计的问题，涵盖职业兴趣、活动偏好等多方面内容，被测评者作答后，可依据其答案模式精准定位其可能适配的人格类型与职业领域。

在心理治疗领域，像精神分析疗法可能会使用自由联想等工具来辅助挖掘潜意识内容。在咨询过程中，治疗师引导来访者放松思维，自由地说出脑海中浮现的任何想法、意象或记忆，治疗师借此深入探索来访者潜意识中的冲突、情感和未解决的问题，从而为治疗提供关键线索。

跨学科的 TRIZ 通过技术矛盾矩阵等工具来帮助解决发明问题。技术矛盾矩阵将常见的技术矛盾进行分类整理，当面临创新设计中的矛盾时，如提高产品速度可能导致稳定性下降，可通过查找矩阵中对应的解决方案原理，为突破技术瓶颈提供方向和思路。

（2）工具的整合性与拓展性

创新方法中的工具往往不是孤立存在，而是具有整合性与拓展性。

在人力资源领域，一些先进的测评软件不仅包含单一的测评问卷，还整合了多种测评工具的功能，能够对个体的多维度数据进行综合分析，并可拓展到团队测评、组织文化适配性测评等方面。例如，一款综合性人力资源测评平台，可以在完成个人基础测评后，进一步分析个体在团队协作中的角色倾向，以及与所在组织文化价值观的契合度，为企业的人力资源规划与团队组建提供更全面的依据。

在心理治疗领域，随着科技发展，一些心理治疗工具开始与数字化技术整合拓展并用于职业培训、职场团队建设、生涯团体辅导当中。如虚拟现实（VR）技术被应用于暴露疗法中，治疗师可以为患者创建高度逼真的虚拟情境，拓展了传统暴露疗法的应用场景和效果。对于职业特定恐惧症的患者，如从业中恐高，通过 VR 技术模拟高空环境，让患者在安全可控的环境下逐渐面对恐惧源，提高治疗效果，从而提升从业质量。

在跨学科领域，TRIZ 相关工具也在不断拓展与整合。例如，将 TRIZ 与计算机辅助创新（CAI）软件相结合，不仅可以更高效地运用技术矛盾矩阵等工具，还能整合大量的专利数据、技术知识数据库，进一步拓展了创新的可能性。通过 CAI 软件中的智能搜索和分析功能，职业人员可以快速获取与特定创新问题相关的技术信息和解决方案案例，加速创新进程并提高创新质量。

可见，创新方法在个体职业生涯规划与发展中的应用是一个多维度、系统化的过程，涵盖了科学思维、科学方法及科学工具等多个层面。这些方法不仅提供了理论支撑与逻辑推理，还通过明确的步骤或流程和可操作性强的实践手段，以及辅助性和整合性强的科学工具，为个体在职业生涯中实现自我认知、目标设定、决策制定及问题解决等关键环节提供了强有力的支持。

创新方法在个体职业生涯规划与发展领域的应用，体现了一种超越传统、勇于探索的新范式。它们通过引入新颖的思路、策略、技术或模式，以更加科学、高效、个性化的方式，助力个体实现职业目标，并维护其职业生涯的健康与可持续发展。这些方法不仅突破了传统与常规的框架，更勇于探索未知领域，为职业生涯规划开辟了全新的视野和路径。

📖 思维导图

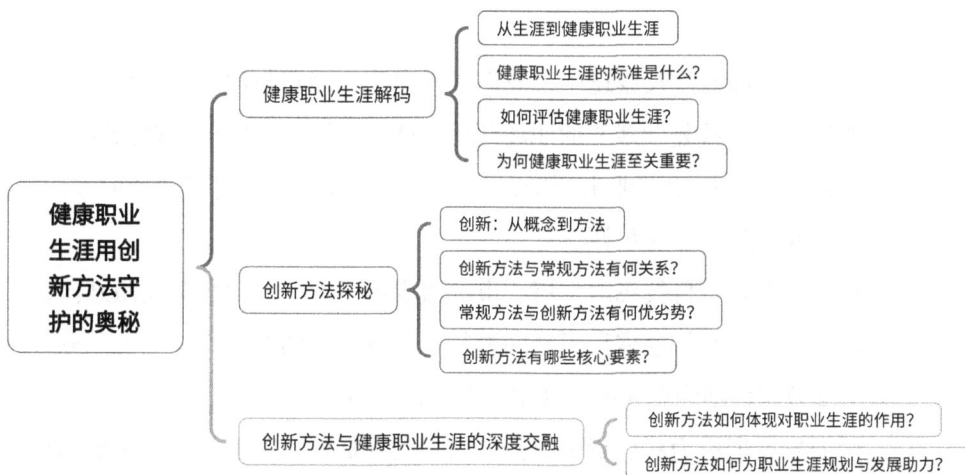

创新方法在职业生涯中的应用介绍

在职业生涯的漫长旅途中，我们常常会陷入迷茫与困境。传统的方法有时难以应对日益复杂多变的职场环境。此时，不同的学科、理论及方法作为创新方法应用于职业生涯中，如一把把钥匙，为我们打开新的大门，提供全新的思路与解决方案。

如今的职场，科技飞速发展、市场需求瞬息万变、竞争愈发激烈。在这样的背景下，我们急需探索新的途径来提升自己的竞争力，实现职业目标。第2章将详细为您介绍多种创新方法在职业生涯中的应用。

生涯发展理论为我们指引方向。它帮助我们深入了解自我，精准剖析职业兴趣、能力、价值观和性格等关键要素，从而清晰地认识自己的优势与劣势。同时，让我们全面洞察职业世界的结构与动态，包括行业趋势、岗位要求等信息，使我们在职业决策时能做出更明智、更符合自身实际情况的选择。无论是初入职场的新人，还是经验丰富的从业者，都能从中获取实用的指导，规划出更具可行性的职业发展路径。

心理学在其中发挥着重要作用。它为我们揭示职业行为背后的内在奥秘，助力我们激发和维持职业动力。通过有效的情绪调节和心理支持，让我们能够更好地应对职场压力和挫折，保持积极乐观的心态。在职业转型、创新以及适应职场变革等方面，心理学提供的策略和方法能帮助我们克服心理障碍，提升心理素质，增强职场适应能力和应变能力。

中医学则从传统智慧的角度为我们的职业生涯保驾护航。其独特的理论基础，如阴阳平衡、五行生克等学说，可用于指导我们调节身心状态。中医养生功法、食疗、外治等方法，能帮助我们缓解工作疲劳、预防职业病，提升身体素质和精力水平。在人际交往中，中医礼仪和文化也能成为增进人际关系的润滑剂，营造和谐的职场氛围。

传统文化更是我们职业发展的深厚根基。它蕴含的价值观、审美观念和人际交往智慧，能赋予我们独特的职业魅力和道德准则。在职业规划、品牌塑造和沟通协作等方面，传统文化都能提供有益的借鉴和启示，助力我们打造具有文化底蕴的职业生涯。

TRIZ 作为一种强大的创新方法体系，为我们提供了系统的工具和策略。在职业发展的各个环节，如职业规划、技能提升、工作与生活平衡以及人际交往等方面，TRIZ 都能帮助我们找到创新的解决方案，优化工作流程，提升工作效率和质量，实现职业的可持续发展。

量子力学看似高深莫测，但在职业生涯中也有着意想不到的应用潜力。它启发我们突破传统思维定式，鼓励我们探索多元职业身份和发展路径。在面对职业挑战和决策时，量子思维能让我们从全新的视角去思考和解决问题，激发创新灵感，提升职业竞争力，实现职业成长的阶跃性突破。

人工智能已然成为职场变革的强大驱动力。它能够收集并深度分析海量的职业数据，涵盖行业走向、岗位详情、薪资动态及技能需求等诸多方面，从而为我们制定精准且切实可行的职业规划。借助智能工具，求职过程变得更加高效，简历筛选、面试辅导等功能助力我们在求职中抢占先机。在工作推进中，人工智能可实现任务的自动化处理，极大提升效率，还能通过对工作流程的数据分析，找出瓶颈与优化方向。在项目决策时，它能基于数据给出有价值的参考，降低决策失误风险。同时，智能设备和软件在健康监测、时间管理、沟通辅助等方面也发挥着重要作用，帮助我们保持良好的身心状态和高效的工作节奏，全方位为我们的职业生涯赋能，开拓新的发展可能。

总之，本章将全方位展示这些创新方法在职业生涯中的具体应用，帮助您掌握实用的技巧和策略，在复杂多变的职场中脱颖而出，实现健康、成功的职业生涯。

2.1 生涯理论：知己知彼，决策行动，引领职业发展方向

📝 2.1.1 自我认知：发现职场内在动力

2.1.1.1 职业兴趣：探寻你的职场热情之源

我们常说，兴趣是最好的老师。在职场上，这句话同样适用。了解自己的职业兴趣，是找到满意工作、实现职业发展的关键一步。下面，我们先从认识霍兰德人格类型理论开始，它可是帮我们探寻职场热情之源的有效方法。

（1）霍兰德人格类型理论

霍兰德人格类型理论，是由美国职业指导专家约翰·霍兰德提出的。他把人格划分为六种基本类型：

实用型（Realistic）　　　　　研究型（Investigative）

艺术型（Artistic）　　　　　　社会型（Social）

企业型（Enterprising）　　　　事务型（Conventional）

霍兰德人格类型理论认为，每种类型都有它独特的人格特征和职业倾向（图 2-1-1）。我们的人格类型和职业类型之间有着紧密的联系。通过了解自己的人格类型，我们就能更清楚地知道自己的职业兴趣在哪里了。

另外，霍兰德理论还设计了一套职业兴趣测评工具"自我指导探索"（Self-Directed Search，SDS）能通过类型和代码的形式更个性化地帮助个体匹配其职业人格的相关学习领域和相应职业。

现在，请试着将类型和代码进行连接：

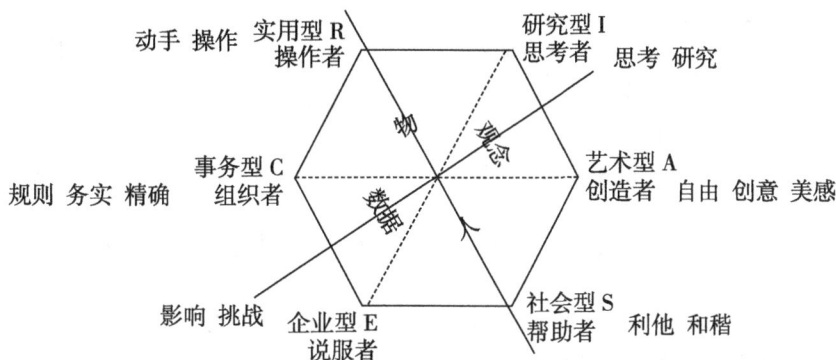

图 2-1-1　霍兰德人格类型理论模型（含特征说明）

"职业兴趣连连看"

①题：

类型描述	类型代码
1 喜欢使用工具从事操作性工作，动手能力强，做事手脚灵活，动作协调。	说服者（E）
2 喜欢不断探索未知的领域，求知欲强，善思考和推理，喜欢独立工作。	帮助者（S）
3 喜欢自我表达，富有想象力、创造力，喜欢多样性与变化性。	操作者（R）
4 喜欢与人交往，愿意教导他人，关心他人，帮助别人解决问题，比较看重社会义务和社会道德。	创造者（A）
5 追求权力和物质财富，喜欢竞争，喜欢领导他人，喜欢推销自己的产品或观点。	组织者（C）
6 喜欢固定的、有秩序的工作。喜欢按计划办事，细心、有条理，习惯接受他人的指挥和领导。	思考者（I）

②题：

类型描述	典型职业
操作者（R）：喜欢使用工具从事操作性工作，动手能力强，做事手脚灵活，动作协调。	1 会计师
思考者（I）：喜欢不断探索未知的领域，求知欲强，善思考和推理，喜欢独立工作。	2 工程师
创造者（A）：喜欢自我表达，富有想象力、创造力，喜欢多样性与变化性。	3 营销人员
帮助者（S）：喜欢与人交往，愿意教导他人，关心他人，帮助别人解决问题，比较看重社会义务和社会道德。	4 科研人员
说服者（E）：追求权力和物质财富，喜欢竞争和领导他人，喜欢推销自己的产品或观点。	5 策划人员
组织者（C）：喜欢固定的、有秩序的工作。喜欢按计划办事，细心、有条理，习惯接受他人的指挥和领导。	6 教师

答案揭晓：

①题：1R　2I　3A　4S　5E　6C

②题：C1　R2　E3　I4　A5　S6

下面，我们举例来具体分析。

→ 实用型（R）：像工程师、技术工人等职业就很适合实用型人格的人。比如汽车维修工程师，他们需要熟练使用各种维修工具对汽车进行检修和调试，动手操作能力在工作中起到关键作用。

→ 研究型（I）：科研人员通常属于研究型人格。例如从事生物医学研究的科学家，他们专注于探索未知的科学领域，不断进行实验和分析数据，以寻求新的发现和突破，满足其强烈的求知欲和对独立思考、研究的需求。

→ 艺术型（A）：画家、设计师等职业适合艺术型人格者。比如一位服装设计师，他们充满创造力，通过色彩、线条和材质来表达独特的设计理念，追求自我表达和多样性与变化性。

→ 社会型（S）：教师、社会工作者等是社会型人格者常从事的职业。比如教师，他们愿意教导学生，关心学生的成长和发展，注重与学生的互动和帮助他人解决问题，在工作中实现社会价值和获得满足感。

→ 企业型（E）：企业管理者、销售人员等多为企业型人格。例如公司的销售经理，他们追求权力和物质财富，善于竞争，通过推销产品或观点来实现业绩目标，领导和管理团队。

→ 事务型（C）：会计师、秘书等职业适合事务型人格的人。像会计师需要按照固定的流程和规则进行账目处理和财务报表编制，注重细节，习惯接受他人的指挥和领导，确保工作的准确性和条理性。

以上练习能帮你初步理解不同类型人格的特点与适配职业。通过类型与代码、典型职业的对应连接，以及实际案例的分析，让你更直观地洞察自身职业兴趣倾向，更精准地找到契合自身的职业领域。

（2）兴趣探索及分析

下面，我们将通过自我分析的方法来逐步探索职业兴趣，这个方法与以往的兴趣探索有所不同，它整合了职业规划的关键要素，用创新思维找到了一个更为简便可行且高效的职业兴趣探索方法——"融合兴趣圈"。

融合兴趣圈

第 1 步：广泛列举兴趣

首先，列出你所有感兴趣的事情，无论这些事情是大是小，也无论你是否擅长。只要它引起了你的兴趣，就毫不犹豫地写下来。这一步的关键是尽可能多地列举，不要有任何限制。

第 2 步：筛选并排序兴趣

接下来，按照你感兴趣的程度和这些兴趣持续的时间来对这些事情进行排序。找出你最感兴趣的前 1～5 件事情，并用圆圈标记出来。然后，尝试找到这些圆圈之间的交集，看看是否有共同的主题或领域出现。

第 3 步：兴趣融合，定位职业目标

以这 1～5 个兴趣对应的职业或领域作为你的初步职业目标。然后，思考如何将其他列出的兴趣融入这些职业目标当中，使它们成为你独有的特色，从而增强你的竞争力。这个过程中，你可能会发现某些兴趣虽然与初步职业目标不直接相关，但可以为你的职业生涯增添色彩，或者在未来成为你转型或拓展领域的契机。

如图 2-1-2，你对阅读、写作、旅行和摄影都非常感兴趣。在排序后，你发现阅读和写作是你最热衷的两件事。那么，你可以分别将"作家"或"编辑"作为初步职业目标。接下来，思考如何将作家或编辑、旅行和摄影融入其中。你可以考虑成为一位旅行作家，通过写作分享你的旅行经历；或者成为一名摄影记者，用镜头和文字记录世界。这样，你的兴趣和职业就紧密地结合在了一起，形成了你独特的、明确的职业方向，行动的路径也随之明晰。你创造了一个或多个专属于你的择业就业机会，甚至是创造了专属于你的崭新的职业方向。

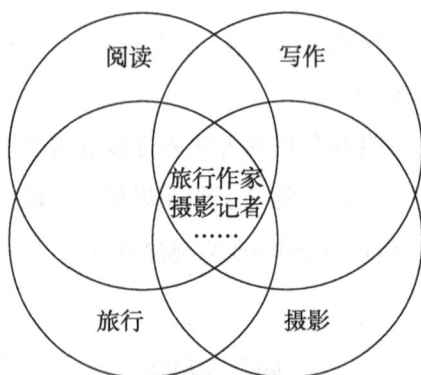

图中文字：

阅读

写作

旅行作家
摄影记者
……

旅行

摄影

图 2-1-2 "融合兴趣圈"举例

"融合兴趣圈"方法的最大优势就是——

融合兴趣，创造机遇，绽放独具优势的你！

另外，"融合兴趣圈"的方法不仅局限于兴趣本身，它还极具灵活性和扩展性。你可以融合你的优势能力，将兴趣与能力相结合，创造出更加独特的个人标签。更进一步，你还可以将兴趣、能力和价值观三者融为一体，形成一个全面而深刻的自我认知体系。在这个过程中，无论你是选择融合多少数量，随着融合的圈层增多，你可以通过提炼共性来精简内容，使得在最终的融合阶段更加顺畅，无须过于纠结。这种方法的适用性、实用性和迁移性都很强，可以在日常的学习、工作和生活中随时使用。

（3）当兴趣与工作错位，寻找共赢的创新解法

霍兰德人格类型理论告诉我们，当职业兴趣和工作相匹配时，我们在工作中就会更有积极性和创造力，职业满意度和成就感也会更高。然而，在现实的职业规划中，我们可能会遇到职业兴趣与工作不完全匹配的情况。以往的常规方法往往是简单的一一对应，匹配上了皆大欢喜，不匹配就考虑调专业、换工作。但实际上，我们有一条更为创新的思路，可以实现兴趣与工作的共赢。

这条思路就是：

用自己喜欢的方式去做那些虽然不喜欢但又应该做的事情！

比如，你热爱写作，但当前的工作却是一名数据分析师。虽然数据分析本身可能不是你的最爱，但你可以尝试用写作的方式来记录和分析数据，比如撰写数据分析报告、博客文章或是行业分析文章。这样，你不仅能在工作中运用自己的写作技能，提升数据分析的表达能力，还能保持对工作的热情，因为写作是你所热爱的。

通过这种方式，我们不仅能够保持对工作的积极性和创造力，还能在不断提升自己职业能力的同时，找到工作中的乐趣和满足感。这样，我们的职业规划就能更加灵活和可持续，实现个人兴趣与职业发展的和谐统一。

2.1.1.2　职业能力：揭示你的职场潜力

职业能力，是我们在职场中展现的综合实力，它既是天生禀赋的体现，也是后天努力的结晶。天赋，就像是我们内心的火种，它或许微弱，却蕴含着无限的可能。而技能，则是我们通过不断学习和实践，为这火种添上的柴薪，让它燃烧得更加旺盛。下面，我们一起探索职业能力的全貌，特别是那常常被忽视的天赋部分。

（1）多元智能理论：人人都是独特的天才

在职场的舞台上，每个人都是自己故事的主角，而职业能力则是我们演绎这段故事的得力助手。以往，我们或许更多地关注了后天的技能培养，

但别忘了，那 1% 的天赋，正是让 99% 的汗水更加闪耀的关键。

美国教育家、心理学家霍华德·加德纳（Howard Gardner）的多元智能理论告诉我们，每个人都有自己独特的智能组合，每个人都是某方面的天才。这意味着，我们都有自己擅长的领域和优势能力。这些优势能力，就像是我们职场生涯中的"超能力"，能够帮助我们更高效地完成任务，更轻松地应对挑战。

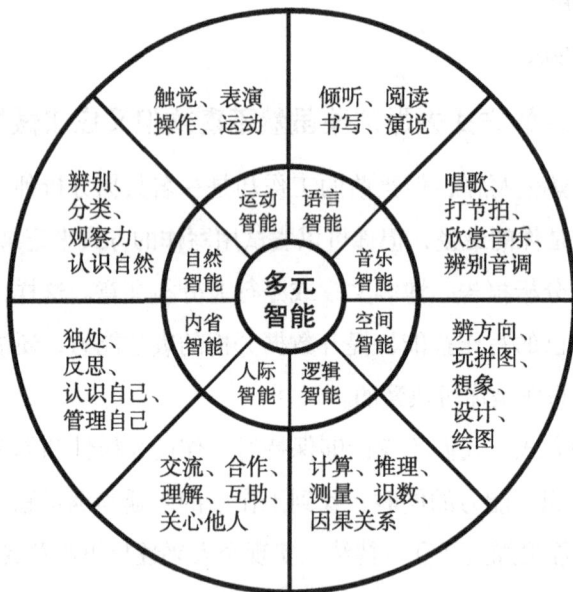

图 2-1-3　多元智能理论结构图

如图 2-1-3，每个人天生都已经具备了多种智能，只是程度不同，因此你不用担心后天学不会某些技能。比如，你英语学习成绩不太好，那可能只是因为你的英语语言天赋相对于你自身的其他天赋来说稍微弱一些，所以学起来会"感觉"费力些。但这并不代表你学不会，只是可能需要更多的时间和努力。

重要的是，不要因为"感觉"学习困难就失去尝试的信心。很多时候，这种"学不会"的感觉是你开始做的时候不太顺，从而导致继续做感觉更难，其实这只是一种限制性信念，它限制了你的思维和行动，让你认为自己做不到。但实际上，你完全有能力通过不断尝试和学习来掌握新技能。

所以，别被这种限制性信念束缚住，要相信自己有能力去尝试和学习新事物。真正的限制不在于你的天赋，而在于你运用优势能力来提升弱势能力，从而在各项工作任务中仍然游刃有余。

（2）优势分析：挖掘你的内在宝藏

想要发掘自己的内在宝藏，解锁独特的能力优势吗？试试表 2-1-1 的"优势 5 问"练习，通过这五个简单的问题，你将明确自己的优势能力，找到独一无二的自己！

表 2-1-1　优势 5 问

优势 5 问
请梳理以下事件，这些事件诠释了你的优势能力，帮你找到那个独特的自己，还可以对接职业目标、开拓你的职业 IP ！ 　1. 当你看到别人在做什么事时，你心里有一种"痒痒的召唤"——我也想做这件事。 　2. 当你完成什么事时，你心里有一种愉快的欣慰感——我还可以把这件事做得更好。 　3. 你在做什么事情时几乎是自发地、无师自通地就能将其完成得很好。 　4. 你在做什么事情时不是一步一步，而是行云流水般地一气呵成。 　5. 你第一次做什么事，就比别人做得好。

以上优势是你独一无二的财富，能够指引你找到最适合自己的职业方

向和道路，开拓出独特的职业 IP。不妨将这份练习当作一种习惯，定期回顾和反思。

（3）用优势能力提升弱势能力

为了让优势成为职业生涯中稳固的职业品牌，我们可以运用自身的优势能力提升弱势能力，尤其是——

用优势能力的方式提升弱势能力！

一方面，让优势能力得到进一步强化；另一方面，确保弱势能力不至于成为职场发展的阻碍，尤其是面对那些在职场中既不擅长又不愿意做的任务时，巧用优势能力去攻克，不失为一种明智之举。

为了便于查找和系统地提升职场能力，我们汇总了职场通用能力 TOP30，并用思维导图来呈现。如图 2-1-4，这张思维导图不仅清晰地展示了各项能力的分类和层次关系，还能够帮助我们快速意识到自己的优势能力和弱势能力。

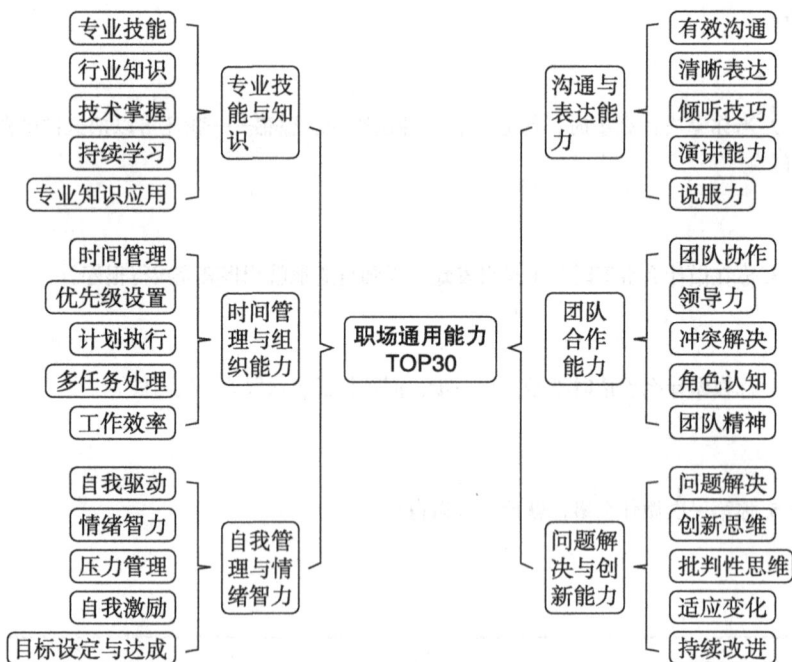

图 2-1-4　职场通用能力 TOP30

这些职场通用能力你都可以具备，而且你都可以选择采用自己天赋中优势能力的方式来学习和提升这些职场通用能力。

应用 1：如果你擅长逻辑分析，却对人际交往感到头疼，那么你可以尝试用逻辑分析的方法来理解人际关系的规律，找到与人相处的最佳策略。你可以分析不同性格类型的人的行为模式，理解他们的需求和动机，从而更加精准地把握人际交往的节奏和方式。这样，你不仅能够提升自己的人际交往能力，还能让逻辑分析这一优势能力得到进一步的锻炼和应用。

应用 2：假如你的沟通能力弱，专业技能较强，那么你可以利用自己的专业技能优势来带动沟通能力的提升。例如，在与客户或同事沟通技术问题时，你可以尝试用更加简洁明了的语言来解释复杂的技术概念，通过实际案例和具体数据来支持你的观点。这样，你不仅能够更好地传达信息，还能让客户或同事更加信任你的专业能力和判断。

应用 3：这种用优势能力带动弱势能力的创新方法，还可以在学业生涯中借鉴和应用。假如你的音乐和身体运动智能较强，但逻辑分析能力和言语表达能力较弱，难免在学习语文、数学等学科时感到吃力。你可以试着采用动起来的方式提升逻辑推理和语言文字的理解能力。将文言文背诵内容结合音乐和舞蹈进行表演，从而加快背诵速度。在数学学习上，通过化学和物理实验，掌握公式和规律。将数学中的抽象概念与自己身体中的部位和运动方式联系起来，运用图像记忆法增强学业成绩。通过这种方法，可以将自己的优势能力应用于提升弱势能力。

此外，还可以利用思维导图来规划自己的能力提升计划。首先，在思维导图中找到自己的弱势能力——沟通能力，并思考如何通过专业技能来带动其提升。然后，列出具体的行动步骤和计划，如参加沟通技巧培训、阅读相关书籍、寻求导师指导等。同时，你也可以将计划分解为短期和长期目标，逐步实施并跟踪进度。

通过这种方式，你不仅能够系统地提升自己的弱势能力，还能让优势能力得到进一步发挥和应用。在职场中，我们不仅要发挥自己的长处，更要善于利用长处来弥补短处，实现全面发展和持续进步。

（4）天赋与技能并重，职场发展更顺畅

天赋和技能，就像职场生涯的两个翅膀，缺一不可。只有当我们充分发掘并发挥自己的天赋，同时不断提升自己的技能水平时，我们才能在职场的天空中自由翱翔。实现方法上，我们可以根据自身情况灵活选择4种方式，实现心中梦想，分别是：

先后　　主次　　渐进　　融合

这几种方式简单有效，我们来多举几个不同情况下运用的例子。

【案例1】

你学习了财务管理专业，毕业后成为一名会计。但你发现自己总是情不自禁地被绘画作品吸引，看到别人画画时就跃跃欲试，并且在第一次拿起画笔时就能画出有模有样的图案，完成一幅小作品后还满心想着如何进一步提升色彩的搭配和线条的流畅度，那么绘画很可能就是你的天赋。

那么，你可以"先后"从事会计和绘画相关的工作。当然，你可以将这份天赋与职业目标相结合，并不需要辞去会计职业，可以考虑兼职做插画师、平面设计师、美术教师等相关工作，这就是选用"主次"的方式达成梦想。

接下来，你可以进一步制定计划来发展和提升自己在这方面的能力。你可以报名参加专业的绘画培训课程，学习不同的绘画技巧和风格，如素描、水彩、油画等；利用网络平台分享自己的作品，接受来自各方的反馈和建议，不断改进；积极参与各类绘画比赛和展览，增加自己的曝光度和经验积累。那么，可以"渐进"到与绘画相关的多个行业中进行实践和提升，让自己的优势更放光彩。

其实，一步到位的方式是"融合"，可以融合美术设计的优势和会计职业技能、行业资源等诸多因素。比如在会计岗位上设计富有创意和艺术感的财务报表模板，让原本枯燥的数字呈现变得生动有趣，不仅方便财务人员查看和分析数据，也能在一定程度上提升公司内部对财务工作的关注度和认可度。或者给财务人员设计专属的工作环境装饰画，将财务知识与艺术元素巧妙融合，营造出独特的办公氛围，激发员工的工作热情。给财务软件设计更具人性化和美观性的用户界面，利用绘画天赋优化操作流程的可视化展示，让使用者能更直观地理解复杂的财务操作步骤，提高软件的易用性和用户满意度。

【案例 2】

如果你是一名教师，但同时对音乐有着浓厚的兴趣和天赋。你可以先在教学岗位上站稳脚跟，利用业余时间参与学校的音乐社团指导工作，或者在社区音乐活动中担任志愿者，这就是"先后"的实践。然后，你可以逐渐将音乐元素融入教学中，比如编写一些与学科知识相关的歌曲来帮助学生记忆知识点，这便是"融合"的初步尝试。随着经验的积累，你可以进一步发展自己在音乐教育方面的能力，考取相关的音乐教育证书，成为一名兼职音乐教师，这就是"主次"的调整。此外，你还可以参加各种音乐教育研讨会和培训课程，与其他音乐教育者交流经验，不断提升自己的教学水平，并尝试创作更多适合学生的音乐作品，将其推广到更广泛的教育平台上，实现从学校到社会的"渐进"式发展，让自己的音乐天赋和教学技能都能得到充分的发挥，为学生带来更丰富多样的学习体验，也为自己的职业生涯开拓新的可能。

【案例 3】

你是一名工程师，却有着出色的写作能力。你可以先在工程领域积累项目经验，同时利用业余时间为一些工程技术类的网站或论坛撰写文章，分享自己的工作心得和技术见解，这是"先后"的做法。之后，你可以尝试在公司内部的技术报告和项目文档撰写中发挥自己的写作优势，让技术内容的表达更加清晰准确、富有条理，这是"融合"的体现。接着，你可以主动争取参与公司的技术宣传和推广工作，负责撰写宣传文案和技术资料，逐渐向技术写作方向"主次"转变。除此之外，你还可以参加专业的写作培训课程，学习不同类型的写作技巧和风格，如科技论文写作、技术手册编写等，并积极向行业内的知名技术刊物投稿，与其他优秀的技术作者交流合作，实现自己在技术写作领域的"渐进"式成长，为自己打造出独特的职业竞争力。

【案例4】

假如你从事的是市场营销工作，在日常工作中你发现自己对于数据的分析和解读有着独特的敏锐度，总能快速从繁杂的数据中提炼出关键信息，并且能够基于这些信息精准地制定营销策略，这可能就是你的天赋。

你可以在工作中进一步强化这一天赋，主动承担更多涉及数据分析的项目任务，学习使用更高级的数据分析工具和软件，如 Python 数据分析库、专业的市场调研分析软件等，提升数据处理和分析的效率与精度。同时，你也可以利用业余时间参加数据分析相关的线上课程或线下研讨会，与同行交流经验，拓宽数据分析的视野和思路。

在职业发展上，你可以选择"渐进"的方式，先在市场营销领域专注于数据驱动的营销方向，成为团队中数据分析和营销策略制定的核心人物。随着经验和能力的积累，你可以尝试向更广泛的商业分析领域拓展，比如参与公司的战略规划，从数据角度为公司的整体发展方向提供建议。

如果采用"融合"的方式，你可以将数据分析天赋与市场营销技能深度结合，开发出独特的市场数据分析模型或工具，帮助公司更有效地进行市场定位、客户细分和营销效果评估。例如，你可以设计一个基于大数据分析的客户行为预测模型，为公司的营销活动提前规划提供有力支持，不仅提升了自己在公司中的价值，也为整个行业的营销实践带来新的思路和方法。

【案例5】

你是一名程序员，但你发现自己在沟通协调方面有着出色的能力，能够轻松地与不同部门的人员达成共识，推动项目顺利进行。那么你可以在团队项目中主动承担起沟通协调的角色，成为技术团队与其他部门之间的桥梁。在提升编程技能的同时，学习项目管理知识和沟通技巧，参加相关培训和认证考试。

从"先后"的角度，你可以在积累了一定的项目经验后，申请转岗成为项目经理，负责整个项目的统筹和推进。而"主次"方面，即使继续从事编程工作，你也可以利用沟通优势，在团队中组织技术分享会、代码审查等活动，提升团队整体技术水平和协作效率。通过"渐进"的方式，逐步扩大自己在项目管理和团队协作方面的影响力，参与公司内部的流程优化和团队建设项目。最终实现"融合"，例如开发一套适合团队的项目管理软件平台，将自己的编程技能与沟通协调能力完美结合，为公司打造一个高效的项目管理生态系统，让自己在职业道路上越走越宽，实现更大的职业突破和个人价值提升。

通过这样对天赋和后天技能的发现和有针对性的培养，我们能够更加自信地朝着自己的梦想前进，在职业道路上充分发挥自己的优势，创造出独特的价值，实现个人成长与职业成就的双丰收，让自己的职业生涯绽放出绚丽的光彩，真正成为职场中不可替代的存在。

2.1.1.3　职业价值观：明确你的职场价值取向

（1）职业价值观的探寻起点

在职业生涯的漫漫征途中，职业价值观宛如一座灯塔，指引着我们前行的方向。若要简洁明了地梳理自己的职业价值观，不妨问问自己：**"我为何投身于这份工作？"** 倘若进一步深挖，更精准的问题则是：**"工作中最能牵动我内心的是什么？"**

（2）常见职业追求溯源

通常，我们的答案会聚焦在诸如薪资优厚、晋升空间广阔等方面。就拿那些追求安稳且高薪工作的人来说，背后或许潜藏着深刻的家庭因素。也许家族长辈曾历经生活的艰辛，在岁月的磨砺中饱尝困苦，于是满心期望晚辈能踏上一条轻松、稳定且待遇优渥的职业道路。在这样的家庭氛围中成长起来的我们，从学业专业的选择，到职业方向的敲定，都承载着家族沉甸甸的期许。

（3）职业价值观的矛盾剖析

然而，在职业价值观的领域中，矛盾与冲突并不罕见。就像我们渴望工作既稳定又能带来丰厚的收入，这二者的兼得并非易事。以教师职业为例，部分人选择成为教师，仅仅是看中了每年两个带薪假期，似乎这是一份性价比极高的工作。但在这看似简单的选择背后，实则蕴含着复杂的职业价值观博弈。

（4）技术创新领域的价值驱动

值得注意的是，在技术创新领域，讲到根本，是价值观在起着核心驱动作用。有没有一种使命要去改变人类的生存状态，让世界更加美好，这是关键所在。只有怀着这种终极价值观上的高度认同，技术人员才能心甘情愿地进入到底层开发中去，不惧困难与漫长的研发周期，在无数次的尝试与挫折中坚守。也唯有如此，才有可能诞生革命性的东西，为人类社会带来质的飞跃。因为这份对美好未来的执着追求，远远超越了单纯的物质回报与个人荣誉，成为他们持续奋进的原动力。

（5）深度叩问与成长反思

每一次在职业价值观上的权衡与妥协，都是一次对自我内心的深度叩问，能帮助我们逐渐明晰究竟是什么在背后驱动着我们的行为与选择。倘若我们的职业追求源于内心某种缺失的补偿心理，例如因生活中物质匮乏而极度渴望高薪，那么我们需要审慎思考，这种追求是否真正能带来长久的满足。若仅仅秉持工具性的职业价值观，仅仅将工作视为获取物质回报的手段，那么我们所得的仅仅是外在的激励，职业热情、幸福感与满意度恐怕难以真正提升。

（6）人生价值的职业追寻

归根结底，我们都需要静下心来，认真思索：

"我的人生价值究竟该如何在职业生涯中体现？"

这并非一个简单的问题，它需要我们穿越物质与表象的迷雾，深入探寻内心深处真正的渴望与追求，唯有如此，我们才能在职业生涯的海洋中找准航向，驶向真正属于自己的彼岸，实现职业理想与人生价值的完美融合，让工作不仅仅是谋生的手段，更是实现自我、收获幸福的途径。

2.1.1.4　职业性格：洞察你的职场行为模式

（1）将 MBTI 结果巧妙落地

提及职业性格，想必大家对 MBTI 测评都有所耳闻。只需在网络上搜索"MBTI"，就能轻松找到测评题目与详细解析。但重点在于，如何把测评结果巧妙运用到学业、职业以及日常生活里呢？

这里有个实用小窍门：

始终以事情为核心，聚焦事情本身的需求来调适自身状态。

具体来说，就是在着手做事时，要依据事情本身所需的性格特征，灵活、适时地调整当下自己的做事风格。如此这般，保持专注、活在当下，全身心投入事情当中即可。

（2）案例分析

比如初入职场的项目助理，若为 ISTJ 型，筹备大型项目时，前期收集资料要像外向者一样，主动联络各部门，打电话、发邮件、组织沟通会，保障信息收集。执行阶段，就得发挥注重细节的优势，精细打磨流程与文档，推进项目。

理工科学生，性格偏直觉型（N）与思考型（T），面对理论推导、实验设计能凭直觉抓核心、用理性解题。但小组合作时，得像"社交达人"，有同理心、善倾听，调动组员积极性。

生活里，ENFP 型的人计划家庭聚会，虽平时随性，但筹备时要切换成"管家"模式，列清单、按部就班处理食材采购、场地布置等事务，确保聚会顺利。

总之，面对不同场景，让事情主导，我们灵活调整，聚焦需求沉浸其中，MBTI 结果就能助力我们应对各方面挑战，在学习、工作和日常生活中都能灵活应对，实现个人成长与生活品质的提升。

2.1.2　职业认知：构建职业认知框架

2.1.2.1　职业世界结构图

在广袤多变的职业世界中，我们如何能够全面而深入地了解外部的职业环境，为自己的职业发展做出明智的决策呢？答案在于系统性思考。通过构建职业世界结构图（图 2-1-5），我们可以更加清晰地认识职业与职位、组织、行业之间的关系，从而更好地洞察职业真相。

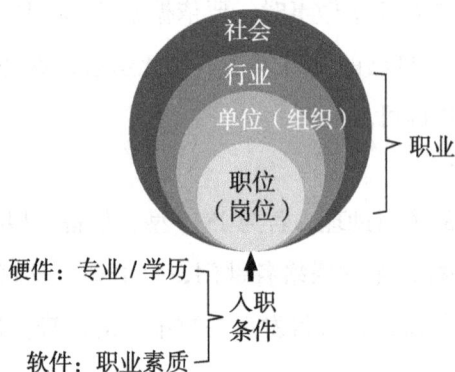

图 2-1-5　职业世界结构图

2.1.2.2　行业、职位与组织解析

①行业：是组织赖以生存和发展的外部环境，它决定了组织的发展方向和市场需求。

②组织（单位）：是职位和职业存在的载体，它为我们提供了工作平台和职业发展机会。

③职位（岗位）：是我们直接从事工作、完成任务的场所，它构成了职业的基础。职业由多个相似的职位组成，代表了我们在职业生涯中可能从事的一系列工作。

以人力资源为例，这个职业就包含了招聘专员、培训专员、绩效考核专员、薪酬主管和绩效管理专家等多个职位。而职位，则更多的是针对某个特定组织而言的，它代表了我们在该组织中承担的具体职责和任务。

值得注意的是，我们不太可能在一个岗位（职位）上待一辈子，但很可能会一辈子从事一个职业。因此，在规划职业发展时，我们需要有更加宽广的视野，不仅要关注当前的职位，更要考虑整个职业的发展路径和前景。

我们可以用一个简单的公式来表述职业世界的关系：职业 = 行业 + 单位（组织）+ 职位（岗位）。例如，小王是大众（单位）汽车（行业）销售人员（岗位），这就是一个典型的职业表述。

2.1.2.3　职业信息探索关键词

在系统性思考职业世界的过程中，我们需要掌握一系列关键信息。表2-1-2 是对职业信息探索关键词的汇总。

表 2-1-2　职业信息探索关键词

极简关键词：价值 / 素质

职业十项：职业描述 / 工作内容 / 前景 / 待遇 / 岗位设置 / 发展通路 / 标杆人物 / 典型一天 / 素质要求 / 内在要求等

社会探索：会议报告、政策文件、法律法规等

行业探索：行业描述 / 行业价值 / 细分领域 / 典型范例 / 人才需求 / 胜任条件 / 前辈经验 / 发展趋势 / 职员一天 / 素质要求、国民经济行业分类、行业研究报告、行业白 / 蓝 / 绿 / 红皮书、行业分布、地域（国 / 省 / 市）+ 主流（优势 / 特色）行业等

岗位探索：岗位说明书、岗位定义 / 工作内容 / 胜任素质 / 过来人看法 / 相关岗位 / 发展通路 / 行业要求 / 企业要求 / 上司要求 / 自身差距等

组织探索：企业文化（老板 / 制度）、工作地域（身心适应）、所有制性质（国企 / 央企 / 公务员 / 事业编制 + 入职要求 / 素质）、规模（大 / 中 / 小 / 微型）、企业排名等

📝 2.1.3　职业决策：系统思维引领职业方向

系统思维的理念要求我们从整体和相互关联的角度看待职业生涯，将职业发展视为一个包含个人、组织、行业、社会环境等多因素相互作用的系统。比如，在考虑职业转型时，我们不仅要关注自身技能和兴趣，还要综合分析目标行业的发展趋势、市场需求、潜在竞争等外部因素，做出更具前瞻性和适应性的决策。这有助于避免因单一因素导致的职业规划片面性，使职业发展更具可持续性。

2.1.3.1　系统思维：构建职业发展的多维视角

系统思维，顾名思义，是一种从整体和相互关联的角度看待问题的思维方式。在职业生涯的规划中，系统思维要求我们将个人发展视为一个复杂而动态的系统，其中涵盖了个人技能、兴趣、价值观、组织环境、行业趋势以及社会环境等多个维度。这种思维方式有助于我们打破传统的线性思维模式，以更加全面和前瞻性的视角来审视职业发展。

案例分享：假设你是一位在金融行业工作的年轻人，面临着是否要转行到科技行业的决策。如果你仅从个人兴趣和技能出发，可能会忽略科技行业当前的发展趋势、市场竞争状况以及个人在新领域中的适应能力；而运用系统思维，你会综合考虑以下几个方面：

→ 个人技能与兴趣：评估自己在科技领域的技能储备和兴趣程度。

→ 行业趋势：研究科技行业的发展前景、增长潜力以及未来可能面临的风险。

→ 市场需求：分析科技行业对人才的需求情况，以及自己的专业背景在市场上的竞争力。

→ 组织环境：考虑当前所在金融公司是否提供转型的机会和支持，以及新岗位在公司内部的晋升空间。

→ 社会环境：关注政府对科技行业的政策支持、社会对新技术的接受程度等因素。

通过系统思维，你能够更全面地评估转型的利弊，从而做出更加明智的决策。这种决策方式不仅避免了单一因素导致的片面性，还使你的职业发展更具可持续性和适应性。

2.1.3.2　知己知彼：做出更具前瞻性的职业决策

在职业决策中，知己知彼是成功的关键。知己，即深入了解自己的内心需求和优势；知彼，即全面了解外部环境的变化和趋势。只有将这两者结合起来，才能做出更具前瞻性和适应性的决策。

实践策略：

→ 持续学习：保持对新知识、新技能的学习热情，不断提升自己的竞争力和适应能力。

→ 关注行业动态：定期阅读行业报告、参加行业会议和研讨会，了解行业发展趋势和市场需求。

→ 建立人脉网络：与同行、前辈和导师保持密切联系，获取更多的职业信息和建议。

→ 灵活调整：根据外部环境的变化和个人发展的需求，灵活调整职业规划和发展路径。

案例分享：张华是一位在 IT 行业工作了多年的工程师。随着人工智能技术的兴起，他意识到自己的技能可能需要更新和升级。于是，他开始积极学习人工智能相关的知识和技能，并成功转型为一名人工智能工程师。通过持续学习和关注行业动态，他不仅保持了自己的竞争力，还实现了职业生涯的华丽转身。

职业决策是一个复杂而动态的过程。通过运用系统思维和自我认知的方法，我们能够更加全面和深入地了解自己和环境的变化，从而做出更具前瞻性和适应性的决策。在职业生涯的航程中，愿每一位职业人士都能够找到属于自己的航向，驶向成功的彼岸。

📝 2.1.4　行动及调整：自我管理的创新策略

在职业生涯的长河中，每个人都难免会遇到懒惰、延误或怠慢的时刻，仿佛有一股无形的力量在阻碍着我们前进的步伐。这时，我们或许会尝试一些常规的管理技巧，比如设定闹钟、寻求他人的督促，或是不断在心里默念"我要努力"。然而，这些方法往往只能起到一时的激励作用，难以从根本上解决问题。为了真正走出困境，我们需要结合生涯理论、心理学、中医学乃至量子力学的跨学科智慧，提炼出创新性的自我管理策略。

2.1.4.1　深入分析：探究根本原因

面对自我管理的挑战，第一步便是深入分析其根本原因。懒惰、拖延等行为往往不是孤立存在的，它们背后隐藏着更深层次的心理或生理机制。比如，职业倦怠可能是由长时间的工作压力、缺乏成就感或是对工作内容的厌倦所致；而拖延症则可能与完美主义倾向、恐惧失败或是对任务的逃避心理有关。

以一位市场营销经理为例，他发现自己近期在处理项目时总是拖延，导致项目进度严重滞后。通过深入分析，他发现自己对项目的成功抱有过高的期望，担心一旦失败会损害自己的职业声誉。这种完美主义倾向和对失败的恐惧，是导致他拖延的根本原因。

2.1.4.2　跨学科视角：融合多元智慧

在明确问题根源后，我们需要从跨学科的角度寻找解决方案。生涯理论可以帮助我们规划职业发展路径，明确职业目标；心理学则能揭示行为背后的心理机制，提供情绪调节和动力激发的方法；中医则强调身心和谐，通过调理身体来改善心理状态；而量子力学，虽然看似与自我管理无关，但其对微观世界的独特解读却能为我们提供全新的思考视角。

创新方法提炼举例：

→ 生涯规划与目标设定：运用生涯理论，明确自己的职业定位和长远目标，将大目标分解为一系列小目标，每完成一个小目标都给予自己正向反馈，从而增强自信心和动力。

→ 情绪调节与心理支持：学习心理学中的情绪调节技巧，如正念冥想、深呼吸等，帮助自己在面对压力和挑战时保持冷静和专注。同时，寻求家人、朋友或专业心理咨询师的支持，分享自己的困扰和感受。

→ 身体调理与健康管理：借鉴中医的养生智慧，通过合理的饮食、作息和运动来调理身体，改善身体状况和情绪状态。比如，坚持每天晨跑或瑜伽练习，不仅能增强体质，还能提升心情和专注力。

→ 传统文化的智慧与自我管理：传统文化中蕴含着丰富的智慧和哲理，对于自我管理同样具有重要的指导意义。例如，儒家思想强调"修身齐家治国平天下"，将个人修养放在首位，这与自我管理的核心理念不谋而合。通过学习传统文化，我们可以汲取前人的智慧，提升自己的道德品质和人文素养。同时，传统文化中的许多养生方法和哲学思想也能为我们提供有益的借鉴和启示，帮助我们更好地管理自己的情绪、身体和时间。

→ TRIZ 在自我管理中的应用：TRIZ 提供了一套系统化的方法来解决创新问题，其中的许多原则同样适用于自我管理。例如，"分割"原理可以帮助我们将复杂的问题分解为更小的部分，逐一解决；"预先作用"原理则提醒我们在问题出现之前提前采取措施进行预防。通过运用 TRIZ，我们可以更加科学地分析自己面临的问题，找到更加有效的解决方案。

→ 量子思维与创新激励：我们可以尝试用"量子叠加态"来想象自己的未来，即同时拥有多种可能性，从而更加开放和灵活地面对生活中的变化和挑战。还可以将量子纠缠的原理应用于团队合作中，通过增强成员之间的情感联系和信任感来提升团队凝聚力和工作效率。

综上所述，跨学科视角的融合为我们提供了更加全面和深入的自我管理方法。通过综合运用生涯理论、心理学、中医学、传统文化、TRIZ 以及量子力学的智慧，我们可以更加科学地规划自己的职业生涯，有效地调节情绪和压力，保持身心健康和活力，最终实现个人价值的最大化。

2.1.4.3　链接自我：感受当下，成就未来

理论再完美，也需要通过实践来检验。在自我管理的过程中，我们需要不断尝试新的方法和策略，并根据实际情况进行调整和优化。

追根究底，行动和调整的核心在于链接自我、感受当下。我们需要学会倾听内心的声音，了解自己的真实需求和渴望。只有这样，我们才能真正找到适合自己的管理策略和方法，从自行自践中走出困境，突破限制，迈向成功。

通过深入分析根本原因，融合跨学科智慧、实践创新应用以及链接自我感受当下，我们可以逐步培养出一种高效、灵活且富有创新性的自我管理能力。这种能力不仅能够帮助我们在职业生涯中取得更好的成绩和表现，还能够提升我们的整体生活质量和幸福感。让我们从现在开始，用创新的视角和方法来重新审视和管理自己的职业生涯吧！

2.2　心理学：心怀大爱，当下觉醒，深度链接职业世界

2.2.1　心理学核心原理：洞悉职业行为的内在奥秘

2.2.1.1　动机理论：探寻职业动力的深层根源

在探索职业世界的旅途中，动机如同引擎，驱动着每一位职业人士不断前行。它不仅是职业选择的初始动力，更是职业生涯中持续奋斗的不竭动力源泉。动机理论，正是这样一套帮助我们深入理解职业动力的理论体系。

（1）动机的双重奏：内在兴趣与外在诱因

动机，简而言之，就是激发和维持个体行为并导向某一目标的心理过程。在职场领域，动机可以细分为内在动机和外在动机两大类。内在动机源自个体对工作的内在兴趣和热爱，它让职业人士在追求目标的过程中感受到乐趣和满足感；而外在动机则与外部奖励或惩罚紧密相关，如薪酬、

晋升、认可等，这些外部因素成为推动职业行为的外在动力。

内在动机与外在动机并非孤立存在，它们在职场中往往相互交织，共同作用于职业人士的行为。例如，一位软件工程师可能最初因为对编程的浓厚兴趣而踏入这个行业（内在动机），但随着时间的推移，高薪和职位晋升也成为他持续努力的重要动力（外在动机）。

（2）动机的动态变迁：职业生涯各阶段的探索

职业生涯是一个漫长而复杂的过程，动机在其中也呈现出动态变迁的特点。在职业生涯的早期阶段，职业人士往往受到强烈的好奇心和探索欲的驱使，对新鲜事物充满热情，内在动机占据主导地位。然而，随着工作经验的积累和职业发展的推进，外在动机逐渐显现其重要性，如薪酬提升、职位晋升等成为职业人士关注的重点。

到了职业生涯的中后期，职业人士可能会面临新的动机挑战。一方面，他们可能开始追求更高层次的职业满足感和成就感，对工作的内在价值有了更深的认识；另一方面，外在动机的激励作用可能逐渐减弱，职业倦怠和动力缺失成为潜在风险。因此，如何在这一阶段保持动机的平衡和持续，成为职业人士需要深思的问题。

（3）动机的个体差异：不同职业人士的动力源泉

值得注意的是，动机的个体差异在职场中同样显著。不同职业人士由于性格、兴趣、价值观等因素的差异，其动机结构也各不相同。例如，一些职业人士可能更加注重工作的内在价值，追求个人成长和自我实现；而另一些职业人士则可能更加看重外在奖励，如高薪和职位晋升。

此外，不同行业和职位对动机的要求也存在差异。例如，在创意产业中，内在动机可能更为重要，因为它能够激发职业人士的创造力和创新能力；而在一些传统行业中，外在动机可能占据主导地位，如销售行业的业绩压力和晋升机制。

（4）动机与能量层级：霍金斯博士的启示

大卫·霍金斯（David R. Hawkins）的"能量层级表"（图 2-2-1）为我们提供了一种量化视角来理解人类的不同意识层次及其对应的能量状态。

这一理论同样可以应用于职场领域，帮助我们更深入地理解动机的本质及其与能量层级的关系。

在能量层级表中，高层次的能量状态往往与积极的情感、清晰的思维和高度的自我实现相关联。这些状态与内在动机紧密相连，当职业人士处于这些状态时，他们更可能出于对工作的热爱和追求个人成长而选择行动，而非仅仅为了外在奖励。相反，低层次的能量状态则与消极的情感、混乱的思维和较低的自我实现相关联，这些状态往往与以外在动机为主导的职场行为相伴。

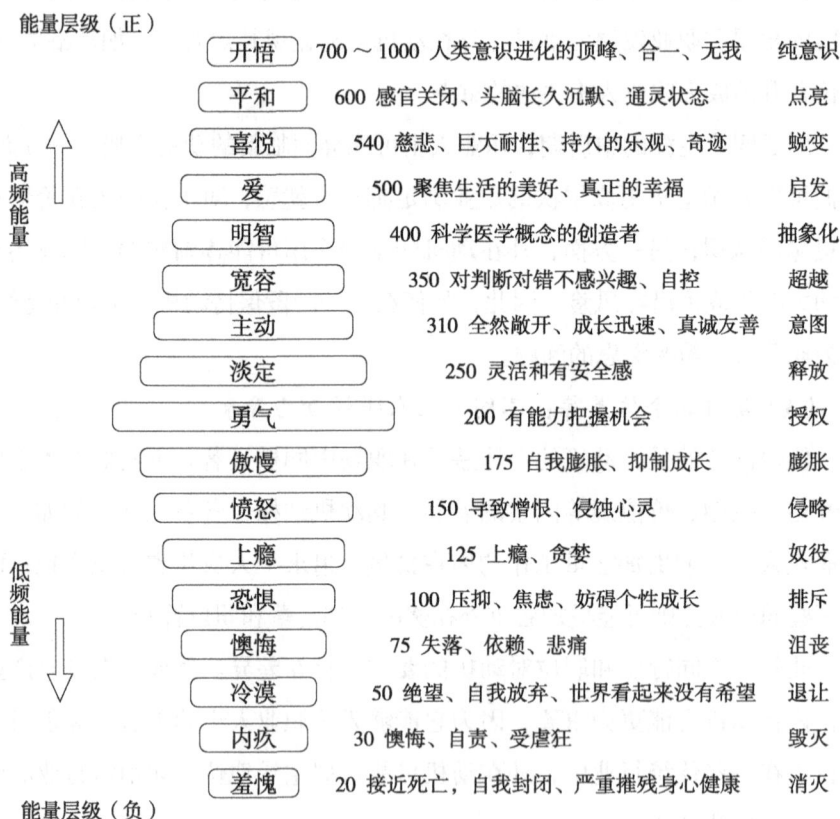

能量层级（正）

开悟	700～1000 人类意识进化的顶峰、合一、无我	纯意识
平和	600 感官关闭、头脑长久沉默、通灵状态	点亮
喜悦	540 慈悲、巨大耐性、持久的乐观、奇迹	蜕变
爱	500 聚焦生活的美好、真正的幸福	启发
明智	400 科学医学概念的创造者	抽象化
宽容	350 对判断对错不感兴趣、自控	超越
主动	310 全然敞开、成长迅速、真诚友善	意图
淡定	250 灵活和有安全感	释放
勇气	200 有能力把握机会	授权
傲慢	175 自我膨胀、抑制成长	膨胀
愤怒	150 导致憎恨、侵蚀心灵	侵略
上瘾	125 上瘾、贪婪	奴役
恐惧	100 压抑、焦虑、妨碍个性成长	排斥
懊悔	75 失落、依赖、悲痛	沮丧
冷漠	50 绝望、自我放弃、世界看起来没有希望	退让
内疚	30 懊悔、自责、受虐狂	毁灭
羞愧	20 接近死亡，自我封闭、严重摧残身心健康	消灭

高频能量 ↑

低频能量 ↓

能量层级（负）

图 2-2-1　霍金斯能量层级表

通过运用能量层级表，职业人士可以更加清晰地认识到自己当前所处的能量状态，并据此调整自己的动机结构。例如，当发现自己处于低能量状态时，可以通过冥想、放松训练等方式提升自己的能量层级，从而增强内在动机，减少对外在奖励的依赖。反之，当处于高能量状态时，可以更加自信地追求个人成长和自我实现，同时也不排斥合理的外在激励。

（5）动机理论的实践应用：激发职业动力的策略

动机理论不仅帮助我们理解职业动力的深层根源，还为我们提供了激发职业动力的实践策略。合理掌握动机理论的关键要素（表 2-2-1）能帮助我们快速制定职业动力激发策略。

表 2-2-1　动机理论的关键要素

动机类型	定义	特点	影响因素
内在动机	源自个体对工作的内在兴趣和热爱	自主性强、持续时间长	性格、兴趣、价值观
外在动机	与外部奖励或惩罚紧密相关	激励作用明显、但可能短暂	薪酬、晋升、认可
动机变迁	职业生涯中动机的动态变化	早期内在动机为主，中后期外在动机显现	工作经验、职业发展阶段
动机差异	不同职业人士动机结构的个体差异	性格、兴趣、价值观、行业特点	个人背景、职业环境

以下是一些基于动机理论的职业动力激发策略：

识别并强化内在动机：通过深入了解自己的兴趣和价值观，找到与工作相关的内在动机源泉。在工作中积极寻求挑战和成长机会，让自己在追求目标的过程中感受到乐趣和满足感。

合理利用外在动机：虽然外在动机可能不是职业动力的主要源泉，但它在某些阶段和情境下仍然具有重要意义。职业人士可以合理利用薪酬、晋升、认可等外部奖励来激励自己，但也要注意避免过度依赖外在动机而导致职业倦怠和动力缺失。

保持动机的平衡：在职业生涯中，保持内在动机和外在动机的平衡至关重要。职业人士需要不断审视自己的动机结构，确保内在动机和外在动机能够相互补充、相互促进。

培养自我激励能力：自我激励是一种重要的职业能力，它能够帮助职业人士在没有外部奖励的情况下保持持续的动力和热情。通过设定明确的目标、制定可行的计划、保持积极的心态等方式，职业人士可以逐渐培养自己的自我激励能力。

案例分享：动机理论在职场中的实践

以一位 IT 项目经理为例，他在职业生涯的早期阶段因为对技术的热爱和追求挑战而踏入了 IT 行业。然而，随着时间的推移和工作经验的积累，他开始感受到职业倦怠和动力缺失。通过深入反思自己的动机结构，他发现自己过于依赖外在动机（如薪酬和职位晋升），而忽视了内在动机（如个人成长和自我实现）的重要性。

为了激发新的职业动力，他开始积极寻求内在动机的源泉。他报名参加了一些技术培训和认证课程，不断提升自己的技术能力和专业水平；同时，他还积极参与公司内部的创新项目，挑战自己的极限并寻求新的成长机会。通过这些努力，他逐渐找回了对工作的热情和动力，并在职业生涯中取得了更加显著的成就。

通过深入理解和应用动机理论，职业人士可以更好地洞悉自己的职业行为内在奥秘，激发和维持持续的职业动力。

2.2.1.2　认知发展理论：指引职业成长的阶段路径

认知发展理论是心理学领域的重要理论之一，它帮助我们理解个体在成长过程中认知能力的变化和发展。在职场领域，认知发展理论同样具有重要意义，它为我们揭示了职业成长的阶段路径和认知特点。

（1）**认知发展的阶段论：从新手到专家的蜕变**

认知发展理论将个体的认知能力发展划分为不同的阶段，每个阶段都具有独特的认知特点和挑战。在职场领域，我们可以将职业成长过程与认知发展阶段相结合，形成一套指引职业成长的阶段路径。

新手阶段：在职业生涯的早期阶段，职业人士往往处于新手阶段。他们对工作环境和业务流程尚不熟悉，需要花费大量时间和精力来学习和适应。在这一阶段，职业人士的认知特点主要表现为依赖规则和程序、缺乏自主性和创造性。

熟练阶段：随着工作经验的积累和技能的提升，职业人士逐渐进入熟练阶段。他们开始熟悉工作环境和业务流程，能够独立完成工作任务并具备一定的自主性和创造性。在这一阶段，职业人士的认知特点主要表现为掌握基本技能和知识、能够灵活应对各种情况。

专家阶段：在职业生涯的中后期阶段，部分职业人士能够达到专家水平。他们不仅具备丰富的经验和深厚的专业知识，还能够运用高级思维策略和问题解决技巧来应对复杂情况。在这一阶段，职业人士的认知特点主要表现为具备高度自主性和创造性、能够提出创新性的解决方案。

（2）认知升级的有效策略：推动职业成长的关键

认知升级是职业成长的重要驱动力之一。为了推动职业成长并达到更高的认知阶段，职业人士需要采取一系列有效的策略来提升自己的认知能力。

持续学习：学习是认知升级的重要途径之一。职业人士需要不断关注行业动态和新技术发展，积极参加培训和学习活动来提升自己的专业知识和技能水平。

反思复盘：反思复盘是认知升级的关键环节之一。职业人士需要定期回顾自己的工作过程和成果，总结经验教训并找出改进空间。通过反思复盘，职业人士可以不断提升自己的思维能力和问题解决能力。

同行交流：同行交流是认知升级的重要补充途径之一。职业人士需要积极参与行业交流和合作活动，与同行分享经验和知识并借鉴他人的成功经验。通过同行交流，职业人士可以拓宽自己的视野和思维方式并获取新的灵感和启示。

为提高认知策略的有效性，职业人士也可根据表 2-2-2 中所列出的个体认知能力阶段为自己选择更恰当的策略。

表 2-2-2　认知发展理论的阶段特点与策略

阶段	特点	策略
新手阶段	依赖规则和程序、缺乏自主性和创造性	持续学习、导师指导
熟练阶段	掌握基本技能和知识、能够灵活应对各种情况	反思复盘、同行交流
专家阶段	具备高度自主性和创造性、能够提出创新性的解决方案	跨领域学习、创新实践

案例分享：认知发展理论在职场中的实践

以一位市场营销经理为例，他在职业生涯的早期阶段因为缺乏市场经验和营销策略而遇到诸多挑战。为了提升自己的认知能力并推动职业成长，他采取了以下策略：

持续学习：他积极参加市场营销培训和研讨会活动，学习最新的市场趋势和营销策略知识。通过不断学习，他逐渐掌握了市场营销的基本理论和实践技能。

反思复盘：他定期回顾自己的市场营销活动和成果，总结经验教训并找出改进空间。通过反思复盘，他不断提升自己的市场洞察力和策略制定能力。

同行交流：他积极参与行业交流和合作活动，与同行分享市场营销经验和知识并借鉴他人的成功经验。通过同行交流，他拓宽了自己的视野和思维方式并获取了新的灵感和启示。

通过这些努力，他逐渐从市场营销新手成长为熟练的市场营销专家，并在职业生涯中取得了更加显著的成就。

2.2.2　动机之力：职场成功的钥匙

2.2.2.1　内外驱动机理：双轮驱动职业前行

在职场的广阔天地里，动机如同双轮驱动，引领着职业人士不断前行。内在热爱与外在激励，这两股力量相互交织，共同构成了职场成功的强大动力。

（1）内在热爱：心灵的灯塔

内在热爱，是源自内心深处的真挚情感。它像一盏明灯，照亮职业人士前行的道路，使他们在面对困难和挑战时，能够保持坚定的信念和不懈的追求。当职业人士对自己的工作充满热爱时，他们更愿意投入时间和精力，不断精进自己的技能，追求卓越的成果。这种内在的动力，不仅让职业人士在工作中找到归属感和成就感，还能激发他们的创造力和创新精神，为职场带来源源不断的活力。

（2）外在激励：前行的助推器

外在激励，则是职场中不可或缺的助推器。它包括薪酬、晋升、认可等外部奖励，这些奖励能够激发职业人士的积极性和竞争意识，推动他们不断超越自我，追求更高的职业目标。外在激励的存在，让职业人士在追求个人价值的同时，也能获得社会的认可和尊重，从而增强他们的职业自豪感和归属感。

然而，外在激励并非万能。过度依赖外在激励，可能导致职业人士忽视内在动机的重要性，从而陷入职业倦怠和动力缺失的困境。因此，职业人士需要在内在热爱和外在激励之间找到平衡点，让这两股力量相互补充、相互促进，共同推动职场前行。

（3）双轮驱动的实践智慧

在实践中，职业人士如何运用内外驱动机理来推动职场成功呢？首先，他们需要深入了解自己的内在动机，明确自己的职业兴趣和价值观，找到与工作相关的内在热爱之源。同时，他们也要合理利用外在激励，如设定明确的职业目标、争取合理的薪酬和晋升机会等，以激发自己的积极性和竞争力。

此外，职业人士还需要学会在内在热爱和外在激励之间灵活切换。当内在热爱占据主导地位时，他们可以更多地追求工作的内在价值和成就感；当外在激励成为主要动力时，他们则可以适时调整自己的职业策略，以适应职场的变化和挑战。

2.2.2.2　动机洞察实践：精准把脉职业动力

动机洞察实践，是职业人士精准把脉自己职业动力的关键。通过深入了解自己的动机结构，职业人士可以更好地规划自己的职业生涯，激发和维持持续的职业动力。

（1）动机测评工具的应用

动机测评工具，是帮助职业人士了解自己动机结构的有效手段。这些工具通常通过问卷调查、心理测试等方式，对职业人士的动机类型、强度、稳定性等进行全面评估，为他们提供个性化的职业动力分析报告。

例如，职业人士可以利用动机测评工具来评估自己内在动机和外在动机的平衡情况。如果发现自己的内在动机较弱，他们可以通过参加职业培训、拓展兴趣爱好等方式来增强自己的内在热爱；如果外在激励不足，他们则可以积极寻求晋升机会、争取更高的薪酬等，以提升自己的外在动力。

（2）实例剖析：动机洞察在职场中的实践

以一位软件开发工程师为例，他在职业生涯中一度陷入动力缺失的困境。通过动机测评工具的分析（表2-2-3），他发现自己过于依赖外在激励（如薪酬和晋升），而忽视了内在动机（如对编程的热爱和追求技术创新）的重要性。

为了激发新的职业动力，他开始积极调整自己的职业策略。他参加了一些技术研讨会和开源项目，与同行交流学习，不断提升自己的技术水平和创新能力。同时，他还主动承担了一些具有挑战性的开发任务，以锻炼自己的问题解决能力和团队协作能力。

通过这些努力，他逐渐找回了对编程的热爱和追求技术创新的激情。他的工作表现也得到了领导和同事的认可，获得了晋升和加薪的机会。这一实例充分说明了动机洞察实践在职场中的重要性。

表 2-2-3　动机测评工具的关键指标

测评指标	定义	评估方法	应用场景
内在动机强度	个体对工作的内在兴趣和热爱程度	问卷调查、心理测试	职业选择、职业规划
外在激励敏感度	个体对外部奖励或惩罚的反应程度	情景模拟、行为观察	薪酬谈判、晋升申请
动机稳定性	个体动机在职业生涯中的变化情况	纵向研究、跟踪调查	职业倦怠预防、职业动力维持

通过动机洞察实践，职业人士可以更加深入地了解自己的职业动力来源和变化规律，从而制定更加个性化的职业规划和发展策略。这将有助于他们在职场中保持持续的动力和热情，实现职业生涯的成功和满足。

2.2.3　认知之旅：职场进阶的秘籍

2.2.3.1　认知成长阶梯：步步为营迈向卓越

在职场的征途中，认知成长是职业人士不断进阶的基石。从懵懂新人到资深行家，每一步都伴随着认知的突破与升级。认知成长阶梯，正是这样一套描绘职场人士认知发展路径的理论框架。

（1）新手阶段的认知奠基

在新手阶段，职业人士如同初入江湖的侠客，对职场规则、业务流程和专业技能尚不熟悉。他们依赖明确的规则和程序来指导工作，缺乏自主性和创造性。然而，这正是认知成长的起点。通过系统的培训和实践，新手们逐渐掌握基础技能，形成对职场的初步认知。

（2）熟练阶段的认知拓展

随着工作经验的积累和技能的提升，职业人士步入熟练阶段。他们开始能够独立完成工作任务，具备一定的自主性和创造性。在这一阶段，职业人士需要不断拓宽自己的认知边界，学习新的知识和技能，以适应职场的变化和挑战。通过反思复盘、同行交流等方式，他们可以不断提升自己的思维能力和问题解决能力。

（3）专家阶段的认知飞跃

当职业人士达到专家阶段时，他们已经具备了深厚的专业知识和丰富的实践经验。他们不仅能够熟练运用高级思维策略和问题解决技巧来应对复杂情况，还能提出创新性的解决方案。在这一阶段，认知飞跃的关键在于持续学习和跨领域探索。专家们需要保持对新技术、新理念的敏锐洞察力，不断挑战自己的认知极限，以实现职场生涯的卓越成就。

2.2.3.2　认知拓展策略：解锁进阶成长密码

认知拓展策略，是职业人士解锁进阶成长密码的关键。以下是一些有效的认知拓展策略。

（1）持续学习：知识的源泉

在知识爆炸的时代，持续学习是职业人士保持竞争力的必由之路。他们可以通过在线课程、研讨会、行业报告等多种途径获取新知识，不断更新自己的知识体系。特别是针对人工智能、量子计算等前沿技术领域，持续学习更是职场进阶的必备技能。

（2）反思复盘：智慧的沉淀

反思复盘是职业人士提升认知能力的有效途径。通过定期回顾自己的工作过程和成果，总结经验教训并找出改进空间，职业人士可以不断提升自己的思维深度和广度。这种自我反思的过程，有助于职业人士形成更加成熟的认知框架和提升决策能力。

（3）同行交流：灵感的碰撞

同行交流是认知拓展的重要补充方法之一。通过参与行业会议、加入专业社群等方式，职业人士可以与同行分享经验、交流观点，从而拓宽自己的视野和思维方式。这种灵感的碰撞，往往能够激发新的创意和解决方案，为职场进阶提供源源不断的动力。

认知拓展策略的有效实施与对认知拓展策略的关键要素（表 2-2-4）的认识和使用息息相关，是职业人士认知进阶的"密钥"。

表 2-2-4　认知拓展策略的关键要素

策略名称	定义	实施方法	应用场景
持续学习	通过多种途径获取新知识，更新知识体系	在线课程、研讨会、行业报告	职场进阶、技能提升
反思复盘	定期回顾工作过程和成果，总结经验教训	工作日志、项目复盘会议	问题解决、决策能力提升
同行交流	与同行分享经验、交流观点，拓宽视野	行业会议、专业社群	灵感激发、创新思维培养

案例分享：认知拓展策略在职场中的实践

以一位数据分析师为例，他在职业生涯的早期阶段通过持续学习掌握了数据分析的基本技能和方法。然而，随着工作的深入，他发现自己陷入了认知瓶颈，难以进一步提升。为了突破这一困境，他开始积极运用反思复盘和同行交流等认知拓展策略。

他定期回顾自己的数据分析项目和成果，总结经验教训并优化分析方法。同时，他还积极参与行业会议和专业社群，与同行分享经验并学习新的数据分析技术和理念。通过这些努力，他逐渐拓宽了自己的认知边界，提升了数据分析能力和创新思维，最终在职业生涯中取得了更加显著的成就。

通过运用认知拓展策略，职业人士可以不断解锁进阶成长的密码，提升自己的认知能力和职场竞争力。这将有助于他们在职场中保持持续的学习和进步，取得职业生涯的辉煌成就。

📝 2.2.4 心理学赋能：科技领域职场人士的多元策略

2.2.4.1 激发热情：在科技浪潮中乘风破浪

在科技日新月异的今天，职场人士如何保持对工作的热情，成为一个亟待解决的问题。心理学为我们提供了激发热情的多元策略，帮助科技领域的职场人士在浪潮中乘风破浪。

（1）挖掘兴趣与价值观的契合点

兴趣是最好的老师，也是职场人士持续工作的动力源泉。科技领域的职场人士需要深入挖掘自己的兴趣所在，并将其与工作内容相结合。同时，明确自己的价值观，选择那些与自己价值观相契合的项目和任务，这样才能在工作中找到成就感和满足感。

（2）巧用目标设定与激励技巧

目标设定是激发职场人士热情的有效方法。通过设定具体、可衡量的短期和长期目标，职场人士可以清晰地看到自己的进步和成就，从而增强工作动力。此外，巧用激励技巧，如自我奖励、他人认可等，也能进一步激发职场人士的工作热情。

案例分享：激发热情在科技职场中的实践

以一位软件开发工程师为例，他在工作中逐渐失去了热情，感到枯燥乏味。为了重新找回工作动力，他开始尝试挖掘自己的兴趣与价值观的契合点。他发现自己对人工智能领域非常感兴趣，于是主动承担了一些与人工智能相关的开发任务。同时，他设定了明确的目标，计划在一定时间内掌握人工智能的核心技术。

在实现目标的过程中，他不断给自己设定小挑战，并在完成后给予自己奖励。通过这些努力，他逐渐找回了对工作的热情，并在人工智能领域取得了显著的成果。他的工作表现也得到了领导和同事的认可，进一步增强了他的工作动力和职业自豪感。

2.2.4.2　促进成长：培养科技职场的成长型思维

在科技领域，变化是唯一不变的主题。职场人士需要具备成长型思维，才能不断适应新技术、新理念的涌现，实现职业生涯的持续发展。

（1）固定型思维与成长型思维的差异

固定型思维认为人的能力和智力是固定的，无法改变。这种思维方式会导致职场人士在面对挑战和困难时轻易放弃，难以取得进步。而成长型思维则认为人的能力和智力是可以通过努力和学习不断提升的。这种思维方式鼓励职场人士积极面对挑战，勇于尝试新事物，从而不断促进自己的成长。

（2）培养成长型思维的实用方法

接受挑战：勇于接受新任务、新项目，不断挑战自己的舒适区。

持续学习：保持对新技术、新理念的敏锐洞察力，通过在线课程、研讨会等方式不断学习新知识。

积极反馈：寻求他人对自己工作的反馈意见，认真倾听并虚心接受批评和建议。

调整心态：面对失败和挫折时，保持积极乐观的心态，相信自己有能力克服困难并取得成功。

案例分享：成长型思维在科技职场中的实践

以一位产品经理为例，他在负责一个新项目时遇到了诸多挑战和困难。起初，他感到非常沮丧和无助，甚至想要放弃。然而，在调整了自己的心态后，他开始积极面对挑战，并努力寻找解决问题的方法。

他主动与团队成员沟通交流，寻求他们的意见和建议。同时，他也积极学习相关知识和技能，不断提升自己的专业能力。通过这些努力，他逐渐克服了困难，并成功推动了项目的进展。这次经历让他深刻体会到了成长型思维的重要性，并在之后的职业生涯中始终保持着这种思维方式。

2.2.4.3　身心健康：职场的自我赋能艺术

在快节奏的科技职场中，职场人士面临着巨大的工作压力。如何有效管理压力，保持身心健康，成为职场人士必须掌握的技能。

（1）识别职场压力源

首先，职场人士需要识别自己面临的职场压力源。这些压力源可能来自工作任务、人际关系、职业发展等多个方面。通过深入了解自己的压力来源，职场人士可以更有针对性地制定压力管理策略。

（2）心理韧性构建术

心理韧性是职场人士应对压力的重要能力。通过培养积极乐观的心态、增强自我效能感、建立良好的社会支持系统等方式，职场人士可以提升自己的心理韧性，更好地应对职场中的挑战和困难。

（3）放松技巧的应用

除了心理韧性外，放松技巧也是缓解职场压力的有效方法。职场人士可以尝试深呼吸、冥想、瑜伽等放松技巧来放松身心，缓解紧张情绪。同时，合理安排工作和休息时间，保持充足的睡眠和适度的运动，也有助于缓解职场压力。

案例分享：压力管理在科技职场中的实践

以一位设计师为例，他在工作中经常面临紧迫的交稿时间和高难度的设计任务，导致他长期处于高压状态。为了缓解压力，他开始尝试运用放松技巧和心理韧性构建术。

他每天安排一段时间进行深呼吸和冥想练习，帮助自己放松身心。同时，他也积极调整自己的心态，将挑战视为成长的机会，努力提升自己的设计能力。通过这些努力，他逐渐学会了有效管理压力，并在工作中保持了良好的身心状态。

日常冥想方法

物品：提前准备好"疗愈四件套"热水、纸巾、垃圾桶、抱枕。

环境：选择一个安全安静的环境。如果在室内，避免选择卫生间和厨房；如果在户外，最好选择有水、有树的地方。

第一步：状态调控

选择一个安静的环境，采取舒适的坐姿，微收下巴，鼻吸口呼，缓缓吸气吐气。

第二步：拍打 + 表达

→ 感觉身体哪里不舒服就拍哪里。没有感觉不舒服，就先从后溪穴开始（双手握拳敲击），然后拍打身体的十二个穴位，哪个穴位感觉不舒服（比如有酸胀感）可以重点拍打。

→ 边拍打边表达，两句话任选其一或都选：

"虽然我很失败（自卑、无力……），我依然全然地爱并接纳我自己！"

"对不起，请原谅（我错了），谢谢你，我爱你！"

→ 边清理、边接纳，直到完全释放

→ 最核心的需求：看到、接纳、爱

说明：

→ 这是一种给自己边清理边赋能的方式，面对当下困扰的人和事件，都可以用来快速调节情绪，专注做事。

→ 拍打过程中，有口水、泪水、鼻涕、打嗝、放屁，都无需额外关注，及时排泄、清理即可，全程尽量减少吞咽口水。

→ 建议从后溪穴开始敲击，有助于缓解情绪紧张。

后溪穴定位：第五掌指关节尺侧（小拇指侧）近端赤白肉际凹陷处。

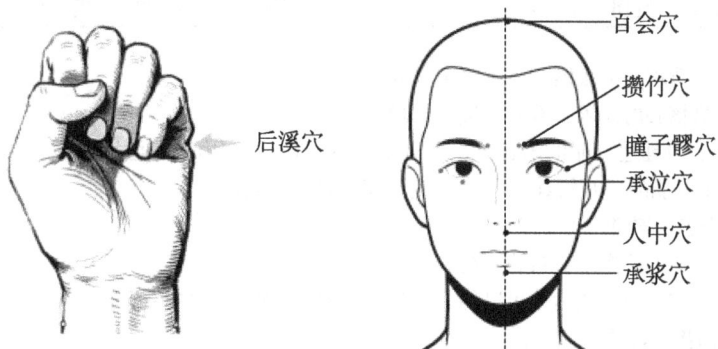

后溪穴

百会穴
攒竹穴
瞳子髎穴
承泣穴
人中穴
承浆穴

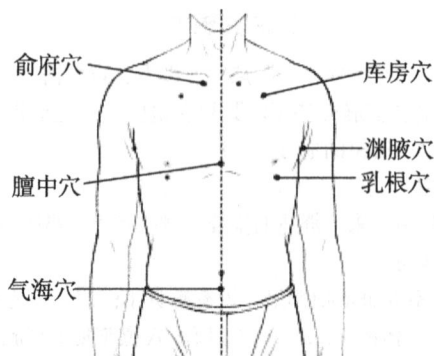

常见穴位的定位与情绪躯体反应表

穴位	定位	情绪躯体反应
百会穴	头顶正中（两耳尖连线中点）	缓解恐惧相关的头皮紧绷感
攒竹穴	眉毛内侧端（即眉头）	减轻焦虑引起的皱眉反应
瞳子髎穴	外眼角稍后方凹陷	改善紧张性眼睑颤动
承泣穴	眼球与眶下缘间凹陷	调节忧伤的泪液分泌
人中穴	鼻唇沟上 1/3 凹陷	缓解烦躁引发的呼吸急促
承浆穴	下唇中央凹陷	改善自我否定时的下唇紧张
俞府穴	锁骨下缘凹陷，前正中线旁 2 寸	减轻空虚感相关的胸闷
渊腋穴	举臂，腋中线第 4 肋间隙	缓解猜忌时的腋下出汗
库房穴	锁骨下缘，第 1 肋间凹陷	减少抱怨和挑剔伴随的胸肌紧绷
膻中穴	两乳头连线中点	疏导愤怒引发的胸闷憋气
气海穴	脐下两横指	改善因怨气积压引发的脂肪堆积
乳根穴	乳房直下底部凹陷	缓解内疚和羞愧时的胸前区灼热感

→边清理、边接纳，直到完全释放。

→最核心的需求：看到、接纳、爱。

→边清理边赋能的语言，也可以是："对不起 / 请原谅 / 谢谢你 / 我爱你！"这也是一个万能的"四句真言"，帮你时刻觉察和链接自我。

第三步：转念

→改变的前提来自自我接纳。

→接纳一切你认为不可以的，因为万物皆为一物，存在就是合理。

第四步：行动

→转变思维："用喜欢的方式，完成不喜欢做的事！"

→创新方法："头脑风暴（不评价，多鼓励）"。

→明确行动："三条计划（明确具体）"。

注:

1. 情绪调节是一个复杂的身心过程。对于穴位及其拍打顺序,目前并没有确凿的科学研究证明拍打哪些穴位和哪种拍打穴位顺序是最为科学有效的,应用时可以根据自身情况而定。

2. 负面情绪若未清理彻底就直接进入正念,不利于个体的身心健康发展,就像身体虚弱时直接进补难以吸收。因此,如果感觉说不出来"爱自己"这类的语言,就接纳自己说不出来,只说能说出来的,再继续"拍打 + 表达"。如果也不愿意到第三步"转念",那就先停留在"拍打 + 表达"环节。这个过程可能耗时较长,或许每天要持续一小时以上,而且每天做所用时间会不同,每次做时的感受也会有差异。在这个过程中,出现哭泣、排痰、头晕、打嗝、摔抱枕等情况无须担忧,这并非让自己深陷情绪。我们要做的,就是充分链接自我、接纳自我,让情绪自然释放。

2.2.4.4　平衡之道:工作与生活的和谐

在快节奏的现代职场中,工作与生活的平衡成为许多职业人士关注的焦点。我们深知,过度的工作投入往往会导致身心疲惫,而生活的缺失则可能让我们失去生活的乐趣和意义。因此,找到工作与生活的和谐之道,对于职业人士而言,至关重要。

（1）时间管理的艺术

时间,是每个人最宝贵的资源。对于职业人士而言,如何高效管理时间,实现工作与生活的平衡,是一门必须掌握的艺术。

- 时间规划:我们可以使用日历、待办事项列表等工具,提前规划好每天的工作和生活安排。通过合理分配时间,确保工作与生活各有其位,互不干扰。

- 优先级排序:面对繁多的工作任务和生活琐事,我们需要学会根据重要性和紧急程度进行排序。优先处理那些重要且紧急的事项,确保关键任务得到及时完成。

- 灵活调整:生活总是充满变数,我们需要保持灵活性,根据实际情况适时调整时间规划。比如,当工作出现突发情况时,我们可以适当调整生活计划,确保工作得到妥善处理。

（2）角色切换的智慧

在职场与生活中，我们扮演着不同的角色：职场中的专业人士、家庭中的成员、社交圈中的朋友等。如何在这些角色之间自如切换，保持身心的和谐与平衡，是我们需要掌握的智慧。

－心理调适：在角色切换时，我们需要进行心理调适，调整心态和情绪。比如，从紧张的工作环境切换到轻松的家庭氛围中时，我们可以尝试深呼吸、放松身心，让自己快速进入生活状态。

－界限设定：为了保持工作与生活的平衡，我们需要设定清晰的界限。比如，避免在工作时间内处理私人事务，同样也不要在休息时间思考工作问题。通过设定界限，我们可以更好地专注于当前的角色和任务。

－培养兴趣：除了工作之外，我们还需要培养一些兴趣爱好，丰富自己的生活。这些兴趣爱好不仅可以让我们在工作之余得到放松和愉悦，还可以提升我们的综合素质和竞争力。

（3）心理资源的合理分配

心理资源，包括注意力、记忆力、情绪等，是我们应对工作和生活挑战的重要支撑。合理分配心理资源，对于保持工作与生活的和谐至关重要。

－注意力管理：在面对复杂多变的工作和生活环境时，我们需要学会管理自己的注意力。通过专注当前任务、避免分心等方式，我们可以提高工作效率和生活质量。

－情绪调节：情绪是影响我们工作和生活的重要因素之一。我们需要学会调节自己的情绪，保持积极乐观的心态。比如，当遇到挫折和困难时，我们可以尝试通过运动、冥想等方式来释放负面情绪，恢复内心的平静和力量。

－精力分配：我们的精力是有限的，需要合理分配在工作和生活上。通过合理安排休息和娱乐时间，我们可以恢复精力、缓解压力，为接下来的工作和生活做好充分准备。

案例分享：工作与生活的和谐之道

以一位软件开发工程师为例，他在职业生涯中一直保持着工作与生活的和谐。他深知过度工作会导致身心疲惫，因此他非常注重时间管理和角色切换。

在工作方面，他使用项目管理工具来规划自己的工作任务和时间安排。他会提前制定好每周的工作计划，并根据优先级进行排序。同时，他还会合理安排休息时间，确保自己有足够的精力来应对工作挑战。

在生活方面，他注重培养自己的兴趣爱好，如阅读、旅行和摄影等。这些兴趣爱好不仅让他在工作之余得到放松和愉悦，还拓宽了他的视野和思维方式。此外，他还非常注重与家人的沟通和交流，确保自己在家庭生活中得到充分的支持和关爱。

通过合理使用工作与生活的平衡策略（表 2-2-5），这位软件开发工程师成功实现了工作与生活的和谐。他的工作效率和生活质量都得到了显著提升，同时也为他的职业生涯和人生发展奠定了坚实基础。

表 2-2-5　工作与生活的平衡策略

策略名称	定义	实施方法	应用场景
时间管理	高效利用时间，实现工作与生活的平衡	时间规划、优先级排序、灵活调整	职场人士日常规划
角色切换	在不同角色之间自如切换，保持身心和谐	心理调适、界限设定、培养兴趣	职场与家庭、社交等场景
心理资源分配	合理分配注意力、情绪等心理资源	注意力管理、情绪调节、精力分配	面对工作挑战、生活压力时

2.2.4.5　人际和谐：职场智能的提升

在职场中，人际关系是我们无法回避的重要话题。良好的人际关系不仅有助于提升我们的工作效率和团队协作能力，还能让我们在职场中获得归属感和成就感。因此，提升职场智能，塑造良好的人际关系，对于我们每一位职业人士而言，都是至关重要的。

（1）沟通艺术

沟通是人际交往的基础。在职场中，我们需要学会如何有效地与他人沟通，以达成共识、解决问题并促进团队协作。

－倾听技巧：倾听是沟通的重要一环。我们需要学会倾听他人的意见和建议，尊重他人的观点和感受。通过倾听，我们可以更好地理解他人的需求和期望，从而更有效地进行沟通。

－表达清晰：在沟通中，我们需要表达清晰、准确。避免使用模糊或含糊不清的语言，以免产生误解或歧义。同时，我们还需要注意语气和态度，保持礼貌和尊重。

－反馈机制：建立有效的反馈机制是沟通的关键。我们需要及时给予他人反馈，表达自己的观点和感受。同时，我们也需要接受他人的反馈，虚心接受批评和建议，不断改进自己的沟通方式。

（2）共情力量

共情是指我们能够理解并感受他人的情感和需求。在职场中，共情的力量不容忽视。通过共情，我们可以更好地与他人建立联系，增进彼此之间的理解和信任。

－情感共鸣：我们需要学会与他人产生情感共鸣，理解并感受他人的情感状态。通过情感共鸣，我们可以更好地体会他人的需求和期望，从而更有效地提供支持和帮助。

－同理心：同理心是指我们能够站在他人的角度思考问题，理解他人的立场和感受。通过培养同理心，我们可以更好地与他人协作，减少冲突和误解的发生。

－情感支持：在职场中，我们还需要学会给予他人情感支持。当他人遇到困难和挑战时，我们可以给予鼓励和支持，帮助他们渡过难关。通过情感支持，我们可以增强彼此之间的信任和依赖关系。

（3）协作技巧

协作是职场中不可或缺的一部分。我们需要学会如何与他人协作，共同完成任务并达成目标。

－团队角色：在团队中，每个人都有自己的角色和职责。我们需要明确自己的角色和职责，并与其他成员形成良好的协作关系。通过团队协作，我们可以发挥各自的优势和特长，共同完成任务。

－冲突解决：在职场中，冲突是难免的。我们需要学会如何有效地解决冲突，避免对团队协作产生负面影响。通过积极沟通、寻求共识等方式，我们可以有效地解决冲突并维护团队的和谐氛围。

－资源共享：在团队协作中，资源共享是非常重要的。我们需要学会如何有效地共享资源，提高工作效率和团队协作能力。通过资源共享，我们可以减少重复劳动和资源浪费的情况。

案例分享：职场智能的提升实践

以一位人力资源经理为例，她在职场中一直注重提升自己的职场智能和人际关系能力。她深知良好的人际关系对于团队协作和职业发展至关重要。

在沟通方面，她非常注重倾听和表达清晰。她会认真倾听下属的意见和建议，尊重他们的观点和感受。同时，她也会清晰、准确地表达自己的观点和期望，避免产生误解或歧义。通过建立有效的反馈机制，她能够及时了解下属的工作进展和需求，为他们提供必要的支持和帮助。

在共情方面，她具备很强的同理心和情感共鸣能力。她能够理解下属的情感状态和需求，给予他们情感支持和鼓励。当下属遇到困难和挑战时，她会主动提供帮助和支持，帮助他们渡过难关。通过情感支持，她增强了与下属之间的信任和依赖关系。

在协作方面，她非常注重团队协作和资源共享。她会明确团队成员的角色和职责，并与其他成员形成良好的协作关系。通过团队协作，她能够使团队成员发挥各自的优势和特长，共同完成任务并达成目标。同时，她还注重资源共享和避免重复劳动的情况发生，提高工作效率和团队协作能力。

通过不断提升自己的职场智能和人际关系能力，这位人力资源经理在职场中取得了显著的成就。她不仅成功地带领团队完成了多个重要项目，还赢得了下属和同事的尊重和信任。她的成功经历为我们提供了宝贵的借鉴和启示。即充分掌握并合理利用职场智能的关键要素（表 2-2-6）是提升职场智能的有效途径。

表 2-2-6 职场智能提升的关键要素

要素名称	定义	实施方法	应用场景
沟通艺术	有效沟通的技巧和方法	倾听技巧、表达清晰、反馈机制	职场沟通、团队协作等场景
共情力量	理解并感受他人情感和需求的能力	情感共鸣、同理心、情感支持	人际交往、情感沟通等场景
协作技巧	与他人协作共同完成任务的能力	团队角色、冲突解决、资源共享	团队协作、项目管理等场景

2.2.5 心理学助力职业转型：破局重生的蜕变密码

2.2.5.1 转型困境洞察：直面挑战的勇气

职业转型是许多职业人士在职业生涯中必须面对的挑战之一。它可能源于个人兴趣的转变、职业发展的瓶颈或市场需求的变化等多种因素。然而，转型并非易事，它需要我们具备直面挑战的勇气和决心。

（1）知识技能鸿沟的跨越

在职业转型过程中，我们可能会面临知识技能鸿沟的挑战。新的职业领域可能要求我们掌握全新的知识和技能体系，这对于我们来说无疑是一个巨大的挑战。然而，正是这些挑战促使我们不断学习、不断进步。

我们可以通过参加培训课程、自学或寻求导师指导等方式来跨越知识技能鸿沟。同时，我们还可以利用网络资源和实践经验来积累新领域的知识和技能。通过不断努力和学习，我们可以逐渐适应新的职业环境并取得成功。

（2）人脉断层的重建

在职业转型过程中，我们可能会面临人脉断层的挑战。原有的职业网络可能无法为我们提供新的职业机会和支持。然而，这并不意味着我们要放弃或气馁。相反，我们应该积极寻找新的社交机会和合作伙伴来重建人脉网络。

我们可以通过参加行业会议、加入专业社群或利用社交媒体等方式来拓展人脉网络。同时，我们还可以主动寻求与潜在雇主或合作伙伴的联系和沟通机会。通过积极互动和合作，我们可以逐渐建立起新的人脉网络并为自己的职业转型提供支持。

（3）心理焦虑的缓解

在职业转型过程中，我们可能会面临心理焦虑的挑战。转型的不确定性、新环境的陌生感以及未来的不确定性都可能让我们感到焦虑和不安。然而，这些负面情绪并不利于我们的职业转型和发展。

我们可以通过寻求心理咨询或参加支持小组等方式来缓解心理焦虑。同时，我们还可以尝试一些放松技巧如深呼吸、冥想或瑜伽等来减轻压力和焦虑感。通过积极面对和处理负面情绪，我们可以保持积极的心态和信心并成功实现职业转型。

2.2.5.2　心理导航策略：转型路上的指南针

在职业转型过程中，心理导航策略就像是指南针一样指引着我们前进的方向。通过运用心理测评工具、进行心理调适以及拓展人脉网络等方法，我们可以更加顺利地实现职业转型并取得成功。

（1）职业测评的辅助决策

职业测评工具可以帮助我们更好地了解自己的职业兴趣、能力和价值观等方面的信息。通过参加职业测评活动或利用在线测评工具等方式，我们可以获得个性化的职业分析报告和建议。这些报告和建议可以帮助我们更加清晰地认识自己的职业定位和发展方向，并为我们的职业转型提供有力的支持。

（2）心理调适的重要性

心理调适是职业转型过程中不可或缺的一部分。通过积极面对和处理负面情绪、培养积极乐观的心态以及寻求社会支持等方式，我们可以更好地适应新的职业环境并减轻转型过程中的压力和焦虑感。同时，我们还可以尝试一些放松技巧如深呼吸、冥想或瑜伽等来缓解身心压力并提升自我管理能力。

（3）人脉拓展的策略

人脉拓展是职业转型过程中非常重要的一环。通过参加行业会议、加入专业社群或利用社交媒体等方式，我们可以拓展自己的人脉网络并与潜在雇主或合作伙伴建立联系和沟通机会。同时，我们还可以主动寻求与行业内专业人士的合作和交流机会以获取更多的职业机会和资源支持。通过这些努力，我们可以逐渐建立起新的人脉网络并为自己的职业转型提供支持。

案例分享：职业转型的成功实践

以一位市场营销经理为例，他在职业生涯中经历了从市场营销到数字营销的职业转型过程。面对全新的职业领域和知识技能体系，他感到了巨大的挑战和压力。然而，他并没有放弃或气馁，而是积极寻求转型的方法和策略。

首先，他参加了数字营销的培训课程并自学了相关的知识和技能体系。通过不断学习和实践，他逐渐掌握了数字营销的核心概念和技能并成功地将这些技能应用于实际工作中。其次，他积极参加行业会议和专业社群活动以拓展自己的人脉网络并与潜在雇主或合作伙伴建立联系和沟通机会。通过这些努力，他逐渐在数字营销领域建立起了自己的声誉和影响力。

最终，他成功实现了从市场营销到数字营销的职业转型并取得了显著的成就。他的成功经历为我们提供了宝贵的借鉴和启示：面对职业转型的挑战和机遇时，我们需要保持积极的心态和信心并寻求有效的转型方法和策略以实现自己的职业梦想和发展目标。而其中所蕴含的职业转型的心理导航策略（表2-2-7），值得我们借鉴。

表 2-2-7　职业转型的心理导航策略

策略名称	定义	实施方法	应用场景
职业测评	通过测评工具了解自己的职业兴趣和能力	参加测评活动、利用在线工具	职业选择、转型决策等场景
心理调适	积极面对和处理负面情绪，培养积极乐观的心态	寻求心理咨询、参加支持小组等	转型过程中的心理调适
人脉拓展	拓展人脉网络以获取更多的职业机会和资源支持	参加行业会议、加入专业社群等	职业转型、职业发展等场景

2.2.6　心理学驱动职业创新：点燃创意的智慧引擎

2.2.6.1　创新心理根基：创意萌发的土壤

创新是推动社会进步和发展的重要力量。在职场中，创新同样是我们提升竞争力和实现职业发展的重要途径之一。然而，创新并非易事，它需要我们具备特定的心理特质和能力来激发和维持创意的萌发。

（1）好奇心的培养

好奇心是推动我们探索未知领域和寻求新知识的动力源泉。在职场中，好奇心可以激发我们的创新灵感和创造力。通过保持对新技术、新理念和新方法的关注和探索精神，我们可以不断拓宽自己的视野和思维方式并发现新的创新机会。

为了培养好奇心，我们可以尝试参加各种创新活动和研讨会以了解最新的科技动态和发展趋势。同时，我们还可以主动寻求与行业内专业人士的交流和合作机会以获取更多的创新灵感和思路。通过这些努力，我们可以逐渐培养起对未知领域的好奇心和探索精神。

（2）发散思维的训练

发散思维是指我们能够从多个角度和层面思考问题，打破常规思维的束缚，挖掘出更多潜在的解决方案。它就像是为思维打开了无数扇窗，让各种新奇想法能够自由穿梭。

例如，在产品设计领域，设计师面对一款普通的办公座椅，运用发散思维，就不会仅局限于调整座椅高度、靠背角度这些常规操作。他们可能会从人体工程学、环保材料应用、智能化功能嵌入，甚至是办公场景的多元融合等多个方向去构思。思考如何让座椅能依据使用者的身体状态实时调整支撑力度，采用可回收且质感舒适的新型材料，或是内置传感器实现久坐提醒、健康数据监测等功能，与智能办公生态无缝对接。

训练发散思维，头脑风暴是个经典方法。组织团队成员围坐在一起，针对一个问题，如"如何提升线下书店的吸引力"，鼓励大家畅所欲言，不设限制，从书籍陈列、阅读氛围营造、配套服务等各个方面抛出点子，哪怕看似荒诞不经，也可能成为点燃创新火花的引子。另外，进行逆向思维练习也颇有成效，刻意从问题的相反方向去思考，打破固有认知路径。比如思考"如何让顾客不想离开书店"，而不是常规的"如何吸引顾客进店"，或许就能想出打造舒适阅读角落、提供免费饮品等独特举措。

（3）包容开放的环境营造

一个包容开放的职场环境对于孕育创新灵感至关重要。在这样的环境里，不同的观点、想法能够自由碰撞，多元的文化、背景得以相互交融。

像一些国际知名的广告公司，员工来自世界各地，拥有不同专业背景，艺术、文学、计算机科学等领域的人才齐聚一堂。公司倡导开放沟通，会议室随时供员工发起创意讨论，走廊的白板上写满各种奇思妙想，没有层级束缚，新人的大胆构思也能被充分重视。当大家为一个广告项目出谋划策时，不同视角的交融就极易催生出别具一格的创意，可能是结合了小众文化元素的广告风格，或是运用前沿数字技术打造的沉浸式广告体验，突破传统广告的模式，直击受众心灵。

企业管理者要带头鼓励创新，包容失败。当员工提出看似冒险的创意方案，管理者不应轻易否定，而是引导团队探讨可行性，即便最终项目失败，也要肯定探索过程中的闪光点，让员工没有后顾之忧，敢于让创意自由驰骋。

2.2.6.2　心理赋能行动：突破创新的壁垒

在创新的道路上，我们常常会遭遇各种壁垒和障碍，这些壁垒可能来自我们的思维定式、对失败的恐惧，或是来自外部环境的压力和限制。然而，正是这些壁垒的存在，激发了我们寻求突破、实现创新的决心和动力。接下来，我们将分享一些心理赋能行动，帮助职业人士克服这些壁垒，推动创新落地生根。

（1）克服思维定式：打破常规，拓展思维边界

思维定式是指我们在长期的生活和工作中形成的固定思维模式和行为习惯。虽然思维定式在一定程度上提高了我们的工作效率和决策速度，但它也限制了我们的创新思维和创造力。为了克服思维定式，我们需要学会打破常规，拓展思维边界。

－多元化思考：鼓励自己从不同角度、不同层面思考问题，尝试运用不同的思维模式和工具来解决问题。比如，在产品设计过程中，我们可以运用设计思维、用户中心设计等多元化思考方法，来寻找更加创新、实用的解决方案。

－跨界学习：积极学习其他领域的知识和技能，将不同领域的知识和经验进行融合和创新。跨界学习可以拓宽我们的视野，激发新的灵感和创意。比如，一位医疗行业的从业者可以学习人工智能、大数据等前沿技术，将这些技术应用于医疗领域，推动医疗创新性发展。

－反思与批判：定期对自己的思维模式和行为习惯进行反思和批判，找出其中的不足和局限，并尝试进行改进和创新。通过反思和批判，我们可以不断打破自己的思维定式，拓展思维边界。

（2）恐惧失败的应对策略：从失败中学习，培养韧性

恐惧失败是阻碍创新的重要心理因素之一。许多职业人士因为害怕失败而不敢尝试新的想法和方法，从而错失了创新的机会。然而，失败并不可怕，可怕的是从失败中无法学到任何东西。为了克服对失败的恐惧，我们需要学会从失败中学习，培养韧性。

－建立容错机制：在组织内部建立容错机制，鼓励员工勇于尝试和创新，即使失败了也不会受到惩罚或责备。通过容错机制，我们可以降低员工对失败的恐惧感，激发他们的创新热情和动力。

－正视失败的价值：将失败视为学习和成长的机会，而不是一种负面结果。通过深入分析失败的原因和教训，我们可以找到改进和创新的方向，为未来的成功奠定基础。

－培养韧性：通过心理训练和实践活动来培养自己的韧性，提高应对挫折和失败的能力。比如，我们可以参加一些心理韧性训练课程或活动，学习如何在逆境中保持积极的心态和行动力。

（3）推动创新落地的实践策略：团队协作与资源整合

创新不是一个人的事情，而是需要团队协作和资源整合的共同努力。为了推动创新落地生根，我们需要学会如何与他人协作，共同解决问题和实现目标。

－建立创新团队：组建一个多元化的创新团队，成员来自不同的背景和专业领域，能够带来不同的视角和创意。通过团队协作和头脑风暴等方式，我们可以激发更多的创新灵感和解决方案。

－资源整合与利用：充分利用组织内外的资源来支持创新活动。比如，我们可以寻求与高校、研究机构等外部机构的合作，共同开展研发和创新项目；或者利用内部资源如资金、技术、人才等来推动创新项目的实施和落地。

－建立创新文化：在组织内部营造一种鼓励创新、容忍失败的文化氛围。通过表彰和奖励创新成果、提供创新培训和支持等方式来激发员工的创新热情和动力。

案例分享：心理赋能行动在职业创新中的实践

以一位人工智能工程师为例，他在研发过程中遇到了技术瓶颈和创新难题。为了克服这些障碍，他充分利用心理赋能行动的关键要素（表2-2-8）采取了以下心理赋能行动：

－克服思维定式：他参加了多场人工智能领域的学术会议和研讨会，与同行交流学习最新的技术动态和创新理念。同时，他还尝试将机器学习、深度学习等不同领域的技术进行融合和创新，最终找到了突破技术瓶颈的方法。

－恐惧失败的应对策略：他所在的公司建立了容错机制，鼓励员工勇于尝试和创新。在面对失败时，他没有气馁或放弃，而是深入分析失败的原因和教训，并从中汲取经验和教训。通过不断尝试和改进，他最终成功研发出了一款具有创新性的人工智能产品。

－推动创新落地的实践策略：他与团队成员紧密合作，共同解决研发过程中遇到的问题和挑战。同时，他还积极寻求与高校和研究机构的合作机会，共同开展研发项目并推动创新成果的落地应用。通过这些努力，他所在团队在人工智能领域取得了显著的成就和影响力。

表 2-2-8　心理赋能行动的关键要素

要素名称	定义	实施方法	应用场景
克服思维定式	打破常规，拓展思维边界	多元化思考、跨界学习、反思与批判	创新研发、决策制定等场景
恐惧失败的应对策略	从失败中学习，培养韧性	建立容错机制、正视失败的价值、培养韧性	创新尝试、挑战自我等场景
推动创新落地的实践策略	团队协作与资源整合	建立创新团队、资源整合与利用、建立创新文化	创新项目实施、团队协作等场景

2.2.7　心理学护航职业适应：应对变革的坚实后盾

2.2.7.1　适应挑战剖析：风雨中的坚守

在职场中，变革是不可避免的。无论是技术革新、市场变化还是组织调整，都会给职业人士带来前所未有的挑战和机遇。然而，面对变革时，许多职业人士会感到迷茫、焦虑和不安。为了应对这些挑战并坚守自己的职业道路，我们需要深入分析变革带来的影响和挑战，并采取相应的适应策略。

（1）角色重塑的挑战与应对

随着职场变革的深入发展，职业人士的角色和职责也在不断发生变化。为了适应新的角色要求，我们需要重新定位自己的职业身份和发展方向。

自我评估与定位：通过自我评估和职业咨询等方式来了解自己的优势和不足，并明确自己的职业兴趣和发展目标。在此基础上，我们可以重新定位自己的职业身份和发展方向，以适应职场变革的要求。

技能提升与学习：针对新的角色要求，我们需要不断学习和提升自己的专业技能和综合素质。通过参加培训、自学或寻求导师指导等方式来提升自己的能力水平，以更好地适应新的工作环境和任务要求。

（2）技能迭代的压力与机遇

随着技术的不断进步和市场的不断变化，职业人士需要不断更新自己的知识和技能体系以应对新的工作挑战。然而，技能迭代也会给职业人士带来一定的压力和焦虑感。为了应对这些挑战并抓住机遇，我们需要积极寻求学习和提升的机会。

－关注行业动态和技术发展：通过关注行业动态和技术发展来了解最新的技术趋势和市场动态。这有助于我们及时调整自己的学习计划和发展方向，以适应新的工作环境和任务要求。

－参加培训和学习活动：积极参加各种培训和学习活动来提升自己的专业技能和综合素质。通过不断学习和实践来积累经验和提升能力水平，以更好地应对职场变革带来的挑战和机遇。

（3）心态冲击的调整与重建

职场变革不仅会带来角色重塑和技能迭代的挑战，还会对职业人士的心态产生冲击和影响。为了调整自己的心态并重建自信，我们需要采取积极的心理调适策略。

－接受现实并调整心态：面对职场变革带来的挑战和机遇，我们需要保持冷静和理智的态度来接受现实并调整自己的心态。通过积极面对和解决问题来增强自己的自信心和应对能力。

－寻求社会支持和帮助：在应对职场变革带来的挑战和困难时，我们可以寻求家人、朋友或同事的支持和帮助来减轻压力和焦虑感。通过与他人交流和分享经验来增强自己的应对能力和心理韧性。

2.2.7.2　心理调适妙法：乘风破浪的底气

在应对职场变革的过程中，心理调适是非常重要的。通过掌握一些心理调适妙法，我们可以更好地应对挑战和压力，保持积极的心态和行动力。

（1）快速学习的技巧与方法

在快速变化的职场环境中，快速学习是职业人士必备的能力之一。通过掌握一些快速学习的技巧和方法，我们可以更好地适应新的工作环境和任务要求。

－设定学习目标与计划：根据自己的职业发展和工作需求来设定明确的学习目标和计划。通过分解学习任务和时间安排来提高学习效率和质量。

－利用多种学习资源：充分利用各种学习资源如在线课程、书籍、研讨会等来拓宽自己的知识面和提升能力水平。通过不断学习和实践来积累经验和提升能力水平。

－实践与反思相结合：将所学知识应用到实际工作中去并不断反思和总结经验教训。通过实践来检验所学知识的有效性和实用性，并不断改进和优化自己的学习策略和方法。

（2）情绪调节的策略与技巧

情绪是影响我们行为和决策的重要因素之一。通过掌握一些情绪调节的策略和技巧，我们可以更好地管理自己的情绪并保持积极的心态和行动力。

－识别并接纳自己的情绪：首先要识别并接纳自己的情绪状态，不要试图压抑或逃避它们。通过深入了解自己的情绪反应和来源来更好地管理它们。

－运用情绪调节技巧：尝试运用一些情绪调节技巧如深呼吸、冥想、放松训练等来缓解紧张和压力感。这些技巧可以帮助我们恢复内心的平静和力量，提高应对挑战和压力的能力。

－建立积极情绪支持网络：与家人、朋友或同事建立良好的情绪支持网络来分享彼此的情绪体验和应对策略。通过相互支持和鼓励来增强自己的情感韧性和应对能力。

（3）重建自信的途径与策略

自信是职业人士应对挑战和取得成功的重要因素之一。通过掌握一些重建自信的途径和策略，我们可以更好地应对职场变革带来的挑战和压力。

－回顾成功经验与成就：回顾自己过去的成功经验和成就来增强自信心和动力。通过反思和总结成功经验来发现自己的优势和潜力，并运用到未来的工作中去。

－设定可实现的小目标：设定一些可实现的小目标来逐步提升自己的自信心和动力。通过不断实现小目标来积累成功经验和成就感，并逐渐提高自己的自信心和应对能力。

－积极寻求反馈与建议：积极寻求他人对自己的反馈和建议来发现自己的不足和改进空间。通过认真倾听并虚心接受他人的意见和建议来不断完善自己并提高自己的自信心和应对能力。

案例分享：心理调适妙法在职业适应中的实践

以一位金融行业从业者为例，在面临行业变革和技术进步带来的挑战时，他采取了以下心理调适妙法来应对变革：

－快速学习：他利用业余时间参加了多场金融科技领域的研讨会和培训课程，学习了最新的金融科技动态和技术趋势。同时，他还积极尝试将所学知识应用到实际工作中去，不断提高自己的业务能力和竞争力。

－情绪调节：在面对工作压力和焦虑感时，他尝试运用深呼吸、冥想等情绪调节技巧来缓解紧张情绪并恢复内心的平静。此外，他还与家人和朋友保持良好的沟通和交流来分享彼此的情绪体验和应对策略。

－重建自信：他回顾了自己过去的成功经验和成就来增强自信心和动

力。同时，他还设定了一些可实现的小目标来逐步提升自己的自信心和应对能力。通过不断实现小目标和接受他人的反馈和建议来不断完善自己并提高自己的自信心和竞争力。

通过这些心理调适妙法的实践和应用，这位金融行业从业者成功应对了职场变革带来的挑战和压力，并实现了个人职业发展的跨越和提升。他的成功经验为我们提供了宝贵的借鉴和启示：在应对职场变革的过程中，我们需要掌握一些心理调适妙法来保持积极的心态和行动力，从而实现个人职业发展的成功和满足。

2.3　中医学：古方今用，助力职场，开启健康职业新境

在快节奏、高压力的现代职场生活中，职业人士忙碌奔波，追求事业成功的同时，也面临着身心的诸多挑战。而源远流长的中医学，承载着数千年华夏文明智慧，恰似一座宝库，能为我们的职业生涯注入源源不断的活力，提供别具一格的应对策略，引领我们走向健康、和谐、富有成就的职业之路。

2.3.1　中医学理论基础：探寻职业滋养的源头活水

2.3.1.1　阴阳平衡理论：把握职业节奏的根本之道

（1）核心要义：对立统一的智慧

阴阳学说作为中医学的基石理论之一，深刻阐释了世间万物皆存在相互对立又相互依存的两面性。正如《素问·阴阳应象大论》所言："阴阳者，天地之道也，万物之纲纪，变化之父母，生杀之本始，神明之府也。"在职场中，工作的忙碌与闲暇、压力与放松、竞争与合作等诸多要素，皆可视为阴阳的体现。过度忙碌、压力过大而无适当的舒缓闲暇，便如同身体阴阳失调，易引发种种不适，影响工作的持续推进与个人成长。

（2）职场运用：协调工作的动静虚实

懂得阴阳平衡之道，职业人士便能巧妙安排工作节奏。例如，在高强度的项目攻坚阶段，犹如阳气过盛，此时需适时穿插短暂的休憩间隙，如冥想放松、户外散步等，恰似引入阴气，调和身心，使思维保持清晰敏捷，避免过度劳累导致精力枯竭，确保工作高效且可持续。又如，在团队协作中，面对激烈竞争，既要展现个人才能（阳），又要懂得适时退让、倾听他人意见（阴），以达成团队和谐共进，实现阴阳互补，推动项目顺利前行。

2.3.1.2 五行生克理论：洞察职业关联的内在逻辑

（1）理论精要：相生相克的循环

五行学说将自然界的金、木、水、火、土与人体五脏、五志及世间万象紧密相连，彼此相生相克，循环往复。如《尚书·洪范》记载："五行：一曰水，二曰火，三曰木，四曰金，五曰土。水曰润下，火曰炎上，木曰曲直，金曰从革，土爱稼穑。"在职场情境里，不同部门、业务环节之间亦存在类似五行的关联。若某个环节出现问题，依据五行生克规律，便能迅速洞察其连锁反应，精准施策。

（2）实践启示：优化职场生态系统

以一家科技创业公司为例，起初市场部门因策略得当，业务拓展迅猛，带动研发部门加速产品迭代。然而，随着产品增多，销售部门若未能及时跟上，产品积压，资金回笼受阻，便会影响财务部门的资金调配，进而波及人才招募与团队稳定。此时，依据五行关联，企业管理者应强化销售环节，打通产品变现通道，恢复各部门间的顺畅循环，确保公司整体运营的健康活力，犹如调理人体五脏，使其功能协同，生机盎然。

2.3.1.3 情志致病理论：掌控职场情绪的健康开关

（1）理论溯源：情志与身心的纽带

中医认为，人有喜、怒、忧、思、悲、恐、惊七种情志，它们与人体的五脏六腑紧密相连，犹如无形的丝线牵系着身心两端。《黄帝内经》有云：

"人有五脏化五气，以生喜怒悲忧恐。"心主喜，过喜则伤心；肝主怒，盛怒易伤肝；脾主思，思虑过度伤脾；肺主悲，过度悲伤耗肺；肾主恐，惊恐太过伤肾。这表明情志活动并非孤立存在，而是深深扎根于人体的生理机能之中，一旦情志失调，就如同在平静的湖面投下巨石，打破身体的内在平衡，为疾病的滋生埋下伏笔。

（2）职场映射：情绪"暗箭"的杀伤力

在职场这片充满压力与挑战的天地里，情志致病的隐患无处不在。长期处于高强度的工作节奏下，焦虑、紧张等不良情绪（恐、忧）如影随形，持续消耗着肾、肺之气，使职场人感到精力不济、免疫力下降，易受感冒、疲劳综合征等困扰。又或是在竞争激烈的晋升环节，因落选而生的愤怒、沮丧（怒、悲），若不能及时疏解，会郁积于肝、肺，引发失眠、头痛、胃痛等身体不适，进一步影响工作表现，形成恶性循环。懂得情志致病理论，便如同手握开启守护之门的钥匙，轻轻转动，就能及时察觉情绪波动，主动调节，让心灵免受情绪"暗箭"的伤害，为职场奋进之路保驾护航。此外，将五脏六腑、情绪与食疗结合起来（表 2-3-1），更能帮助我们守护自己的身心健康。

表 2-3-1　五脏六腑、情绪与食疗建议对应表

五脏六腑	正面情绪	负面情绪	简要说明	食疗建议
心	欢喜、喜欢	怨恨、仇恨	心主神明，喜悦有助于气血畅达，怨恨耗伤心气	多吃红枣、桂圆、莲子等养心安神的食物，避免过多摄入辛辣刺激性食物
肝	计谋、谋虑	愤怒、指责	肝主疏泄，愤怒影响肝的疏泄功能	多吃菠菜、芹菜、菊花等清肝明目的食物，避免过度饮酒和摄入油腻食物
脾	思考（全面不纠结）	抱怨、委屈	脾主运化，思虑过度损伤脾胃	多吃山药、薏米、茯苓等健脾益胃的食物，避免暴饮暴食和生冷食物
肺	主一身之气（积极、乐观）	悲伤、忧虑	肺主气，悲伤、忧虑影响肺的宣发肃降	多吃百合、银耳、梨等润肺止咳的食物，避免吸入烟尘和刺激性食物

五脏六腑	正面情绪	负面情绪	简要说明	食疗建议
肾	智慧、勇敢、有条理	恐惧、惊慌	肾主藏精，恐惧损伤肾气	多吃黑豆、黑芝麻、核桃等补肾益精的食物，避免过度劳累和咸味食物过多
胆	中正、决断	焦虑、犹豫不决	胆主决断，胆气不足易焦虑	适量摄入黄花菜、酸枣仁等有助于安神的食物，避免过度摄入咖啡因和刺激性食物
胃	接纳、豁达	急躁、急性子	胃主受纳，急躁影响胃的消化功能	多吃易消化的粥、汤类食物，避免过多摄入油腻和辛辣食物
大肠	传导、排毒	懊悔、烦恼	大肠主传化糟粕，懊悔影响大肠功能	多吃富含纤维的食物如蔬菜、水果，促进肠道蠕动，避免便秘
小肠	悲悯、怜悯	哀愁过度	小肠主受盛化物，哀愁过度影响吸收	适量摄入易消化的食物，如稀饭、面条等，避免过度油腻和生冷食物
膀胱	积极、向上	消沉、郁闷	膀胱主储存尿液，消沉影响膀胱气化	多喝水促进排尿，多吃利尿的食物如冬瓜、西瓜等，避免过多摄入咸味食物
心包	欢乐、愉快	压抑、闹心	心包主喜乐出焉，瘀滞影响心情表达	多吃开心果、核桃等有助于心情愉悦的食物，避免过度摄入油腻和刺激性食物
三焦	轻松、心乐	紧张、焦虑	三焦主通行水道，紧张影响气机畅通	多吃清淡易消化的食物，如蔬菜、水果等，避免过度摄入油腻和辛辣食物

简要说明与食疗建议：

五脏六腑与情绪之间存在着密切的关系，同时饮食也对五脏六腑的功能和情绪状态有着重要影响。

通过合理的食疗建议，可以辅助调节五脏六腑的功能和情绪状态，预防和治疗一些与情绪相关的疾病。

食疗建议应根据个人体质和具体情况进行调整，如有身体不适或情绪问题，建议咨询专业医生或营养师进行诊断和治疗。

2.3.1.4　气血津液学说：充盈职场奋进的能量源泉

（1）内涵精解：生命活动的物质基石

气血津液在中医学里，是构成人体和维持人体生命活动的基本物质。气，具有推动、温煦、防御、固摄和气化等作用，仿若生命活动的动力引擎；血，起着濡养周身的关键职责，为脏腑、经络、四肢百骸输送源源不断的养分，恰似滋养大地的潺潺溪流；津液，润泽肌肤、孔窍，参与血液生成，调节阴阳平衡，如同温润的雨露，维系着身体内环境的和谐稳定。在传统中医学的理论体系里，气血津液学说占据着举足轻重的地位，它维系人体生命活动，也为职场奋进提供动力。

气，是职场活力的激发引擎。《灵枢·决气》说"上焦开发，宣五谷味，熏肤，充身泽毛，若雾露之溉，是谓气"。气由上焦宣发五谷精微，滋养身体。在职场，气的推动像激发工作热情与行动力的引擎，让人积极应对任务；温煦作用则帮人在高压下保持良好身心状态，敏捷应对挑战。

血，是职场拼搏的濡养根基。中国上古时期医学家岐伯讲"中焦受气取汁，变化而赤，是谓血"。血从中焦汲取营养而成，濡养周身。职场上，血能让大脑思维清晰，助我们应对工作决策，还能提供体力，保障职场拼搏。

津液，是职场和谐的润泽保障。"腠理发泄，汗出溱溱，是谓津"，津清稀、流动性大，润泽肌肤孔窍等。"谷入气满，淖泽注于骨，骨属屈伸，泄泽，补益脑髓，皮肤润泽，是谓液"，液浓稠、流动性小，濡养骨节等。职场中，津液能让我们形象好、自信足，助力人际交往，还能让身体灵活、思维敏锐，调节阴阳平衡，避免压力引发的身心问题，促进职场和谐。

气血津液相互依存、相互为用。职场上，充沛的气推动"生血"，良好身体状态（靠血与津液濡养）又支撑气的旺盛；血足让人思维活跃，利于气的推动；津液润泽调节，维持身心平衡，为气血运行创造好环境。遵循气血津液学说，能为我们提供全方位滋养，助我们在职场稳步前行，走向成功。

（2）职场关联：续航工作动力的关键

在职场拼搏中，气血津液的盛衰亦深刻影响着职业人士的状态。长时间连续工作、熬夜加班，易耗气伤血，致使气的推动乏力，工作效率降低，思维迟缓，如同动力不足的机器；血的濡养不及，面色苍白、头晕眼花，身体频频发出警报，难以全身心投入工作；津液亏耗，皮肤干燥、口舌生疮，心情烦躁不安，进一步干扰工作专注度。反之，若能合理调养，保持气血津液充盈，职场人便能时刻活力满满，以充沛精力应对高强度任务挑战，在竞争浪潮中奋勇前行。

2.3.1.5　经络学说：疏通职场脉络的隐秘通道

（1）经络探秘：人体的天然网络

经络，是人体气血运行、联络脏腑肢节、沟通上下内外的通道，犹如一张无形却又至关重要的网络遍布全身。《灵枢·经脉》提到："经脉者，所以能决死生，处百病，调虚实，不可不通。"经络系统由经脉和络脉组成，经脉是主干，络脉是分支，它们相互连接，将人体各部分紧密相连。其中，十二正经如同十二条交通要道，分别与五脏六腑相连，各自有着特定的循行路线，如手太阴肺经，起始于中焦，向下联络大肠，回过来沿着胃上口，穿过膈肌，属于肺脏，再从气管、喉咙部横出腋下，沿着上肢内侧前缘下行，止于大拇指桡侧端的少商穴，如此周而复始，运行气血，传递信息。

（2）职场赋能：提升状态的能量通路

对于职场人士而言，经络畅通与否直接关系到工作时的精力与状态。长时间久坐办公，易导致下肢经络气血不畅，像足太阳膀胱经受阻，可能引发腰背酸痛、下肢麻木，使职场人在工作时坐立不安，无法集中精力。此时，利用工作间隙，起身活动，简单伸展，如做做踮脚尖动作，刺激足三阴经和足三阳经，促进气血流通，就能有效缓解不适。又比如，用眼过度会使眼部周围的经络疲劳，尤其是足厥阴肝经的分支与眼睛相连，当肝经气血不足或不畅时，易出现眼睛干涩、视物模糊等问题，通过按摩眼周的睛明穴、攒竹穴等，这些位于肝经循行路线上的穴位，能疏通经络，改善眼部症状，让职场人保持清晰视力，提升工作效率。

2.3.1.6　藏象学说：洞察职场身心关联的智慧之窗

（1）藏象揭秘：内在脏腑的外在显像

藏象学说认为，人体的五脏六腑虽深藏体内，但它们的生理功能、病理变化会通过外在的征象表现出来，即所谓"有诸内，必形诸外"。《素问·六节藏象论》讲："心者，生之本，神之变也，其华在面，其充在血脉，为阳中之太阳，通于夏气。"这表明心的生理功能正常与否，可从面色、脉象等外在方面反映。若面色红润、脉象和缓有力，多提示心主血脉、主神明功能正常；反之，面色苍白或晦暗、心慌心悸、脉象细弱或结代，则可能反映心脏出现问题。同样，肝开窍于目，肝功能良好，眼睛明亮有神；若肝火旺盛，常见眼睛红肿、干涩、分泌物增多等。脾主运化，其运化功能强时，四肢肌肉丰满有力，食欲正常；反之，脾虚则四肢倦怠、食欲不振、腹胀便溏。

（2）职场启迪：见微知著的健康管理

在职场中，我们可依据藏象学说，通过日常观察自身及同事的外在表现，提前察觉健康隐患，做好职场健康管理。比如，发现同事近期面色发黄、无精打采，且常抱怨消化不良、腹胀，结合藏象知识，便可知其脾胃功能可能失调，可建议其规律饮食，适当食用山药、芡实等健脾食物，避免过度劳累、思虑。再如，自己若长时间感到眼睛疲劳、视力下降，除考虑用眼过度外，也要反思是否近期情绪波动大、熬夜伤肝，及时调整作息，为了保护眼睛，还可通过按摩肝经穴位、饮用菊花枸杞茶清肝明目，防患于未然，以良好身体状态应对职场挑战。

📝 2.3.2 中医养生功法：职场人的活力充电宝

2.3.2.1 八段锦：古老韵律，焕发职场新姿

（1）功法溯源：传承千年的健身瑰宝

八段锦历史悠久，其动作舒展优美，如锦缎般行云流水，蕴含着深厚的中医养生智慧。它起源于北宋，历经千年传承与发展，融合了中医的经络、气血、脏腑理论。全套功法由八组动作组成，每组动作都有特定姿势、呼吸方法和意念引导，"双手托天理三焦"，通过双手上举拉伸，配合深呼吸，可调理三焦气机，畅通全身气血；"左右开弓似射雕"，模拟拉弓射箭动作，锻炼上肢力量的同时，疏肝理气，调畅情志，对长期伏案工作、情志不畅的职场人尤为有益。

（2）职场实效：激活身心的能量开关

对于忙碌的职场人来说，八段锦是简便易行的养生妙法。清晨起床后，在阳台或小区花园打上一套八段锦，能快速唤醒身体，提升精气神。长期坚持，可改善体态，缓解肩颈腰背酸痛，许多职场人因久坐弯腰驼背，身体僵硬，练习八段锦后，脊柱得以伸展，肌肉得到放松，身姿逐渐挺拔。而且，其独特的呼吸法和意念引导，能帮助职场人在工作间隙迅速调整状态，如感到焦虑疲惫时，停下手中工作，做几个八段锦动作，深呼吸，放空杂念，片刻就能使自己恢复平静，以更饱满热情投入工作。

2.3.2.2 太极拳：以柔克刚，平衡职场力量

（1）拳法精要：动静相宜的哲学表达

太极拳基于阴阳辨证理念，动作缓慢、柔和、连贯，讲究"以柔克刚，四两拨千斤"。它以掤、捋、挤、按、采、挒、肘、靠、进、退、顾、盼、定等为基本方法，遵循"一动无有不动，一静无有不静"原则。在运动过程中，身体重心虚实转换，如行云流水，既锻炼了肢体协调性，又蕴含深刻哲学思想。正如《太极拳论》所说："太极者，无极而生，动静之机，阴

阳之母也。"其每一个动作都体现了阴阳平衡，通过开合、屈伸、旋转等，调节人体气血、经络与脏腑功能。

（2）职场助力：化解压力的柔劲良方

在职场压力锅中，太极拳为职场人提供了减压妙法。午休时间，在公司楼下广场打上一套太极拳，能让紧绷的神经松弛下来。面对项目难题、人际冲突，以太极拳的哲学思维应对，不急不躁，冷静分析，用柔和方式化解矛盾。如与同事意见不合，先深呼吸，以太极拳"舍己从人"理念，倾听对方，再委婉表达自己，避免冲突升级。长期练习，能增强心理素质，提升抗压能力，使职场人在忙碌中保持从容淡定，游刃有余。

2.3.2.3　五禽戏：仿生神韵，激发职场潜能

（1）五禽演绎：动物智慧的人体转化

五禽戏是东汉名医华佗依据虎、鹿、熊、猿、鸟五种动物的形态、习性所创编的健身功法。虎戏威猛刚劲，锻炼人体脊柱伸展和力量，如"虎举"动作，双手上举如虎举爪，拉伸脊柱，激发阳气；鹿戏轻盈舒展，强调身体的柔韧性与协调性，"鹿奔"时，身体前倾，后腿蹬伸，如同鹿在奔跑，疏通经络，调和气血；熊戏憨态可掬，沉稳厚重，通过"熊运""熊晃"，按摩内脏，增强脾胃功能；猿戏敏捷灵活，锻炼肢体反应与平衡能力，"猿提""猿摘"模拟猿猴上蹿下跳、采摘果实，提升身体灵活性；鸟戏优雅轻盈，"鸟伸""鸟飞"注重呼吸与肢体配合，锻炼呼吸功能，舒展心胸。

（2）职场赋能：挖掘潜力的趣味钥匙

职场人练习五禽戏，不仅能强身健体，还能激发工作潜能。早晨上班前练一练，开启活力满满的一天。从事创意工作的人员，受猿戏启发，思维更加敏捷，创意层出不穷；销售人员学虎戏，增强气场与自信，面对客户时更有说服力；办公室职员练熊戏，改善久坐导致的脾胃虚弱，提高消化吸收能力，精力更充沛。五禽戏以其趣味性让职场养生不再枯燥，成为职场人喜爱的活力补给方式。

✎ 2.3.3　中医食疗：舌尖上的职场加油站

2.3.3.1　四季食养：顺应天时，滋养职场四季

（1）春生之养：疏肝健脾正当时

春季万物复苏，人体阳气上升，但此时肝气易旺，脾胃相对虚弱。依据中医"春夏养阳"原则，春季饮食宜清淡、甘平，多吃新鲜蔬菜、水果，如菠菜、芹菜、春笋等，它们富含维生素、膳食纤维，能疏肝理气、清肝明目、健脾开胃。可将菠菜做成菠菜蛋花汤，既美味又营养；春笋炒肉，荤素搭配，促进食欲。同时，适量食用一些辛温发散食物，如韭菜、香椿，助阳气生发，但不宜过量，以免肝火过旺。

（2）夏长之养：清热解暑保精力

夏天酷热难耐，人体出汗多，易耗气伤津。饮食上应多吃瓜类、豆类、苦味食物。西瓜堪称"夏季消暑神器"，清热解暑、生津止渴，可直接切块食用或榨汁；绿豆汤清热解毒、消暑止渴，是家家户户夏季必备；苦瓜虽苦，但"苦能清热"，凉拌苦瓜、苦瓜炒蛋，能清暑热、除烦渴、降血糖。此外，夏季还应适当补充盐分和维生素，如喝些淡盐水、吃些富含维生素C的水果，维持身体电解质平衡，保证职场人在炎炎夏日精力充沛。

（3）秋收之养：润肺滋阴润心田

秋季气候干燥，万物收敛，人体肺脏易受燥邪侵袭，需注重润肺滋阴。梨是秋季润肺佳品，可生食、榨汁、炖汤，如冰糖炖梨，润肺止咳、清热化痰；百合能润肺清心、安神定志，百合粥、西芹炒百合都是不错选择；银耳滋阴润肺、养胃生津，银耳羹口感软糯，与梨搭配，可缓解秋燥引起的皮肤干燥、咳嗽咽干等症状，让职场人在干燥秋季保持水润状态。

（4）冬藏之养：补肾温阳御寒冬

冬季寒冷，人体阳气内藏，是补肾养精的好时机。羊肉性温，补肾壮阳、温中暖下，冬天来一碗热气腾腾的羊肉汤，全身暖洋洋；黑芝麻补肾益精、润肠通便，可制成黑芝麻糊，方便食用；核桃健脑补肾，直接食用

或加入粥、糕点中，既能补充营养，又能增强体质，帮助职场人抵御寒冬，储存能量，迎接来年挑战。

2.3.3.2　体质食疗：因人而异，定制职场食单

（1）气虚体质：补气健脾强根基

气虚体质职场人常表现为神疲乏力、气短懒言、易出汗、易感冒。饮食上应多吃具有补气作用的食物，如山药、黄芪、党参、白术、大枣等。山药粥是经典食疗方，将山药与大米煮粥，健脾益胃、补肾固精；黄芪炖鸡，黄芪补气固表，鸡肉营养丰富，二者搭配，增强机体免疫力，改善气虚症状，让职场人工作更有劲头。

（2）血虚体质：补血养血焕光彩

血虚体质常见面色苍白或萎黄、头晕眼花、心悸失眠等。应多食用红枣、桂圆、阿胶、当归、动物肝脏等补血食物。红枣桂圆汤，简单易做，补血安神，睡前饮用，改善睡眠质量；阿胶糕，将阿胶、红枣、核桃等制成糕状，方便携带，补血滋阴，滋养肌肤，使血虚体质职场人面色红润，焕发活力。

（3）阴虚体质：滋阴清热增活力

阴虚体质者多有口干舌燥、手足心热、午后潮热、盗汗等症状。宜吃百合、玉竹、沙参、麦冬、石斛等滋阴清热食物。沙参玉竹老鸭汤，沙参、玉竹滋阴润肺，老鸭性凉，三者炖汤，清热滋阴、养胃生津，缓解阴虚燥热，让职场人在忙碌中保持清爽舒适。

（4）阳虚体质：温补肾阳暖身心

阳虚体质表现为畏寒怕冷、四肢不温、精神萎靡、小便清长等。食物选择上以温补肾阳为主，如羊肉、狗肉、韭菜、核桃、干姜等。韭菜炒鸡蛋，简单家常，韭菜温阳固精，鸡蛋营养丰富，常吃可改善阳虚症状，为阳虚体质的职场人带来温暖活力。

（5）痰湿体质：化痰祛湿畅气机

痰湿体质常有体形肥胖、腹部肥满、胸闷痰多、口黏苔腻等表现。饮

食宜清淡，多吃薏仁、芡实、茯苓、荷叶、冬瓜等化痰祛湿食物。薏仁冬瓜汤，薏仁祛湿健脾，冬瓜清热利水，二者煮汤，利水渗土、化痰消肿，减轻痰湿困扰，让职场人身体轻松，思维敏捷。

（6）湿热体质：清热利湿保健康

湿热体质的人多有面部油光、痤疮频发、口苦口干、大便黏滞、小便短赤等症状。可多吃绿豆、赤小豆、苦瓜、马齿苋、茵陈等清热利湿食物。绿豆薏仁粥，绿豆清热解暑，薏仁祛湿，二者搭配，清热利湿、解毒消肿，改善湿热体质，维持身体内环境平衡，保障职场健康。

2.3.4　中医外治：职场健康的贴心卫士

2.3.4.1　艾灸：温热之力，驱散职场阴霾

（1）艾灸溯源：传承千年的火种疗法

艾灸历史久远，是中医传统外治方法之一。它以艾叶制成的艾绒为主要材料，点燃后在人体穴位上进行熏烤，借助温热刺激及艾叶的药力，通过经络传导，起到温通经络、散寒除湿、调和气血、扶正祛邪等作用。《医学入门》记载："药之不及，针之不到，必须灸之。"表明艾灸在治疗一些疾病、调理身体方面有独特优势。

（2）职场应用：舒缓疲劳的温暖呵护

对于职场人，艾灸是缓解疲劳、预防疾病的好帮手。长时间伏案工作，颈部、肩部、腰部易受寒劳损，出现酸痛僵硬。大椎穴，位于第七颈椎棘突下凹陷中，此穴为诸阳之会，艾灸此处可振奋阳气，通经活络，缓解颈肩部疼痛；命门穴，在第二腰椎棘突下凹陷中，补肾壮阳、温煦督脉，减轻腰部酸痛。午休时，在办公室准备艾灸盒，简单艾灸15～20分钟，能让身体得到放松，下午工作更有精力。此外，女性职场人经期受寒腹痛，艾灸关元穴（脐下三寸）、气海穴（脐下一寸半），可温暖胞宫，散寒止痛，缓解经期不适。

2.3.4.2　拔罐：负压吸附，拔除职场病气

（1）拔罐原理：巧用负压的古法技艺

拔罐是以罐为工具，利用燃烧、抽吸等方法造成罐内负压，使罐吸附于体表穴位或患病部位，促使局部皮肤充血、瘀血，达到疏通经络、行气活血、消肿止痛、祛风散寒等功效。其原理基于中医气血经络理论，通过罐内负压对皮肤、经络、穴位的刺激，调节人体气血运行。如《五十二病方》中就有关于拔罐的记载，可见其历史悠久。

（2）职场适配：消除酸痛的立竿见影

职场中，拔罐常用于缓解肌肉劳损、风寒湿痹等引起的酸痛。周末在家，若感觉腰背酸痛，可采用火罐或真空拔罐器在疼痛部位拔罐。如在腰部竖脊肌两侧拔罐，罐印呈紫黑色，说明局部有瘀血寒湿，拔罐后瘀血排出，气血通畅，酸痛感明显减轻。对于长期在空调环境下工作，受风寒侵袭的，拔罐能快速祛除体内风寒之邪，改善关节疼痛、活动不利等症状，让身体恢复轻松灵活，投入新一周工作。

2.3.4.3　刮痧：刮拭肌肤，刮出职场清爽

（1）刮痧机理：疏通经络的体表刺激

刮痧是用牛角、玉石等制成的刮痧板，蘸取刮痧油或清水，在体表一定部位反复刮拭，使皮肤出现红色粟粒状或暗红色出血点等"痧"象，以此疏通经络、活血化瘀、排毒养颜。它依据中医皮部理论，人体经络、气血、脏腑与皮部密切相关，通过刮拭皮部，刺激经络穴位，调节脏腑功能。《痧胀玉衡》指出："刮痧法，能治百病。"虽说法有些夸张，但足见刮痧在中医调理中的重要地位。

（2）职场价值：排毒减压的便捷之选

忙碌的职场人，刮痧可作为日常排毒减压手段。晚上洗漱后，在面部轻轻刮痧，从额头中央向两侧，再沿眼眶、鼻翼、嘴角、下巴刮拭，促进面部血液循环，排出毒素，改善皮肤暗沉、粉刺等问题，让面容更加清爽

亮丽。若感觉头痛、头晕，在颈部风池穴、天柱穴及肩部肩井穴附近刮痧，疏通头部经络，缓解头部不适，放松身心，为睡眠质量加分，确保第二天以良好状态迎接工作。

2.3.5　中医心理调适：为职场心灵撑起绿荫

2.3.5.1　情志相胜：以情治情的智慧钥匙

你有没有过这样的体验：压力大时，心里像压了块大石头，愁得不行，可突然因为一件事火冒三丈，之后反而感觉轻松了些；又或者，开心过头的时候，一个意外状况让你紧张起来，心情一下子就平稳了。其实，这些看似偶然的情绪变化，背后藏着中医古老又神奇的智慧——情志相胜理论。

（1）理论溯源精要：从五行生克到情绪制衡

情志相胜理论，最早来自《黄帝内经》里的五行生克学说。五行，就是大家熟悉的金、木、水、火、土，它们之间存在着奇妙的相生相克关系。在中医看来，人的情绪也能对应到五行上，通过五类情绪的相互作用，构建起一个动态调节模型，就像给情绪装了一个自动"平衡器"。

木克土：愤怒打破思虑的枷锁

肝在五行中属木，对应的情绪是怒；脾属土，对应思。当我们在职场中被压力追着跑，想得太多，脑子都快打结了，这就是脾思过度，陷入了郁结状态。这时候，就像被一团乱麻困住。而肝怒就像一把快刀，能斩断这团乱麻。比如，一直为项目方案纠结，毫无头绪，突然因为同事的一句话，心里一股火"噌"地冒上来，发了顿小脾气，之后可能就灵感乍现，行动力也有了，这就是肝怒（木）破了脾思（土）之郁结。

土克水：思考让恐惧不再失控

脾思（土）还能管住肾恐（水）。生活里，遇到突发危机，人很容易慌神，感觉整个人都被恐惧笼罩，像在水里挣扎。但当我们强迫自己冷静下来，专注地去制定应对计划，比如遇到地震，赶紧思考往哪里躲、怎么保护自己，这时恐惧就不再肆意蔓延，这就是脾思（土）制住了肾恐（水）。

水克火：恐惧给喜悦降降温

心属火，主喜；肾属水，主恐。当我们成功时，开心得忘乎所以，这就是心喜过度，处于亢奋状态。就像烧得太旺的火，容易失控。而肾恐（水）能像一瓢冷水，给这团火降降温。比如，刚拿下一个大订单，正喜形于色，领导这时提醒你还有个限时任务要完成，瞬间那股兴奋劲儿就被紧张感冲淡了，避免了得意忘形，这就是肾恐（水）抑住了心喜（火）之亢奋。

火克金：喜悦驱散悲伤的阴霾

肺属金，对应悲；心属火，主喜。人情绪低落的时候，就像被乌云笼罩，感觉整个世界都没了光彩，这是肺悲之沉滞。而心喜（火）能像阳光一样，穿透乌云，让气机重新舒展。比如，心情郁闷的时候，看一部喜剧片，笑得前仰后合，不知不觉中，心里的阴霾就被一扫而空，这就是心喜（火）化了肺悲（金）之沉滞。

金克木：悲伤安抚愤怒的火焰

肝怒（木）太盛的时候，人容易冲动，像熊熊燃烧的大火，而肺悲（金）能像灭火器一样，收敛这股怒火。比如，和人发生冲突，气得不行，回家路上听一首悲伤的音乐，眼泪忍不住流下来，怒气也跟着消散了，这就是肺悲（金）剑了肝怒（木）之升发。

（2）脏腑情志对应：生理与心理的联动调节

人的五脏六腑和情绪之间，有着千丝万缕的联系，就像一对对亲密无间的伙伴，相互影响、相互作用。

肝怒生发 → 悲金肃降

理论上来说，肝气太旺的时候，人就容易暴躁，像个一点就着的火药桶。而悲悯这种情绪，属于肺金，它能像秋风扫落叶一样，让上逆的气机沉降下来，平复肝火。在职场上，和同事因为工作意见不合，吵得面红耳赤，怒火中烧。这时候，不妨去看一部人文纪录片，那些感人的故事和画面，能激发我们的同理心，让情绪慢慢从愤怒转向理性反思，这就是在利用悲金肃降的原理。

心喜涣散 → 恐水收敛

过度兴奋的时候，人就像脱缰的野马，心神都散了，容易忘乎所以。而适度的紧张（恐惧），属于肾水，它能像一根缰绳，把涣散的心神收回来。比如，公司庆功宴后，大家都玩得太嗨，晚上回家躺在床上，脑子还兴奋得转个不停，失眠多梦。这时候，去玩一场密室逃脱游戏，在紧张刺激的氛围里，那种可控的压力能让心神重新归位，这就是恐水收敛的应用。

脾思壅滞 → 怒木疏泄

当我们长时间陷入思考，尤其是钻牛角尖的时候，体内的气机就像堵车一样，停滞不前。而短暂的激怒，属于肝木，它能像一把铲子，把堵住的"路"疏通开，激活停滞的能量。比如，做创意工作的人，常常会遇到创意枯竭的时候，脑子一片空白。这时候，去尝试一下竞技类运动，像拳击，在激烈的运动中，肾上腺素飙升，能打破思维僵局，让灵感重新涌流，这就是怒木疏泄在发挥作用。

肺悲耗气 → 喜火温煦

长期抑郁的人，肺气就像被抽干了一样，整个人没精打采。而喜悦这种情绪，属于心火，它犹如温暖的阳光，促进气血循环，让肺气重新充盈起来。比如，项目失败后，整个团队都士气低落。这时候，组织一场团队喜剧即兴表演，在大家的欢声笑语中，积极的氛围又回来了，这就是利用喜火温煦来改善肺悲耗气的状况。

肾恐伤志 → 思土稳固

恐惧就像一个黑洞，会动摇我们的意志，让我们失去方向。而专注思考，属于脾土，它犹如坚固的基石，帮我们重建安全感。比如，面临裁员危机，心里充满焦虑和恐惧。这时候，静下心来，系统地梳理自己的职业技能清单，用有条理的思考代替混乱的恐慌，这就是思土稳固的实践。

最后，要温馨提示一下调节要则——以偏纠偏。

用情志相胜理论调节情绪的时候，要遵循"以偏纠偏"的原则。这就好比中药配伍，每种药材的剂量都要恰到好处，多一分少一分都不行。情绪刺激也是一样，得控制在合适的范围，也就是阈值范围内。比如说，用愤怒来疏导情绪的时候，时间不能太长，10 分钟左右比较合适。要是刺激过度，原本想解决一种情绪问题，结果又引发了新的情绪失衡，那就得不偿失了。所以，掌握好度，才能让情志相胜理论更好地为我们的健康生涯服务。

2.3.5.2　正念冥想：安住当下的心灵解药

（1）冥想要义：聚焦当下的专注力训练

正念冥想是一种通过有意识地觉察当下，并对每时每刻所觉察的体验不加评判，从而产生的一种觉察力训练方式。它要求修习者安静坐下，闭上眼睛，专注于呼吸的进出，感受气息在鼻腔、胸腔、腹部的流动，当杂念浮现，不刻意驱赶，而是温和地将注意力拉回到呼吸上。这一过程如同在心灵的湖面投下一颗平静的石子，泛起的涟漪就是杂念，而修习者要做的是让湖面重归平静，保持对当下的觉知。

（2）职场赋能：提升专注力与情绪韧性

对于职场人而言，正念冥想有着诸多益处。在忙碌的工作日，利用午休或工作间隙的 10 ～ 15 分钟进行正念冥想，能迅速清理大脑的"缓存"，提升专注力。比如，从事文案撰写、编程等需要高度集中精力的工作者，在冥想后，思维更加清晰，能更高效地完成任务，避免因分心而频繁出错。长期坚持，还能增强情绪韧性，面对项目截止日期的紧迫、客户的刁难等压力源时，不再轻易焦虑、沮丧，而是以平和心态接纳、应对，在职场的波涛中稳坐"钓鱼台"。

2.3.5.3　传统音乐疗愈：舒缓心灵的旋律魔法

（1）音乐溯源：中医与音律的独特共鸣

中医传统音乐疗愈源远流长，它基于中医理论中五音（宫、商、角、徵、羽）与五脏（脾、肺、肝、心、肾）的对应关系。《黄帝内经》提到："宫音，入通于脾…… 商音，入通于肺…… 角音，入通于肝…… 徵音，入通于心……羽音，入通于肾。"不同的音律通过影响人体气机的升降出入，调节脏腑功能。例如，宫音悠扬、沉稳，如大地般宽厚包容，可健脾和胃、助运化；商音清脆、高亢，有肃降肺气之效；角音圆润、清新，能疏肝理气；徵音明亮、欢快，可振奋心气；羽音深沉、悠远，滋补肾精。

（2）职场抚慰：调节情绪与激发灵感

职场人在疲惫、焦虑时，选择合适的传统音乐聆听，能起到神奇的疗愈效果。当工作一天后身心俱疲，播放一曲宫音为主的《十面埋伏》，其沉稳雄浑的旋律，如春风化雨般滋养脾胃，驱散疲劳感，让人恢复活力。对于创意工作者，陷入创作瓶颈时，聆听角音的《胡笳十八拍》，其空灵婉转可疏肝解郁，激发灵感火花，让思绪如泉涌。在紧张的职场会议前，听几分钟徵音的《梅花三弄》，欢快激昂的曲调振奋心气，使人充满自信，从容应对会议讨论。

以下是五音对应的音乐名称及其具有的疗愈功能表格（表2-3-2）。

表2-3-2　五音与五脏对应表

五音	五行	五脏	对应音乐示例	最佳欣赏时间	疗愈作用
角音	木	肝	《胡笳十八拍》《平沙落雁》等	19:00～23:00	角音属木入肝，其曲如春风唤醒大地，满是生机，曲调爽朗清新。聆听可疏肝利胆、养护双目，有助于平稳血压、净化血液，对精神易紧张、夜间睡不安稳、心中常忧郁者，能安抚情绪、助眠安神，还可提振精神、宁心定魄，让人重拾平和心境
徵音	火	心	《紫竹调》《渔樵问答》（徵音段落）等	21:00～23:00	徵音为火通心，旋律似夏日骄阳，热烈而不失灵动，欢快且层次井然，洋溢着蓬勃活力。聆听能促使心与小肠协调运作，平稳血压、疏通血脉，助力小肠排毒，驱散心内阴霾，使人精神焕发，保持心气畅达

五音	五行	五脏	对应音乐示例	最佳欣赏时间	疗愈作用
宫音	土	脾	《十面埋伏》《彩云追月》等	进餐时间及餐后一小时内	宫音归土养脾，宛如大地般宽厚深沉，悠扬的曲调庄重典雅。进餐前后聆听，恰似给脾胃注入动力，有效提升消化吸收功能，温和调理脾胃，舒缓情绪，消解疲惫，为身体注入源源不断的能量
商音	金	肺	《阳春白雪》《将军令》等	15:00～19:00	商音携金入肺，仿若秋风扫过天地，曲风高亢雄浑又不失悲壮豪迈，尽显威严之气。聆听可深度滋润肺气，全方位梳理肺腑，助力扩充肺活量，吸纳充足氧气，强化肺功能，驱走疾病隐患，让身体愈发强健
羽音	水	肾	《梅花三弄》《潇湘水云》等	7:00～11:00	羽音应水滋肾，恰似冬日的静谧溪流，音色纯净清冷，凄婉中透着润泽，流畅而富有诗意。聆听能激发肾脏潜能，刺激肾上腺素分泌，疏导下腹郁滞，排毒泄浊，平衡免疫系统，提升生命活力，还可使人心情愉悦、精力充沛

2.3.6　中医与职场社交：润滑人际关系的"润滑剂"

2.3.6.1　中医礼仪：彰显素养的交往名片

（1）见面行礼：拱手抱拳传递尊重

中医文化蕴含着独特的礼仪规范，在人际交往中，拱手礼是常见的见面行礼方式。双手抱拳，男子左手抱右手，女子右手抱左手，置于胸前微微晃动，行礼时面带微笑，眼神交流，传递出谦逊、尊重之意。与同事初次见面、拜访客户或参加行业交流活动，行拱手礼，既展现自身对传统文化的了解与传承，又能给对方留下良好的第一印象，瞬间拉近彼此距离，为后续交流奠定融洽基础。

（2）问候关怀：依时问安融入温情

依据中医养生理念，不同时段人体的气血运行状态不同，问候他人时巧妙融入这一知识，更显关怀入微。清晨见面，可说："早上好，一日之计在于晨，此时阳气生发，您可得好好养护。"既送上日常问候，又提及养生要点，让人倍感贴心。午后犯困时段，贴心问候："下午好，这会儿容易犯困，您要不要泡杯茶提提神，顺应天时养养精神。"从中医角度给予实用建议。夜晚分别时，温馨提示："晚上好，睡前泡泡脚，引气血下行，助您睡个好觉。"如此，将中医知识融入日常问候，让职场社交充满温情。

2.3.6.2　养生社交：以"养"会友的新潮流

（1）养生茶话：品味健康的交流契机

在工作之余，组织或参与养生茶话会成为职场新时尚。准备一些枸杞、菊花、玫瑰花等养生食材，泡制成茶饮，大家围坐分享养生心得、交流职场健康困扰与应对方法。比如，探讨如何通过饮食改善久坐导致的颈椎问题，有人分享自己坚持喝葛根茶的效果，有人推荐颈部按摩操，在轻松氛围中相互学习、增进感情。而且，不同体质的人选择不同茶饮，如阳虚体质者偏好肉桂茶，阴虚体质者钟情麦冬茶，借此还能了解同事体质特点，在日常交往中更懂得体谅与照顾。

（2）健身同好：携手锻炼的团队纽带

以中医养生功法为依托，组建健身同好小组也在职场悄然兴起。午休或下班后，同事们相约一起练习八段锦、太极拳或五禽戏，在一招一式中不仅强身健体，更加强团队凝聚力。练习过程中，互相纠正动作、交流练习感受，分享工作中的喜怒哀乐，原本因工作产生的隔阂逐渐消除。例如，市场部的同事们因项目压力大，组建太极拳小组，每日练习，压力得以释放，团队协作也愈发默契，项目推进顺利，实现健康与工作的双赢。

2.3.7　中医智慧传承与创新：点亮职场未来之路

2.3.7.1　古为今用：挖掘经典的现代价值

（1）古籍研读：汲取先贤智慧结晶

中医古籍浩如烟海，如《伤寒杂病论》《本草纲目》等经典著作，蕴含着无数解决现代职场健康问题的良方。组织职场研读会，共同探讨古籍中的养生智慧、疾病防治方法，能为当下提供新思路。研读《伤寒杂病论》中关于外感邪气与人体正气相互作用的论述，类比现代职场人频繁感冒、免疫力低下的情况，学习古人扶正祛邪的用药、食疗及起居调理方法，如合理搭配饮食增强抵抗力，根据季节变化调整作息，有效预防疾病，提升职场健康水平。

（2）经验传承：老中医的职场"传帮带"

邀请经验丰富的老中医走进职场，开展讲座、义诊活动，传承中医经验。老中医现场讲解望闻问切知识，指导职场人如何通过观察面色、舌苔判断自身健康状况；义诊时，为员工号脉诊断，针对常见的颈椎痛、失眠、肠胃不适等问题给出个性化调理建议，包括饮食禁忌、穴位按摩、中药方剂等。同时，建立"传帮带"机制，让年轻员工跟随学习，将中医传统诊疗技术在职场传承下去，为员工健康保驾护航。

2.3.7.2　科技创新：赋能中医的全新活力

（1）智能穿戴：实时监测健康动态

随着科技发展，智能穿戴设备与中医理念相结合，为职场健康管理带来新契机。智能手环、手表等可实时监测心率、血压、睡眠质量等生理指标，依据中医理论对这些数据进行分析，当检测到心率长期过快，结合中医心主血脉理论，提示使用者可能心血虚或心火旺，建议调整作息、饮食，避免过度劳累，并推荐一些养心安神的食物或茶饮，如莲子心茶、酸枣仁粥，实现健康风险早发现、早干预。

（2）线上诊疗：便捷就医的远程服务

互联网医疗平台引入中医诊疗服务，让职场人足不出户就能看中医。通过视频问诊，中医专家远程为患者望诊、问诊，结合患者描述的症状、舌象照片等信息，诊断疾病，开具中药方剂或养生建议，并可直接线上购药，配送到家。对于忙碌的职场人，节省时间成本，及时解决健康问题，如突发胃痛、感冒等，无须请假奔波医院，线上就能获得专业中医治疗，保障工作生活两不误。

2.3.7.3 文化传播：弘扬中医的责任担当

（1）内部培训：提升员工中医素养

企业内部开展中医知识培训课程，从基础理论到实用养生方法，全方位提升员工中医素养。邀请专业讲师讲解阴阳五行、经络气血等中医基础知识，让员工了解身体运行规律；培训八段锦、太极拳等养生功法，提升员工身体素质；教授中医食疗、情志调节等方法，帮助员工应对职场压力与健康问题。员工掌握中医知识后，不仅自身受益，还能在团队中传播，形成良好的中医养生氛围，提升企业整体活力。

（2）对外推广：展现企业人文关怀

企业将中医文化融入对外宣传与社会公益活动，展现人文关怀，提升品牌形象。举办中医养生公益讲座，面向社区居民、合作伙伴免费开放，分享职场健康管理经验、中医养生技巧；在企业社会责任报告中，突出中医文化推广成果，如为贫困地区捐赠中医书籍、器材，助力当地健康事业发展，赢得社会赞誉，为企业长远发展奠定良好基础。

通过以上全方位、多层次地将中医学融入职场，从个人健康管理到团队协作，从传统文化传承到科技创新应用，为职场人打造一个健康、和谐、富有活力的工作环境，助力职场人在事业征程上昂首前行。

2.4　传统文化：文化传承，滋养职场，厚植底蕴创新源泉

　　唐代魏徵在《谏太宗十思疏》中说："求木之长者，必固其根本；欲流之远者，必浚其泉源。"传统文化便是我们职业发展的深厚根基与源头活水。从精神内核来看，它赋予我们如同《论语》中"士不可以不弘毅，任重而道远"所倡导的坚毅担当，让我们在面对职业挑战时坚守初心，不轻易言弃；在审美层面，如传统书画艺术所展现的"意境"之美，为我们塑造独特品位，助力打造别具一格的职业形象，恰似"笔落惊风雨，诗成泣鬼神"般震撼人心又独具魅力；于人际交往，传统礼仪规范教会我们"礼之用，和为贵"，以谦逊、尊重铺就职场人脉的康庄大道。

　　当我们将传统文化与现代职场相融，既能借助古老智慧化解当下难题，如借鉴道家"无为而治"平衡工作节奏，又能在新兴领域开辟新径，像用 VR 技术重现历史文化场景催生出全新职业机遇。且看，这一场传统文化与职业生涯的碰撞，正绽放出绚丽夺目的火花，照亮我们前行的职业方向。

📝 2.4.1　中华优秀传统文化：科学思维与职业发展的源头活水

　　"科学思维"作为创新方法的核心要素之一，并非孤立发展，其根源与中华优秀传统文化紧密相连。这一历经数千年沉淀的文化宝藏，从儒、释、道等学派思想，到民间文化与传统技艺，全方位渗透于职业人员的成长与科学研究的进程，成为不可或缺的灵感源泉与素养根基。

2.4.1.1　儒家思想：塑造职业素养，启迪科研思路

　　儒家"格物致知"理念，是职业人员探索精神的源头。科研工作者秉持"格物"态度，面对研究课题时，对每个细节深入钻研。比如材料学家研究新型合金，从原子结构、物质配比到不同环境下的性能变化，都逐一探究。这一过程类似儒家对事物穷尽其理的追求，通过严谨观察与分析，积累数据，为"致知"奠定基础。对职业人员而言，"格物致知"培养了他

们求真务实、精益求精的职业素质。

儒家倡导的"修身、齐家、治国、平天下",为职业人员构建了从个人到社会的责任体系。在企业中,管理者受此启发,不仅关注自身能力提升,还注重团队建设,像打造一个和谐的"家"。这一理念促使他们从系统思维出发,制定长远发展战略,考虑企业对社会的责任,为解决管理难题提供新视角。例如,企业在发展过程中,考虑产品对环境的影响,研发环保产品,实现经济效益与社会效益双赢。

2.4.1.2 释家思想:提升职业专注力,深化研究深度

释家修行强调的专注与冥想,助力职业人员在复杂工作中保持高度集中。在金融领域,分析师面对海量数据与瞬息万变的市场行情,需排除干扰,专注分析。他们借鉴释家的专注训练,集中精力解读数据背后的趋势,做出精准判断。这种专注力不仅提高工作效率,还能避免因分心导致的失误。

释家"因果报应"思想,促使职业人员重视事物因果关系。在医学研究中,科研人员探寻疾病成因,从症状入手,通过大量实验分析病原体、遗传因素、生活环境等与疾病的因果联系,为研发治疗方案提供依据。这一思维方式让职业人员在工作中养成严谨的逻辑思维习惯,从根源上解决问题。

2.4.1.3 道家思想:赋予职业灵动性,激发创新灵感

道家"道法自然",引导职业人员遵循客观规律。在农业领域,农学家依据作物生长规律,结合当地气候、土壤条件制定种植方案,不盲目追求产量而破坏生态平衡。这种顺应自然的理念,让职业人员在工作中保持谦逊,尊重自然规律,避免因过度人为干预而导致不良后果。

道家辩证思维如"有无相生",是创新的强大助力。在科技领域,当传统技术发展遭遇瓶颈,科研人员运用辩证思维,从相反方向思考。例如,传统电池追求大容量却面临体积与续航矛盾,部分研究者从减小能耗、提

高能源利用效率方向突破，开发出新型节能电池技术。这一思维方式让职业人员在面对困境时，突破常规，找到创新解决方案。

2.4.1.4　民间文化与传统技艺：丰富职业灵感库，推动实践创新

民间文化中的谚语、俗语蕴含着丰富的实践智慧。"蚂蚁搬家蛇过道，大雨不久要来到。"气象工作者受此启发，研究动物行为与气象变化的关联，为天气预报提供新的观测指标。民间文化成为职业人员获取灵感的宝库，激发他们将传统经验与现代科学相结合。

传统技艺凝聚着先辈的创造力。传统陶瓷烧制工艺中对温度、火候的精准控制，启发材料工程师研发新型材料烧制技术。在航天领域，工程师借鉴陶瓷耐高温特性，研发新型隔热材料，保障航天器在返回大气层时的安全。传统技艺为现代职业发展提供了实践范例，推动各领域技术创新。

中华优秀传统文化深深烙印在职业人员的职业素质与科研灵感中。科学家们在追求科学真理的道路上，不能仅专注于理科知识，还须从传统文化中汲取养分。传统文化为科学研究提供了独特视角、创新思维与实践灵感，是推动科学达到更高境界的关键基因。它不仅塑造职业人员的素养，还在各领域发展中发挥着不可替代的作用，是推动人类进步的重要力量。

📝 2.4.2　从理念到行动，传统文化转化为生涯发展的源动力

2.4.2.1　传统文化中的智慧指引职业决策

刚走出校园的毕业生站在职业分岔口，是涌入看似光鲜亮丽、竞争白热化的金融行业，还是投身默默耕耘、潜力巨大的农业科技领域？此时，不妨借鉴《道德经》所说"少私寡欲，绝学无忧"，摒弃外界浮躁的名利诱惑，静下心来剖析自身真正的兴趣与优势。深入了解行业发展趋势，如同古代军师运筹帷幄，洞察农业科技在保障粮食安全、推动乡村振兴中的广阔前景，顺势而为，做出契合个人长远发展且利国利民的职业抉择，开启充实而有意义的职业生涯。

假设一位毕业生对生物科技满怀热忱，又了解到当前国家大力扶持农业现代化，致力于提高农产品质量、攻克农业病虫害难题等方面的投入。结合自身专业知识，投身农业科技研发领域，就如同古代贤士顺应时势，择善而从。在研发过程中遇到困难，以《道德经》"千里之行，始于足下"为座右铭，脚踏实地，逐步攻克难题，为农业发展添砖加瓦，同时也实现了自我价值，收获满满的职业成就感，而非在金融行业的激烈竞争中，被名利裹挟，迷失自我。

2.4.2.2　将传统美学融入个人职业品牌形象

对于一位视觉传达设计师而言，传统美学是一座取之不尽的灵感富矿。以中国传统工笔画为例，其细腻的笔触、典雅的色彩、严谨的构图，处处彰显着东方韵味。设计师将这些元素融入品牌标识（logo）设计，摒弃千篇一律的国际化简约风，用灵动的线条勾勒轮廓，以含蓄而富有层次的色彩营造氛围，搭配寓意深远的传统图案，如象征吉祥的如意、代表高洁的莲花，打造出独具东方气质、辨识度极高的品牌形象，在市场中脱颖而出，让传统美学成为个人职业品牌的闪亮名片。

例如，一家主打中式养生茶饮的品牌，邀请设计师打造标识（logo）。设计师借鉴工笔画中花鸟元素，以细腻笔触勾勒出绽放的莲花，花瓣用淡雅粉色渐变呈现，花蕊用金色点缀，寓意产品天然、高品质；再用流畅的线条勾勒出古朴茶碗轮廓，环绕莲花，整体造型宛如一幅精美的工笔画小品。当这款标识（logo）出现在店铺招牌、产品包装上时，瞬间在一众现代简约风的茶饮品牌中脱颖而出，传递出品牌独特的文化底蕴与优雅格调，吸引追求品质与文化内涵的消费者，助力品牌在市场中打响知名度，设计师也借此树立起个人独特的职业品牌形象。

2.4.2.3　传统礼仪与沟通技巧在职场中的实际应用

在项目合作洽谈会上，各方利益诉求交织，气氛剑拔弩张，如何缓和氛围、推动合作？借鉴传统礼仪中的"礼多人不怪"原则，以热情、谦逊的开场白破冰，注重言辞的礼貌得体，如使用敬语、委婉表达意见。倾听对方观点时，牢记"兼听则明，偏信则暗"，全面了解诉求，换位思考寻求共赢方案。就像古代贤士纵横捭阖，凭借智慧与涵养，化干戈为玉帛，让传统礼仪与沟通技巧成为职场合作的润滑剂，助力事业腾飞。

在一场涉及多方的大型建筑工程项目招标会上，不同建筑公司代表齐聚一堂，竞争激烈。某公司代表入场后，先向各方代表拱手行礼，微笑问候，开场便引用《礼记》"礼之用，和为贵"，表达对合作共赢的期待，谦逊有礼的态度瞬间缓和了紧张气氛。在后续讨论中，面对其他公司提出的不同意见，该代表认真倾听，不急于反驳，谨记"己所不欲，勿施于人"，站在对方角度思考合理性，再委婉阐述自身优势与方案调整建议。如此，既展现了专业素养与包容胸怀，又赢得了其他方的认可与尊重，为最终中标奠定了良好基础，充分彰显传统礼仪与沟通技巧在职场关键时刻的强大助力。

2.4.3　传统文化元素在职业生涯中的体现

2.4.3.1　书法与国画：职场人心境的修炼

数据分析师整日与枯燥的数据打交道，极易产生审美疲劳与浮躁情绪。练习书法，在一笔一画的书写中感受汉字的间架结构之美，体会如欧阳询《九成宫醴泉铭》般严谨规整背后的匠心独运。欣赏国画，从山水的虚实相生、花鸟的灵动鲜活中培养独特的审美眼光，领悟"墨分五色"的精妙。久而久之，心境沉淀，面对海量数据便能沉下心来，精准分析，挖掘数据背后的价值，审美素养与耐心耐力相辅相成，工作质量大幅提升。

例如一名数据分析师，每日面对密密麻麻的表格、复杂的统计模型，精神高度紧绷。下班后投入书法练习，从起笔、行笔到收笔，专注于每一个笔画的形态与力度，感受汉字如同建筑般的结构美感，领悟书法中严谨有序的节奏韵律。闲暇时欣赏国画，沉浸于山水的悠远意境、花鸟的细腻神韵，体会画家如何用笔墨营造出丰富层次感。如此，当他再次回到工作岗位，面对数据时，能以欣赏艺术品的心境，耐心挖掘其中规律，曾经看似枯燥的数字，在他眼中也有了别样的"美感"，分析报告质量显著提高，为企业决策提供更精准有力的支持。

2.4.3.2　古典文学：职场写作与表达的灵感源泉

职场中，无论是撰写项目计划书、商务合作方案，还是进行工作汇报，清晰有力的表达至关重要。研读古典文学，如王勃的《滕王阁序》，文采斐然、气势磅礴，既有对楼阁景致的生动描绘，又有对人生境遇的深刻感慨。学习其辞藻运用、行文节奏，运用于项目计划书，能让方案增色不少，吸引投资者目光。借鉴诗词的含蓄表意，如"沉舟侧畔千帆过，病树前头万木春"传递乐观进取精神，为商务文案注入人文内涵，提升整体格调，展现职场人的文化底蕴。

比如一家创业公司准备融资，撰写项目计划书时，负责人借鉴古典文学技巧。开篇以"时维九月，序属三秋。潦水尽而寒潭清，烟光凝而暮山紫"的优美意境引入，描绘当下行业发展的"秋意"——虽有挑战，但蕴藏机遇，恰似寒潭后有暖春。在阐述团队优势时，引用"冯唐易老，李广难封。屈贾谊于长沙，非无圣主；窜梁鸿于海曲，岂乏明时"，表达团队虽历经磨砺，但壮志未酬、潜力无限。结尾以豪迈之姿展望未来，"落霞与孤鹜齐飞，秋水共长天一色"，展现项目广阔前景。这份计划书因古典文学点缀，既有扎实内容，又具文化魅力，让投资者眼前一亮，大幅提升融资成功率，彰显古典文学在职场写作中的"点睛"之效。

2.4.3.3　传统节日习俗：职场文化建设的纽带

在一家中型制造企业，员工来自五湖四海，平日里忙于生产，团队凝聚力欠缺。中秋佳节，企业组织员工一起制作月饼、举办中秋晚会，分享各地中秋习俗，在欢声笑语、共赏明月中，员工感受到传统节日的温暖与包容，思乡之情得到慰藉，彼此距离拉近。春节前夕，写春联、贴福字活动红红火火，员工带着对新年的美好期许，干劲十足地投入工作。传统节日习俗如同黏合剂，将员工的心紧密相连，为企业营造温馨和谐的职场文化氛围。

在这家企业，每年端午节还会组织员工参与赛龙舟活动，分组竞赛，大家齐心协力、奋勇争先，既传承了端午习俗，又在协作中增进了团队默契。过程中，老员工向新员工讲述端午节屈原投江背后的爱国情怀，让年轻一代在趣味活动中汲取传统文化精神力量。这些节日习俗活动，让员工在忙碌工作之余，找到归属感与集体荣誉感，激发工作热情，减少人员流失率，企业也因此形成积极向上、团结友爱的职场文化，助力长期稳定发展。

2.4.4　有效学习并创新融合传统文化

2.4.4.1　利用在线课程学习传统文化的方法

职场快节奏下，时间严重碎片化，线上学习成为职场人汲取传统文化养分的便捷通道。众多学习平台推出《中华传统文化精讲》课程，上班族可利用清晨洗漱、早餐时间，聆听专家对《诗经》《楚辞》等经典的解读，感受古人的情感智慧。地铁通勤途中，参与线上历史文化讲座，结合职场案例探讨"修身、齐家、治国、平天下"对职业发展的启示。下班后，打开书法、国画教学视频，跟着老师挥毫泼墨、点染丹青，日积月累，让传统文化如涓涓细流，润泽日常工作与生活。

以一位从事市场营销的上班族为例，早上洗漱时，他通过智能音箱收听《诗经》讲解，了解古人如何用简洁生动的诗句表达情感、描绘生活，启发他在文案创作中运用更富有感染力的语言。通勤路上，戴上耳机参加线上讲座，听专家分析古代谋士如何凭借智慧辅佐君王成就霸业，联想到自己如何在职场竞争中为公司出谋划策，拓展市场份额。晚上到家，铺开宣纸，跟着书法教学视频练习笔法，在一笔一画中沉淀心境，将这份沉稳带入第二天的工作，面对客户刁难时能更从容应对，通过持续在线学习，全方位将传统文化融入职场成长轨迹。

2.4.4.2　在日常工作中融入传统哲学思维

电商运营人员面对瞬息万变的市场行情、复杂多变的用户需求，常陷入迷茫与焦虑。此时，引入道家"无为而治"思想，并非消极怠工，而是不过度干预市场规律，尊重用户自主选择，精准优化产品推荐算法，像"治大国，若烹小鲜"般从容应对。团队内部管理中，秉持儒家"仁政"理念，关心员工成长，鼓励创新尝试，营造宽松和谐的工作氛围，将传统哲学思维化作职场奋进的智慧锦囊。

比如在电商大促期间，流量如潮水般涌入，部分运营人员急于求成，频繁大幅调整商品推荐策略，结果适得其反，用户体验不佳，转化率下降。而深谙道家思想的运营主管，依据"无为而治"，冷静分析数据，不过度折腾，只是微调优化，让系统依据用户前期浏览、购买行为自然引导，反而稳住了流量与转化率。在团队管理方面，当员工提出新的营销创意，主管以儒家"仁政"包容之心，给予充分支持与资源调配，鼓励试错，员工积极性高涨，团队创新活力迸发，为公司带来诸多新颖有效的营销方案，推动业务持续增长。

2.4.4.3　传统文化体验活动对职场人的启发

企业组织员工参与传统木工手作体验活动，机械工程师在锯、刨、凿的过程中，体悟传统工艺的精准与精妙，感受木材的温润与生命力。回到设计研发岗位，面对机械结构设计，能借鉴传统木工的榫卯智慧，优化连接方式，提升产品稳定性。行政人员参与传统香道体验，在品香、制香过程中，培养专注与耐心，处理烦琐文件时更加得心应手，一场体验活动，为职场注入传统技艺的活力与智慧。

在一次传统木工手作体验后，一位机械工程师负责设计一款新型机械设备框架。以往他习惯使用现代焊接、螺栓连接方式，虽便捷但存在稳定性隐患。受榫卯启发，他创新性地设计出类似榫卯结构的嵌入式连接组件，经过测试，不仅组装更便捷，而且在高强度运行下结构稳定性大幅提升，产品竞争力显著增强。同时，参与香道体验的行政人员，日常处理文件时，能以制香时的专注心境，细致核对每一个数据、每一项条款，文件出错率大幅降低，工作效率与质量双双提升，可见传统文化体验活动能为不同岗位职场人带来意想不到的职业启发。

✒ 2.4.5　传统文化对职业生涯的作用

2.4.5.1　心态与自我管理

（1）传统文化如何培养职场人的平和心态

职场压力如山，项目截止日期迫近，焦虑、烦躁情绪汹涌而来。此时，默念《心经》"心无挂碍，无挂碍故，无有恐怖，远离颠倒梦想"，让紧绷的心弦松弛下来，专注当下任务细节。如同古人在困境中"安贫乐道"，我们身处职场喧嚣，借传统文化智慧，摒弃功名利禄的过度牵绊，沉稳应对挑战，不被情绪左右，方能在关键时刻发挥最佳水平，实现自我超越。

就像一位软件工程师，在项目攻坚阶段，代码频繁报错，时间紧迫，焦虑感爆棚。此时，他想起《心经》这句箴言，深呼吸，放空杂念，将注意力从对失败的恐惧、对时间的焦虑转移到代码本身，逐行排查问题。如同古人陶渊明，虽生活俭朴，却能在田园中寻得内心宁静，不为世俗名利所动。这位工程师最终冷静找到解决方案，成功完成项目，不仅技术能力得到提升，心态也愈发沉稳，日后面对职场压力时更具韧性。

（2）儒家思想在自我管理中的应用实践

在自我约束方面，儒家倡导"非礼勿视，非礼勿听，非礼勿言，非礼勿动"。一位人力资源专员，吾日三省吾身，反思招聘面试中的言行举止是否得体，培训沟通是否耐心细致，绩效评估是否公正客观。遵循"君子坦荡荡"，遇到问题光明磊落，勇于担当责任，以儒家准则修身正己，塑造专业、正直的职场形象。

例如在一次招聘过程中，这位专员因个人偏好，对一位求职者态度略显冷淡，面试结束后，他反思自己违背了"礼"，未给予求职者平等尊重。

在后续培训工作中，遇到员工对培训内容不理解而抱怨，他耐心倾听、细致讲解，践行"仁"与"礼"。绩效评估时，面对上级压力，要求对某位关系户放宽标准，他坚守公正，以"君子有所为，有所不为"的原则拒绝，维护公司的公平公正，以实际行动展现儒家风范，赢得同事们的敬重，为人力资源部门树立良好榜样，使得整个部门在公司内更具公信力。

（3）如何通过传统文化提升情绪管理能力

同事间因工作分配不均争吵不休、怒火中烧时，想想"和气生财""以和为贵"，这并非妥协软弱，而是高情商的处世之道。客服岗位人员面对客户的无理指责，用传统文化涵养情绪，以温和、耐心的态度化解矛盾，既维护公司声誉，又修炼个人心境，做到情绪收放自如，职场之路更加顺畅。

就拿客服人员来说，当接到一位情绪激动的客户来电，抱怨产品质量问题，言辞激烈甚至有些冒犯。此时，客服若能想起"己所不欲，勿施于人"，便能换位思考，理解客户的焦急与不满，用平和、安抚的语气回应："非常抱歉给您带来困扰，您先消消气，我们一定尽快帮您解决问题。"在耐心倾听客户诉求、积极协调解决过程中，始终保持微笑服务，让客户感受到尊重与关怀。一场风波就此平息，客户满意而归，客服自身也在一次次这样的经历中，磨炼心性，提升情绪把控能力，日后面对各种棘手情况都能从容应对。

2.4.5.2　职业发展与规划

（1）传统文化对职业规划长远视角的启示

回顾历史长河，诸多传统手工艺世家传承数百年，靠的是先辈们"择一事，终一生"的执着坚守。一位投身芯片研发的科研人员，面对国外技术封锁、研发资金短缺等重重困难，若能着眼国家科技自立自强的长远目标，坚信自主研发芯片是大势所趋，仿若古人守"大道"，持续深耕基础研究，不被短期困境击退，方能在前沿科技领域开辟新天地，铸就辉煌职业篇章。

如古代景德镇的陶瓷世家，代代相传，精益求精，只为烧制出精美绝伦的瓷器。芯片研发人员也应如此，将芯片技术比作陶瓷工艺，每一个环节都精雕细琢。在研发初期，实验屡屡失败，资金也所剩无几，但他以"锲而不舍，金石可镂"为信念，从一次次失败中汲取经验，不断调整方案。十年磨一剑，最终突破关键技术瓶颈，实现芯片国产化替代，不仅为国家信息安全立下汗马功劳，自己也成为行业领军人物，收获了无与伦比的职业成就。

（2）历史人物职业路径对现代人的借鉴意义

李时珍耗费半生心血著《本草纲目》，走遍大江南北，访遍名医宿儒，历经艰辛却矢志不渝。职场新人面对陌生的工作环境、复杂的业务难题，可借鉴其不畏艰难、勇于探索的精神，主动学习积累经验，拓宽职业视野。再如张良辅佐刘邦成就霸业，凭借卓越谋略与审时度势，启示我们在职场中找准定位，把握机遇，借团队之力成就个人，以史为镜，照亮职业前行之路。

比如一位刚入职广告公司的新人，接手一个大型广告策划项目，毫无头绪且面临客户的高要求、紧期限。他学习李时珍的探索精神，主动查阅大量资料，向公司资深前辈请教，深入市场调研，挖掘消费者需求。同时，借鉴张良的谋略，分析团队成员优势，合理分工，让擅长文案的写文案、精通设计的做设计。在项目推进过程中，根据市场反馈及时调整策略，最终项目大获成功，他也在这个过程中快速成长，赢得了公司的认可与晋升机会。

（3）如何运用传统文化智慧规避职业风险

在商业投资领域，市场风云变幻，"未雨绸缪"的古训提醒投资者提前做好风险评估，分散投资组合。企业经营者借鉴"居安思危"，在产品畅销时不盲目扩张，而是加大研发投入、优化供应链，防范市场突变。正如古人所言"有备无患"，用传统智慧预判风险、周密布局，护航职业航船稳健前行。

以一家服装制造企业为例，在某款服装销量火爆、市场供不应求时，企业老板没有被眼前的繁荣冲昏头脑。他牢记"生于忧患，死于安乐"，一方面，加大对服装设计研发的投入，引入高端人才，紧跟时尚潮流，不断推出新款，满足消费者日益多样化的需求；另一方面，优化供应链管理，与供应商建立长期稳定合作关系，确保原材料供应稳定且质量可靠。当市场风向转变，竞争加剧，同行因产品单一、供应链断裂陷入困境时，这家企业凭借提前布局，平稳度过危机，继续在市场中稳健发展，老板的职业生涯也得以持续升华。

2.4.5.3　健康与生活习惯

（1）传统文化中的养生之道对职场健康的贡献

职场久坐不动、用眼过度已成常态，中医养生告诫"久卧伤气，久坐伤肉，久视伤血"，督促办公族定时起身活动，如练习五禽戏，模仿虎之威猛、鹿之轻盈、熊之憨态、猿之敏捷、鸟之优雅，舒展筋骨，促进气血流通。遵循"饮食有节，起居有常"，依四季变换调整饮食作息，夏日食绿豆清热解暑，冬日食羊肉驱寒保暖，让身体顺应自然节律，远离职业病痛，精力充沛投入工作。

例如一位程序员，每日长时间坐在电脑前，眼睛紧盯屏幕，颈椎、腰椎问题频发，精神状态也日益萎靡。自从他开始遵循中医养生之道，每工作一小时，就起身练一套五禽戏，活动全身关节，疏通经络。饮食上，根据季节调整，春天多吃荠菜、菠菜等应季蔬菜养肝，秋天食用梨、百合润肺。坚持一段时间后，身体状况明显改善，颈椎疼痛减轻，眼睛干涩缓解，工作效率大幅提高，仿佛重新找回了活力满满的自己。

（2）中医理念如何指导职场人的日常饮食与作息

熬夜加班后身体疲惫困倦，中医依据"子午流注"理论，子时胆经当令需熟睡，以养胆气；午时心经旺盛宜小憩，以养心阴。合理作息，养精蓄锐。饮食上，依体质选食材，痰湿体质者多吃薏仁、芡实祛湿化痰，气虚体质者常食山药、黄芪补气健脾，以中医调理，为职场拼搏筑牢健康根基。

一位从事销售工作的职场人，经常应酬熬夜，身体逐渐出现湿气重、易疲劳等症状，属于典型的痰湿兼气虚体质。他按照中医建议，尽量调整作息，每晚十一点前上床睡觉，保证子时熟睡；中午十二点到一点间小憩片刻，滋养心经。饮食方面，早餐常喝山药粥，午餐搭配薏仁、芡实炖排骨，晚餐适当进食黄芪炖鸡。经过一段时间的调理，身体的湿气减轻，疲劳感消失，精神饱满地投入工作，销售业绩也随之稳步提升。

（3）传统运动在职场人中的应用

有位文案策划师，为了赶出一个重要项目的策划方案，连续几天加班加点，思维陷入僵局，压力巨大。偶然间参加了一次太极体验课，在练习过程中，他随着太极的节奏，深呼吸，放松身心，感受气血在体内流淌。课后回到工作岗位，发现思路豁然开朗，创意源源不断，顺利完成了策划方案，且质量上乘。而一位职场女性，因长期伏案工作，体态不佳，缺乏自信。通过练习瑜伽，她不仅身姿挺拔，气质出众，而且在工作中更加从容自信，与同事沟通协作更加顺畅，获得了更多的职业发展机会。

通常我们会见到在职场忙碌的节奏下，大家长时间对着电脑、手机，视力问题愈发普遍，而传统运动中的"闭眼晒太阳"，是一剂护眼良方。

"闭眼晒太阳"原理及方法说明

这一功法原理有二：其一，能量层面，自然光为全光谱光照，充足的光照能刺激眼睛释放多巴胺，促进维生素 D 合成，对眼睛起到保护作用，如今多数人因日晒少、缺维生素 D 而免疫力低；其二，阳气层面，借初升太阳阳气，闭眼面向太阳时全身放松、精神内守，阳气直补眼部。

练习方法：选环境幽静、视野开阔处，面朝东方，站、坐皆可，以松静站立最佳，两脚平行与肩同宽，两膝微屈，舌抵上颚，鼻自然呼吸，闭眼面对太阳 5～15 分钟，注意力集中眼部，还可同步做"米字操"。

一天中有两个黄金时段：春秋冬 9 点前、夏季 8 点前的初升太阳时段，以及傍晚 5～7 点（依季节微调）太阳由白变红将落山时。

需注意，各地光照、日出时间有别，以体感舒适为准，闭眼见微红、眼皮有微暖感即可，若刺眼则停练，以防伤眼。

此功法对职场人益处颇多，像经常刷手机、电脑的，宅家缺自然光的，用眼过度而眼累干涩的人群都适用。坚持一周，闭眼练习时眼周酥麻放松，眼球由紧到松，睁眼后前额松开，眼倦怠感骤减，眼睛的水润度、明亮度提升，长期坚持，有望改善视力，让职场人告别眼部疲劳，工作时也能目光炯炯，效率大增。

2.4.5.4 工作与生活平衡

（1）传统文化如何帮助职场人实现身心平衡

"行到水穷处，坐看云起时"的悠然闲适，是古人追求的生活境界。现代职场人忙碌之余，可学古人寄情山水，利用周末或节假日赴郊外露营、徒步，呼吸新鲜空气，感受大自然的宁静与力量，驱散工作疲惫。日常遵循"劳逸结合"原则，工作时全神贯注，提高效率；闲暇时尽情放松，发展兴趣爱好，找回生活节奏，实现身心和谐统一。

比如一位设计师，平日里为赶项目进度，日夜颠倒，身心俱疲。某个周末，他放下手头工作，前往郊外山区徒步。一路上，欣赏着青山绿水，聆听鸟儿鸣叫，感受微风拂面，身心得到极大放松。回到工作岗位后，他发现自己工作效率大幅提升，设计灵感也如泉涌。平日里，他还培养了摄影爱好，闲暇时拿着相机记录生活美好瞬间，工作与生活相得益彰，实现了身心的良性循环。

（2）节假日习俗对职场人休息与放松的提醒

端午节，职场人放下忙碌工作，参与赛龙舟、包粽子活动，感受传统文化的活力与激情，在粽叶飘香、龙舟竞渡中放松身心，为接下来的工作积蓄能量。重阳节，登高望远、赏菊品糕，亲近自然、锻炼身体，传承尊老敬老美德，让传统节日成为忙碌职场生活的"心灵驿站"与"活力补给站"。

在一家互联网公司，端午节时组织员工参加龙舟竞渡比赛，分组竞争，大家齐心协力、奋勇向前，在欢声笑语中释放工作压力，增强团队凝聚力。重阳节，公司为员工准备了登山活动，大家登高望远，欣赏秋日美景，品尝重阳糕，还邀请退休老员工分享职场经验，传承尊老敬老的文化，让员工在繁忙工作之余，有时间放松身心，汲取前辈智慧，以更好的状态回归工作。

（3）如何借鉴古人智慧，提升工作效率与生活质量

古人倡导"凡事预则立，不预则废"，职场中运用项目管理工具，提前规划任务进度、合理分配资源，按部就班推进工作，避免混乱与拖延，高效完成任务，预留充足休闲时光陪伴家人、享受生活。居家布置融入中式美学元素，摆几盆文竹、挂一幅书法作品，营造雅致生活氛围，提升生活质感，学习古人智慧，让工作生活相得益彰。

一位项目经理，每次接到新项目，都会借鉴古人"运筹帷幄"的智慧，使用项目管理软件，详细规划项目各个阶段的任务、时间节点和责任人，合理分配人力、物力资源。在项目执行过程中，严格按照计划推进，定期检查进度、调整偏差，确保项目顺利完成，且不占用员工过多业余时间。下班后，他回到家中，看到客厅摆放的文竹、墙上挂的书法作品，心情愉悦，与家人共享温馨时光，生活品质显著提升，工作也更有动力。

2.4.5.5 人际交往与沟通

（1）传统文化中的礼仪规范对职场交往的影响

新员工入职公司团建活动，遵循传统礼仪，主动向长辈、领导问好，言语谦逊有礼，行为举止大方得体，给同事留下良好第一印象，迅速融入团队。商务接待场合，依"尊卑有序、主客有别"安排座次、奉茶敬酒，展现专业素养与尊重，礼仪是职场交往的"敲门砖"，助力拓展人脉资源。

在一次公司组织的户外拓展团建中，新入职的小李见到部门领导，微微鞠躬，面带微笑，礼貌地说："领导您好，很高兴能加入咱们团队，以后还请您多多关照。"在团队活动中，他始终谦逊有礼，积极配合大家，很快就与同事们打成一片。而在一次重要商务宴请中，作为东道主的公司严格按照传统礼仪，依据宾客职位高低安排座次，服务员依次为客人奉茶敬酒，每一个环节都尽显尊重与专业。对方公司代表对此次接待非常满意，为后续合作奠定了良好基础，充分彰显了礼仪在人际交往中的重要性。

（2）如何运用传统智慧处理职场人际关系冲突

同事间因意见不合产生矛盾，借鉴"和而不同"理念，尊重差异、求同存异，主动沟通交流，寻找双方利益共同点，化解分歧，合作共赢。下属犯错，上级以"宽容大度"包容引导，给予改正机会，激发员工感恩之心与工作热情。用传统智慧平息纷争，营造和谐融洽的职场生态环境。

比如两位同事在讨论一个营销方案时，因推广渠道选择产生激烈争执，互不相让。这时，其中一位想起"和而不同"，主动暂停争论，说："咱们先别争了，都是为了把方案做好，虽然咱们想法不同，但目标是一致的。"两人静下心来，重新分析各自方案的优缺点，最终结合两者优势，制定出了更完善的方案。再如，一位下属在工作中因疏忽导致项目进度延误，上级领导没有大发雷霆，而是以"海纳百川，有容乃大"的胸怀包容他，耐心与他一起分析问题，寻找解决办法。下属深受感动，在后续工作中格外努力，不仅弥补了之前的失误，还为项目带来新的突破，团队氛围也更加和谐。

（3）古典文学中的沟通技巧在现代职场的应用

《左传》中烛之武退秦师，凭借三寸不烂之舌，洞察秦伯心理，晓以利害，委婉劝说，成功化解郑国危机。职场谈判桌上，学习其揣摩对手心思，委婉表意、适时妥协，达成合作共识。汇报工作模仿《谏太宗十思疏》，以情动人、以理服人，条理清晰地阐述观点，让上级欣然接纳建议，以古典文学点亮职场沟通技能。

在一场商业合作谈判中，甲方代表希望降低采购价格，乙方代表面临成本压力，僵持不下。此时，乙方代表借鉴烛之武的沟通技巧，开场先肯定甲方对产品质量的认可，拉近心理距离，然后委婉地摆出成本明细，晓以利害，说明价格降低可能带来的质量风险，同时提出在售后服务、交货期等方面给予优惠，适时妥协。甲方经过权衡，最终同意维持原价，双方达成合作。而一位员工在向领导汇报工作时，效仿《谏太宗十思疏》，先表达对领导支持的感谢，以情动人，再条理清晰地阐述项目进展、问题及解决方案，以理服人，领导听得频频点头，对员工的工作给予高度评价，为项目推进争取到更多资源。

✎ 2.4.6　传统文化对提升职场国际竞争力的独特价值

2.4.6.1　传统文化增强职场人的国际竞争力

在国际建筑设计领域，中国建筑师将榫卯结构、飞檐斗拱等传统建筑元素融入现代高楼大厦设计，以独特东方建筑美学惊艳世界，斩获众多国际奖项。正如"越是民族的，越是世界的"，凭借深厚传统文化底蕴，职场人在全球竞争中独树一帜，吸引国际目光，赢得广阔发展空间，脱颖而出。

例如，某中国建筑设计团队参与国外一个地标性建筑项目投标。他们在设计方案中巧妙融入榫卯结构的力学智慧，让建筑在稳固性上远超常规设计；外观采用飞檐斗拱元素，赋予建筑灵动、典雅的东方神韵。当方案展示时，瞬间吸引了评委目光，在一众欧美现代风格设计中脱颖而出，成功中标。此后，该团队凭借这一特色，接到越来越多国际项目，在国际建筑界声名鹊起，为中国建筑师赢得了极高声誉，也为团队成员打开了国际职业发展的大门。

2.4.6.2　在跨国企业中展示传统文化的魅力

驻外中方员工身处异国他乡，逢春节举办"欢乐春节"文化展示活动，现场表演京剧、武术，教外国同事写春联、包饺子，传播春节欢乐祥和、团圆喜庆的氛围。日常工作中以"礼"待人，展现身为中国人的谦逊、包容与热情，让传统文化成为跨文化交流的"亮丽名片"，增进友谊，为跨国合作奠定良好基础。

在一家跨国科技公司的海外分部，春节期间，中方员工们精心筹备"欢乐春节"活动。他们身着传统服饰，表演精彩京剧选段，一招一式尽显国粹魅力；武术表演刚劲有力，引得外国同事阵阵喝彩。随后，大家手把手教外国同事写春联，感受汉字书法的韵味，一起包饺子，分享春节美食的欢乐。日常工作里，中方员工与外国同事交流时，总是谦逊有礼，尊重对方文化习惯，遇到分歧也能包容理解。久而久之，外国同事对中国文化充满兴趣与敬意，双方合作愈发顺畅，友谊不断加深。

2.4.6.3　传统文化元素在国际商务沟通中的作用

在某民族企业（用 A 代表）与某外企（用 B 代表）电信的 5G 合作进程中，传统文化元素发挥了不可忽视的作用。在商务沟通前期，A 团队汲取"知己知彼，百战不殆"的智慧，对 B 的企业文化、市场策略、技术需求等进行了全方位的调研与分析。在谈判过程中，面对技术标准、合作模式等方面的分歧，A 代表巧妙运用"和而不同"的理念，既坚定自身在 5G 技术创新上的优势立场，又尊重 B 的观点，积极寻求双方都能接受的解决方案，促使谈判顺利推进。A 还在商务活动中融入中国传统礼仪文化，以谦逊有礼的态度和规范的礼仪流程，展现出对 B 的尊重，极大地增进了双方的信任与好感。

可见，重视与研习传统文化，不仅助力双方成功合作，更彰显职场人在国际商务沟通中突破文化壁垒的智慧，最终为职业生涯筑起兼具厚度与韧性的发展根基。

🖉 2.4.7　传承创新传统文化以赋能未来职业生涯

2.4.7.1　将传统文化与现代科技结合，创新职业路径

非遗传承人利用 3D 打印技术，精准复制传统木雕、竹编模型，传承古老技艺同时开辟个性化定制新方向。教育领域，开发传统文化 VR 沉浸式体验课程，让学生身临其境感受历史文化魅力，激发学习兴趣。旅游行业，借助虚拟现实（VR）、增强现实（AR）技术重现古代名胜古迹风貌，导游变身"文化使者"，用科技讲述传统文化故事，不仅提升游客体验，还催生出诸如"文化科技导游"等新职业，为从业者拓宽职业边界，开启全新发展篇章。

以敦煌莫高窟为例,由于部分洞窟出于保护目的不能向游客完全开放,通过 VR 和 AR 技术,游客戴上设备,便能仿若置身洞窟之中,近距离观赏精美的壁画、佛像,感受千年文化的震撼。导游借助手中的智能终端,为游客详细解读每一处细节背后的历史典故、艺术特色,让原本晦涩难懂的文化知识变得生动有趣。而掌握这些技术操作与文化讲解技能的导游,成为旅游市场上的香饽饽,他们既懂传统文化,又能熟练运用现代科技,为游客打造独一无二的文化之旅,也为自己开拓出一片职业新天地。

2.4.7.2 传统文化在新兴行业中的应用与探索

在蓬勃发展的短视频行业,博主们将传统文化元素融入创意内容。有博主身着汉服,在古色古香的园林中翩翩起舞,搭配古典音乐,展现中华服饰与舞蹈之美,吸粉无数;还有的聚焦传统手工艺制作过程,如剪纸、糖画,以短视频记录非遗传承,引发大众关注。这些不仅弘扬了传统文化,还让博主们在流量时代站稳脚跟,挖掘出内容创作与传播的新机遇。同时,动漫产业挖掘神话传说、历史故事,像《哪吒之魔童闹海》取材经典又创新演绎,票房口碑双丰收,为动漫创作者、配音演员等带来广阔天地,让传统文化在新兴行业熠熠生辉。

一位专注于传统手工艺的短视频博主,从最初默默无闻到如今拥有数百万粉丝,靠的就是对传统文化的热爱与坚持。他深入各地手工作坊,学习剪纸技巧,拍摄时从纸张选择、图案设计到剪刀游走,全过程细致展现,配上舒缓的古典音乐,让观众沉浸在剪纸艺术的魅力之中。每一个视频下方,网友们纷纷留言表达对传统文化的赞叹,还有不少人询问学习途径,甚至激发了一些年轻人投身传统手工艺传承的热情。而在动漫领域,《哪吒之魔童闹海》突破常规设定,塑造出一个极具个性、叛逆且充满正义的哪吒形象。它借助现代动画技术,将封神榜这一古老故事背景演绎得扣人心弦,让古老神话重焕生机,其影响力辐射整个动漫产业链,不仅吸引了大量观众,还凭借高人气带动了周边产品开发、主题活动举办等一系列产业活动,为无数从业者创造了就业与成长机会。

2.4.7.3 通过教育传承，培养传统文化素养

基础教育阶段，学校增设传统文化特色校本课程，如"民间艺术赏析与创作"，邀请民间艺人进校讲学，手把手教学生制作皮影、编织中国结，让孩子们从小亲近传统文化。高等教育中，高校与企业联合打造"传统文化 + 创新实践"实训基地，例如艺术设计专业学生参与古籍修复与数字化创新项目，在实践中深化对传统文化的理解与运用能力。企业入职培训更是将传统文化素养作为重要模块，采用情景模拟、案例研讨等形式，如模拟古代商业谈判场景，让新人在入职前就筑牢传统文化根基，为未来职场输送有底蕴、有创新力的人才，确保传统文化薪火相传，持续赋能职业生涯。

在一所小学，每周都有民间艺人前来授课的"民间艺术赏析与创作"课成了孩子们最期待的课程之一。艺人师傅带来色彩斑斓的皮影，演示如何让人物在幕后"活灵活现"，孩子们瞪大眼睛，惊叹不已，随后亲手拿起皮影杆，尝试操纵。在制作中国结环节，从简单的平结到复杂的吉祥结，孩子们跟着师傅的步骤，红线在指尖缠绕，耐心与动手能力得到锻炼，更重要的是，对传统文化的热爱在心中悄然生根发芽。到了大学，艺术设计专业的学生参与古籍修复与数字化项目，面对泛黄脆弱的古籍，他们小心翼翼地修复破损书页，运用扫描、图像处理等技术将古籍内容数字化存储。在这个过程中，他们领略到古籍装帧艺术、书法之美，同时思考如何借助现代科技让传统文化以新形式走向大众，为未来从事文化创意、设计等职业积累宝贵经验。企业入职培训时，新员工分组模拟古代商业谈判，一方扮演商家，一方扮演客户，在"讨价还价"中运用传统礼仪、沟通技巧，深刻体会传统文化在职场交往中的智慧，为开启职业生涯作好充分准备。

2.5 TRIZ：创新技法，助力职场，开拓职业发展新途

在当今竞争激烈、快速变化的职场环境中，职业人士面临着诸多挑战与机遇。从心态管理到职业规划，从健康习惯到工作生活平衡，再到人际交往沟通，每个方面都关乎着职业的成功与个人的幸福。而 TRIZ（发明问

题解决理论），这一源自苏联的创新方法体系，正为我们提供了全新的视角和有效的工具，助力我们全面提升职业素养，开启更加精彩的职业生涯。

2.5.1　TRIZ 基础理论：开启创新思维之门

2.5.1.1　核心概念阐释

TRIZ 的核心在于对发明问题的深入理解与解决。它认为发明问题具有普遍性和重复性，通过对大量专利的研究分析，提炼出了一系列解决问题的通用方法和规律。其主要目标是帮助人们突破思维定式，快速找到创新解决方案，实现技术系统的进化与改进。

2.5.1.2　关键工具与方法

（1）技术系统进化法则

TRIZ 中的八大进化法则揭示了技术系统从诞生到成熟的发展规律，为我们理解事物发展规律提供了独特视角，这些法则在职业生涯领域同样有着深刻的迁移运用意义。通过将法则与职业发展要素相对应，我们可以清晰地看到其在职业规划、工作模式转变以及职业发展方向引导等方面的启示，预测行业发展趋势，提前布局，使自己在职场中始终保持领先地位（表 2-5-1）。

表 2-5-1　TRIZ 八大进化法则在职业生涯中的迁移运用

TRIZ 进化法则	法则含义	在职业生涯中的迁移运用	举例说明
系统完备性法则	系统要实现功能，必须具备完整的四个部分：动力装置、传输装置、执行装置和控制装置	职业人士需构建完备的职业能力系统，包括核心技能（动力）、知识传播与沟通能力（传输）、任务执行能力（执行）和自我管理与决策能力（控制）	以项目经理为例，需要具备项目管理知识与经验（核心技能），能够有效地与团队成员、客户等沟通项目需求和进展（知识传播与沟通能力），带领团队完成项目任务（任务执行能力），同时根据项目情况做出合理决策并管理好自己的时间和精力（自我管理与决策能力）

TRIZ 进化法则	法则含义	在职业生涯中的迁移运用	举例说明
能量传递法则	技术系统的能量传递应高效、顺畅，减少能量损失	职业人士要优化自身能量传递，减少内耗，如提高工作效率、避免精力分散，同时积极从外界获取能量，如学习新知识、拓展人脉等	一位忙碌的职场人，通过学习时间管理技巧，合理安排工作流程，避免了在繁琐事务上的精力浪费（减少内耗），并定期参加行业研讨会，与同行交流学习，获取新的思路和信息（获取外界能量），从而提升了自己的职业竞争力
协调性法则	系统各部分之间应协调发展，参数相互匹配	职业人士要注重自身各项能力与职业发展目标相协调，同时与团队成员、工作环境等保持协调一致	在一个软件开发团队中，程序员的技术水平、设计师的创意能力、测试人员的严谨性等都要相互匹配，共同为项目目标努力。如果程序员技术能力不足，就会影响整个项目的进度和质量，破坏团队的协调性
动态性进化法则	系统应朝着提高柔性、可移动性和可控性方向发展	职业人士要保持灵活性和适应性，积极应对职业环境变化，如学习新技能以适应行业变革，主动寻找新机会	随着人工智能技术的发展，许多传统会计人员学习数据分析和人工智能相关知识，转型为能够为企业提供财务数据分析和决策支持的综合性财务人才，适应了行业的动态变化
子系统不均衡进化法则	系统中各子系统发展不均衡，瓶颈子系统决定系统进化	职业人士要识别自身职业发展中的薄弱环节并重点突破，同时关注行业关键环节和瓶颈问题，发挥优势助力解决	在一家电商企业中，物流配送环节效率低下成为制约业务发展的瓶颈。物流部门员工通过优化配送流程、引入智能物流设备等方式提升配送效率，同时其他部门如市场营销、客户服务等也配合物流部门的改进，共同推动企业发展
向超系统进化法则	系统应与超系统融合，获取更多资源和功能	职业人士要积极融入更大的职业生态系统，如参与行业协会、跨部门合作等，拓展职业发展空间	一位室内设计师加入行业协会，与其他设计师、建材供应商、家居品牌等建立联系，通过参与协会组织的活动和项目，获得更多的设计资源、合作机会，提升了自己在行业内的知名度和影响力

续表

TRIZ 进化法则	法则含义	在职业生涯中的迁移运用	举例说明
向微观级进化法则	系统向微观级进化，提高性能和功能	职业人士在工作中注重细节，不断优化工作流程和方法，以提高工作质量和效率	文案编辑在撰写文章时，从字词的精准使用、语句的通顺流畅到段落结构的合理安排等微观层面进行精心打磨，提高文案质量，吸引更多读者，从而提升自己的文案撰写能力和职业价值
提高理想度法则	系统不断提高理想度，向最理想状态进化	职业人士要追求职业目标的理想化，不断提升自己的综合素养，实现职业价值最大化	一位科研人员致力于某项科研课题的研究，在研究过程中不断提升自己的专业知识、实验技能和创新思维能力，以取得更有价值的科研成果，为行业发展做出更大贡献，同时也实现了自己的职业理想和个人价值

结合 TRIZ 进化法则在职业生涯中的迁移运用思维导图（图 2-5-1），我们可以更清晰地把握自身职业生涯应当努力的关键点，为职场提升充电。

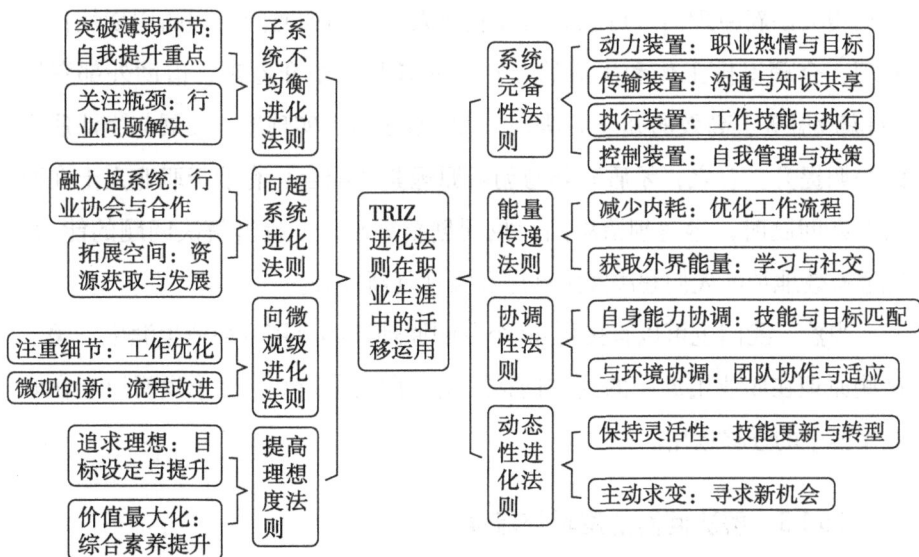

图 2-5-1　TRIZ 进化法则在职业生涯中的迁移运用思维导图

（2）40个发明原理

这是 TRIZ 的核心工具之一，涵盖了分割、抽取、局部质量、不对称性等多个原理。例如，分割原理可应用于工作流程的优化，将复杂任务分解为多个简单部分，提高效率；组合原理则鼓励职业人士整合资源，发挥协同效应，创造更大价值。

在 TRIZ 中，矛盾矩阵是解决技术矛盾的重要工具，通常与创新原理配合使用。当面临一个技术系统中的矛盾问题时，首先需要确定矛盾所涉及的改善参数和恶化参数，然后利用矛盾矩阵找到对应的创新原理。这些创新原理为解决矛盾提供了方向和思路。

例如，在产品设计中，如果要提高产品的速度（改善参数），但可能会导致成本增加（恶化参数），通过查找矛盾矩阵，可以得到一系列推荐的创新原理，如分割原理、组合原理等。设计人员可以根据这些原理，尝试对产品结构或生产流程进行分割或重新组合等创新操作，以找到既能提高速度又能控制成本的解决方案。

在职业生涯中，同样存在各种矛盾情况。比如在追求职业晋升（改善参数）时可能会面临工作与生活失衡（恶化参数）的问题。借助矛盾矩阵找到相关创新原理后，可能会启发职业人士采用如时间管理的周期性作用原理，合理安排工作和生活的节奏；或者利用中介原理，借助外部资源（如家政服务、高效的办公工具等）来缓解矛盾，实现职业发展与生活质量的协调提升。总之，矛盾矩阵与创新原理紧密配合，有助于职业人士在面对复杂问题时，迅速理清思路，找到创新突破口，提升解决问题的能力，能够有效地帮助人们解决实际问题和实现创新发展。

当然，我们也可以直接将 40 个发明原理迁移运用到职业生涯中，关于这些原理在职业生涯中的具体迁移运用，详见附录 2：40 个发明原理在职业生涯中的迁移运用。

2.5.1.3　解决问题的逻辑与流程

TRIZ 解决问题遵循一套严谨的逻辑流程。首先，对问题进行全面分析，明确问题的本质和关键所在；接着，运用特定工具将问题转化为 TRIZ 问题模型，如技术矛盾或物理矛盾模型；然后，依据矛盾类型查找相应的解决方法，如从矛盾矩阵中获取发明原理；最后，结合实际情况，将发明原理转化为具体的解决方案，并进行评估和优化。

2.5.1.4　与传统创新方法的对比优势

相较于传统创新方法，TRIZ 具有显著优势。传统方法往往依赖个人经验和灵感，具有较大的随机性和不确定性。而 TRIZ 基于对大量专利的研究，提供了系统化、科学化的创新方法体系，使创新不再是少数人的天赋，而是有章可循、人人可学的技能。它能大幅提高创新效率，减少试错成本，帮助职业人士更快地实现职业目标。

📝 2.5.2　心态与自我管理：以 TRIZ 思维重塑职业心态

2.5.2.1　培养积极创新的心态

TRIZ 鼓励我们以积极的心态面对职场挑战，将问题视为创新的机遇。例如，当遇到工作难题时，我们可以运用 TRIZ 的思维方式，相信每个问题都有多种解决方案，勇于尝试新的方法和思路。通过不断实践，逐渐培养出积极主动、勇于创新的心态，这种心态将成为职业发展的强大动力。

2.5.2.2　运用 TRIZ 克服职业倦怠

长期重复的工作容易导致职业倦怠，而 TRIZ 能为我们提供新的视角和方法，打破工作的单调与乏味。我们可以运用分割原理，将工作分解为不同部分，尝试用不同方式完成；或者运用组合原理，将不同任务组合起来，创造新的工作模式。这样不仅能增加工作的趣味性，还能激发我们的创造力，使我们重新找回工作的热情。

2.5.2.3　以 TRIZ 理念提升自我管理能力

在自我管理方面，TRIZ 的系统思维和资源分析方法具有重要价值。我们可以将个人的时间、精力、技能等视为资源，运用 TRIZ 的资源分析工具，优化资源配置，提高工作效率。例如，通过分析工作中的关键环节和资源需求，合理分配时间和精力，确保各项任务高效完成。同时，TRIZ 的动态性理念提醒我们不断学习和提升自己，适应职场变化，实现自我进化。

2.5.2.4　构建基于 TRIZ 的心理韧性

职场中难免会遇到挫折和失败，TRIZ 的迭代和优化理念能帮助我们构建强大的心理韧性。每一次尝试都是一次迭代，即使结果不理想，也能从中吸取经验教训，如同 TRIZ 不断改进解决方案一样。我们学会将失败视为通向成功的必经之路，通过持续优化自己的思维和行动方式，逐渐提升应对挫折的能力，保持积极进取的心态，在职业生涯中勇往直前。

2.5.3　职业发展与规划：TRIZ 助力职场进阶

2.5.3.1　运用 TRIZ 分析职业发展方向

借助 TRIZ 的功能分析和因果链分析等工具，我们能深入剖析自身职业现状。比如，分析自身各项技能与工作任务之间的功能关系，找出影响职业发展的关键因素。通过因果链分析，明确哪些因素对职业晋升起到推动作用，哪些是阻碍因素。再根据市场需求和行业趋势，运用 TRIZ 的进化法则预测职业发展方向，为职业规划提供科学依据，避免盲目跟风或陷入职业发展的瓶颈。

2.5.3.2　基于 TRIZ 的职业规划策略

在制定职业规划时，TRIZ 的思维方法能帮助我们开拓思路。运用分割原理，将长期职业目标分解为阶段性小目标，使规划更具可操作性；利用组合原理，整合不同领域的知识和技能，拓展职业发展路径。同时，依据 TRIZ 的资源分析，充分挖掘自身和外部资源，为职业发展创造有利条件，确保职业规划的顺利实施。

2.5.3.3　以 TRIZ 提升职业竞争力

在竞争激烈的职场中，持续创新是提升竞争力的关键。TRIZ 的 40 个发明原理为我们提供了丰富的创新思路。例如，运用"创新原理 1 – 分割"，将复杂的工作任务分割成独立部分，分别优化后再重新组合，提高工作效率和质量；运用"创新原理 28 – 机械系统替代"，引入新的技术或方法替代传统工作方式，提升工作效能。通过不断运用 TRIZ 创新原理解决工作中的问题，我们能够脱颖而出，成为职场中的佼佼者。

2.5.3.4　应对职业转型挑战的 TRIZ 方法

当面临职业转型时，TRIZ 能为我们提供有力支持。首先，运用 TRIZ 的思维工具全面评估自身优势和劣势，以及目标职业的需求和发展趋势。然后，利用创新原理寻找转型的切入点，如运用"创新原理 13 – 反向作用"，尝试从相反方向思考职业转型问题，发现新的机遇。在转型过程中，通过资源分析充分利用现有资源，降低转型风险，实现平稳过渡。

2.5.3.5　案例分析：TRIZ 在职业发展中的成功实践

以某职业人士为例，他在传统行业工作多年，面临职业发展瓶颈。通过学习 TRIZ，他运用功能分析和技术矛盾解决方法，发现自身在沟通协调方面的优势未得到充分发挥，而所在行业对跨部门合作的需求日益增长。于是，他制定了转型计划，利用 TRIZ 的组合原理，将自己的专业知识与项目管理技能相结合，成功转型为项目协调经理，负责跨部门项目的推进。在新岗位上，他继续运用 TRIZ 工具解决工作中的各种问题，如运用"创新原理 24 – 中介物"，引入项目管理软件作为中介工具，优化项目流程，提高了项目执行效率，为企业带来显著效益，自己的职业发展也迈上新台阶。

📝 2.5.4　健康与生活习惯：TRIZ 优化生活品质

2.5.4.1　TRIZ 思维改善生活方式

TRIZ 的思维模式可以应用于生活方式的优化。比如，运用"创新原理 5 – 合并"，将运动与社交相结合，参加团体运动活动，既锻炼了身体又拓展了人脉；运用"创新原理 15 – 动态特性"，灵活调整作息时间，根据个人生物钟合理安排工作和休息，提高生活效率。通过这些方法，我们能够以创新的方式改善生活方式，提升生活质量。

2.5.4.2　运用 TRIZ 解决健康问题

在健康管理方面，TRIZ 同样发挥着重要作用。以减肥为例，传统方法可能效果不佳且容易反弹。运用 TRIZ 的方法，我们可以分析减肥过程中的矛盾，如饮食控制与美食诱惑之间的矛盾、运动锻炼与时间精力有限之间的矛盾。通过查找矛盾矩阵，找到相应的发明原理，如"创新原理 22 – 变害为利"，将美食诱惑转化为激励因素，制定合理的饮食计划，既能享受美食又能控制热量摄入；运用"创新原理 16 – 不足或超额行动"，避免过度运动导致疲劳或受伤，采用适度、多样化的运动方式，提高减肥效果。

2.5.4.3　基于 TRIZ 的时间管理与精力分配

时间和精力是宝贵的资源，TRIZ 的资源分析和理想化方法有助于我们优化时间管理和精力分配。首先，运用资源分析识别工作和生活中的各项任务及所需资源，然后根据重要性和紧急程度对任务进行分类。利用理想化方法，设定理想的时间管理和精力分配状态，去除不必要的任务和环节，集中精力处理关键事务。例如，运用"创新原理 4 – 非对称"，对重要任务给予更多的时间和精力投入，而对于次要任务则适当简化或委托他人，从而提高整体效率。

2.5.4.4　以 TRIZ 构建健康生活习惯体系

我们可以运用 TRIZ 的系统思维构建健康生活习惯体系。从饮食、运动、睡眠等多个方面入手，运用组合原理将这些健康要素有机结合起来，形成相互促进的良性循环。例如，合理安排饮食时间和运动时间，使身体在营养摄入和能量消耗上达到平衡；运用"创新原理 25 – 自服务"，培养自我监督和自我调节的能力，如利用运动手环等工具监测运动数据和睡眠质量，及时调整生活习惯。通过 TRIZ 方法构建的健康生活习惯体系，有助于我们长期保持健康状态。

2.5.4.5　案例分析：TRIZ 助力打造健康生活

以小李为例，他工作繁忙，生活习惯不健康，经常熬夜、饮食不规律，导致身体疲劳、体重增加。学习 TRIZ 后，他运用系统思维对自己的生活进行全面分析。他将每天的时间划分为工作、运动、休息和社交等模块，运用分割原理合理分配时间。针对饮食问题，运用"创新原理 3 – 局部质量"，优化饮食结构，增加蔬菜水果摄入，减少高热量、高脂肪食物。在运动方面，运用"创新原理 17 – 维数变化"，尝试多种运动方式，如晨跑、瑜伽和游泳等，提高运动的趣味性和效果。经过一段时间的坚持，小李成功改善了生活习惯，身体状况明显好转，工作效率也大幅提高。

📝 2.5.5　工作与生活平衡：TRIZ 协调职场与生活

2.5.5.1　以 TRIZ 理念平衡工作与生活

TRIZ 的理想化思维引导我们追求工作与生活的理想平衡状态。我们可以将工作和生活视为一个整体系统，分析其中的相互作用和矛盾。例如，工作压力与生活休闲时间之间的矛盾、职业发展需求与家庭陪伴需求之间的矛盾。通过运用 TRIZ 的方法，寻找既能满足工作要求又能保障生活质量的解决方案。比如，运用"创新原理 9 – 预先反作用"，提前规划工作任务，避免工作积压影响生活；运用"创新原理 10 – 预先作用"，在工作间隙进行短暂的放松活动，为生活充电。

2.5.5.2　运用 TRIZ 解决工作与生活冲突

当工作与生活发生冲突时，TRIZ 提供了有效的解决策略。以项目紧急需要加班，但又答应陪家人参加重要活动为例。我们可以运用"创新原理 7 – 嵌套"，尝试将工作任务嵌套在生活场景中，如在活动间隙处理紧急工作邮件；或者运用"创新原理 23 – 反馈"，与家人坦诚沟通，获得他们的理解和支持，同时及时向领导反馈情况，寻求合理的工作安排调整。通过这些方法，化解工作与生活的冲突，实现两者的和谐共处。

2.5.5.3　基于 TRIZ 的时间与精力协调

在时间和精力有限的情况下，TRIZ 帮助我们更好地协调工作与生活。运用时间管理工具，结合 TRIZ 的资源分析，确定工作和生活中各项事务的优先级。对于重要且紧急的工作任务，集中精力高效完成；对于重要不紧急的任务，提前规划，合理分配时间和精力。例如，运用"创新原理 18 – 机械振动"，在工作中穿插适当的休息时间，进行简单的伸展运动或放松冥想，保持精力充沛。同时，利用"创新原理 20 – 有效作用的连续性"，在生活中也保持一定的节奏和规律，避免精力的过度消耗，提高时间和精力的利用效率。

2.5.5.4　构建基于 TRIZ 的工作生活融合模式

TRIZ 鼓励我们打破工作与生活的界限，构建融合模式。比如，运用"创新原理 6 – 普遍性"，将工作技能应用于生活中，或者从生活爱好中获取灵感反哺工作。例如，一位设计师可以将对艺术的热爱融入工作中，提升设计作品的创意；同时，在生活中运用设计技能布置家居，创造美好的生活环境。通过这种融合模式，我们能够在工作与生活之间找到更多的平衡点，实现相互促进、共同发展。

2.5.5.5　案例分析：TRIZ 实现工作与生活的双赢

以某职场人士小张为例，他在一家互联网公司工作，经常面临高强度的工作压力，导致生活质量下降，与家人关系紧张。学习 TRIZ 后，他开始重新规划自己的工作和生活。他运用 TRIZ 的方法分析发现，自己在工作中擅长团队协作和项目管理，而这些技能可以应用于家庭活动的组织策划中。于是，他制定了一个计划，将工作中的高效沟通方法运用到与家人的交流中，增进彼此理解；同时，在家庭活动中，如旅游策划、家庭聚会组织等，发挥项目管理优势，让家人共同参与，提升家庭凝聚力。在工作上，他运用"创新原理 26 – 复制"，借鉴其他成功项目的经验，优化工作流程，提高工作效率，减少加班时间。通过这些努力，小张不仅在工作上取得了更好的业绩，还改善了家庭关系，实现了工作与生活的双赢。

📝 2.5.6　人际交往与沟通：TRIZ 优化人际互动

2.5.6.1　TRIZ 思维提升沟通效果

在人际交往中，TRIZ 的思维方式有助于提升沟通效果。运用"创新原理 12 – 等势"，我们可以尝试站在对方的角度思考问题，理解对方的观点和需求，减少沟通障碍。例如，在与同事讨论方案时，先倾听各方意见，再表达自己想法，避免强行推销观点。同时，运用"创新原理 27 – 一次性用品"，用简单易懂的语言替代专业术语，使沟通更加顺畅，确保信息准确传达，提高沟通效率。

2.5.6.2　运用 TRIZ 解决人际冲突

人际冲突是职场和生活中常见的问题，TRIZ 为解决冲突提供了创新思路。当与他人发生矛盾时，运用"创新原理 13 – 反向作用"，尝试从对方的立场出发，寻找双方的共同利益点，化冲突为合作。比如，在团队合作中，成员对任务分工有分歧，我们可以引导大家关注项目整体目标，通过重新调整分工，发挥各自优势，实现共同目标。此外，运用"创新原理22 – 变害为利"，将冲突视为增进彼此了解、改善关系的机会，通过积极沟通解决问题，提升人际关系质量。

2.5.6.3　基于 TRIZ 的团队协作与人际关系建设

在团队协作中，TRIZ 的方法能促进成员间的高效合作。运用"创新原理5 – 合并"，整合团队成员的不同技能和优势，形成互补，提升团队整体效能。例如，在一个项目中，将擅长创意设计的成员与擅长数据分析的成员组合在一起，共同完成任务。同时，运用"创新原理24 – 中介物"，借助团队活动、沟通工具等中介因素，增强团队凝聚力。比如，定期组织团队建设活动，利用项目管理软件加强信息共享，促进成员之间的交流与合作，营造良好的团队氛围。

2.5.6.4　以 TRIZ 促进职场人际关系和谐发展

在职场中，良好的人际关系对个人职业发展至关重要。TRIZ 的系统思维可帮助我们全面分析职场人际关系网络，识别关键人物和关系节点。通过运用"创新原理8 – 重量补偿"，我们可以在人际交往中注重相互支持与协作，如在同事遇到困难时提供帮助，日后自己需要支持时也更易获得回报。同时，运用"创新原理33 – 同质性"，寻找与自己价值观和职业目标相似的同事，建立更紧密的合作关系。此外，利用"创新原理32 – 改变颜色（拟态）"，根据不同场合和对象调整自己的沟通风格和行为方式，更好地融入团队，促进职场人际关系的和谐发展。

2.5.6.5　案例分析：TRIZ 改善人际关系的实践

以某部门为例，团队成员之间存在沟通不畅、协作效率低的问题，导致工作进展缓慢，团队氛围紧张。部门经理引入 TRIZ 方法进行改善。他首先运用 TRIZ 的功能分析工具，明确每个成员在团队中的角色和功能，以及成员之间的相互关系。然后，针对沟通问题，运用"创新原理 19 - 周期性动作"，建立定期的团队沟通会议制度，让成员有机会及时交流工作进展和问题。在会议中，运用"创新原理 23 - 反馈"，鼓励成员积极反馈意见和建议，同时管理者及时给予回应和指导。对于协作问题，运用"创新原理 7 - 嵌套"，将复杂任务分解为多个子任务，根据成员的专长进行嵌套式分工，确保每个环节紧密衔接。通过这些措施，团队成员之间的沟通更加顺畅，协作效率大幅提高，团队氛围也变得和谐融洽，工作业绩显著提升。

📝 2.5.7　TRIZ 应用拓展与创新实践

2.5.7.1　TRIZ 在跨领域创新中的应用

TRIZ 的通用性使其能够跨越不同领域，实现创新的跨界融合。在科技与艺术领域，运用 TRIZ 的创新原理，艺术家可以将先进的科技手段融入作品创作中，创造出令人惊叹的多媒体艺术作品；在医疗与工程领域，工程师可以借鉴医疗领域的生物相容性原理，开发出更安全、高效的医疗器械。这种跨领域应用打破了传统行业界限，激发了全新的创新活力。

2.5.7.2　基于 TRIZ 的创新团队建设

构建基于 TRIZ 的创新团队能够汇聚多领域人才，共同攻克复杂问题。团队成员通过学习 TRIZ 方法，形成统一的创新语言和思维模式。在团队协作中，运用 TRIZ 的工具进行问题分析和解决方案探讨，充分发挥每个成员的专业优势。例如，在产品研发团队中，设计师、工程师和市场人员共同运用 TRIZ，从不同角度提出创新想法，加速产品创新进程，提升团队整体创新能力。

2.5.7.3　持续创新与 TRIZ 迭代

TRIZ 本身也在不断发展和迭代，以适应不断变化的创新需求。职业人士应关注 TRIZ 的最新研究成果和应用案例，持续学习和实践，将新的理念和方法融入工作中。同时，通过在实际应用中不断总结经验，为 TRIZ 的发展贡献自己的智慧，推动 TRIZ 理论与实践的共同进步。

TRIZ 为职业人士提供了一种全面、系统的创新方法体系，在心态管理、职业发展、生活品质提升、人际沟通等方面都具有显著的价值。通过运用 TRIZ，我们能够突破传统思维局限，更加从容地应对职场挑战，实现职业与生活的和谐发展。展望未来，随着 TRIZ 的不断完善和广泛应用，它将在各个领域发挥更大的作用，助力更多职业人士创造更加美好的未来。

2.6　量子力学：量子探秘，赋能职场，开启前沿突破新阶

在当下科技日新月异、迅猛发展的时代浪潮之中，每一位职场人都怀揣着对职业生涯顺利发展、铸就辉煌的热切期盼。令人颇感新奇的是，量子力学——这门在大众眼中仿佛遥不可及、深不可测，与日常生活似乎毫无交集的前沿学科，竟有可能为我们守护职业生涯点亮一盏明灯，开启创新性的探索路径。

2.6.1　量子力学基础探秘：开启微观新视野

2.6.1.1　量子叠加态：微观世界的神奇"多面手"

（1）独特现象：打破常规认知

量子力学诞生之初，便向世人展现了量子叠加态这一奇妙现象。想象一下，微观粒子仿佛拥有神奇魔力，能够同时处于多种不同状态，就如同现实中的一枚硬币，竟可以在同一瞬间既是正面朝上，又是反面朝上，彻底打破了我们习以为常的"非此即彼"思维定式。这种量子叠加态的存在，

是量子力学与传统物理学最显著的区别之一，它揭示了微观世界中的粒子可以同时处于多种可能状态的奇异特性。

（2）应用潜力：助力科技攻坚

在科技研发领域，这种特性有着巨大潜力。例如，在量子计算的研究进程中，量子比特（qubit）巧妙利用了量子叠加态。传统计算机的信息基本单位比特，只能固定处于 0 或 1 这两种明确状态，运算时需按部就班依次处理。而量子比特却截然不同，它能够同时兼具 0 和 1 的状态。这意味着在面对复杂计算任务时，量子计算机能够并行处理多种可能性，大幅提升计算效率。

举例来说，在金融领域，量子计算机可以利用量子叠加态进行大规模的风险评估和资产配置优化。传统计算机在处理这类复杂计算时，往往需要耗费大量时间和计算资源，而量子计算机则能够在短时间内给出更加精确和全面的解决方案。这种计算能力的飞跃，不仅提升了金融决策的效率和准确性，也为金融市场的发展带来了新的机遇和挑战。

又如，在药物研发领域，量子计算机可以通过模拟分子的量子行为，加速新药的发现和设计过程。传统药物研发往往需要经历漫长的实验周期和巨大的资金投入，而量子计算则能够在分子层面上快速筛选出具有潜在药效的化合物，为新药研发提供强有力的支持。

2.6.1.2　量子纠缠：跨越时空的"隐形纽带"

（1）神奇关联：挑战时空认知

除了量子叠加态，量子纠缠也为量子力学披上了一层神秘面纱，仿若宇宙间存在着一种神奇的"心灵感应"。即便两个或多个粒子相隔无比遥远的距离，却仿佛被一条无形且坚韧的丝线紧紧缠绕。这边的粒子状态稍有变动，那边与之纠缠的粒子即刻便会做出相应变化，全然不受距离的阻隔。这种瞬间的、无视空间距离的关联，着实令人惊叹不已。

量子纠缠现象不仅挑战了我们对传统空间和时间概念的认知，也为量子通信、量子计算等领域带来了革命性的突破。科学家们通过实验不断验证着这一神奇现象，从实验室中的微小粒子到宇宙尺度的星系分布，量子纠缠都在发挥着重要作用。

（2）通信变革：保障信息安全

科学家们通过实验不断验证着这一神奇现象。曾有实验将一对处于纠缠态的光子分别送往相距甚远的两个地点，当在其中一个地点对光子进行测量，使其状态改变时，几乎同一瞬间，另一个地点的光子状态也相应改变，而且这种改变不受光速限制。这不仅挑战了我们对传统空间和时间概念的认知，更为未来的量子通信筑牢了理论根基。而表2-6-1，是目前已实现的几例量子纠缠在量子通信中的应用。

以量子保密通信网络为例，其利用量子纠缠原理，能够实现信息的绝对安全传输。一旦有外部势力试图窃听，就必然会破坏纠缠态，从而瞬间被通信双方察觉。这种无懈可击的信息传输方式，为国防、金融、政务等领域的信息安全提供了强有力的保障。

此外，量子纠缠还在量子计算中发挥着重要作用。通过利用量子纠缠态，量子计算机可以实现多个量子比特之间的协同工作，从而提高计算效率和准确性。这种计算方式的变革，将为人工智能、大数据分析等领域带来新的发展机遇。

表2-6-1　量子纠缠在量子通信中的应用实例

应用领域	实例描述
量子密钥分发	利用量子纠缠原理，实现信息的绝对安全传输，确保密钥在传输过程中不被窃听或篡改
量子隐形传态	通过量子纠缠态，实现信息的远距离传输，无须通过物理媒介传递实物粒子
量子计算	利用量子纠缠态，实现多个量子比特之间的协同工作，提高计算效率和准确性

2.6.1.3　量子隧穿效应：突破障碍的"微观奇兵"

（1）奇妙穿越：突破能量壁垒

量子隧穿效应宛如微观世界里的一场神奇冒险，展现了微观粒子具备一种超乎寻常的"穿越"能力。在经典物理学的规则下，粒子若要越过一个能量高于自身能量的势垒，是绝无可能的。然而，在量子力学的奇妙世界里，微观粒子却能有一定概率以"隧穿"的方式，直接穿越看似不可逾越的能量势垒，出现在势垒的另一侧。

这种独特的穿越能力，为微观粒子在能量受限的环境中提供了新的生存和演化机会。例如，在化学反应中，某些分子之间的反应需要克服较高的能量势垒才能进行。然而，在量子隧穿效应的作用下，这些分子有一定概率直接穿越势垒，发生反应，从而生成新的化合物。

（2）科研突破：开启全新可能

这种独特现象在科研领域正催生出诸多令人瞩目的突破。以半导体技术为例，在传统的电子器件中，电子的运动遵循经典物理规律，受到各种能量势垒的限制，使得电子器件的性能提升面临瓶颈。而量子隧穿效应的发现，为科学家们提供了新的思路。

如今，基于量子隧穿原理研发的隧穿二极管等新型器件，能够实现更高速的电子传输，极大地提高了半导体器件的运行速度和效率。这些新型器件不仅革新了电子技术，也为量子传感器等前沿领域的研究奠定了基础。

在量子计算领域，量子隧穿效应也为量子比特的设计和操控提供了新的思路。通过利用量子隧穿效应，科学家们可以设计出更加稳定和高效的量子比特，提高量子计算机的运算速度和准确性。

此外，量子隧穿效应还在材料科学、纳米技术等领域发挥着重要作用。例如，在纳米材料的制备过程中，通过利用量子隧穿效应，可以实现原子或分子级别的精确操控和组装，从而制备出具有特殊性能和功能的新型材料。

从微观世界到职场生涯，这种"突破势垒"的逻辑同样具有启示。职场中那些看似不可逾越的"行业壁垒""能力瓶颈"，恰如微观世界的"势垒"——当多数人困于"绕路"的常规思维（积累经验、按部就班）时，敢于在细分领域寻找"量子隧穿式突破"的人（比如跨界创新、用新技能穿透行业边界），反而能以更低的"能量消耗"（时间成本、资源投入）实现职业跃迁。微观世界的奇迹从来不是靠蛮力，而是靠打破"必须翻越"的思维定式，这恰是量子隧穿效应给予现实的深层隐喻。

综上所述，量子力学作为一门揭示微观世界奥秘的前沿学科，不仅为我们打开了探索微观世界的新视野，更为我们的职业生涯带来了诸多创新性突破。通过深入了解和应用量子叠加态、量子纠缠和量子隧穿效应等量子力学原理，我们可以为科技研发、信息安全、材料科学等领域的发展贡献自己的力量，实现职业生涯的辉煌成就。

📝 2.6.2　传统职业困境剖析：变革浪潮下的挑战

在探讨量子力学如何为职业生涯带来创新性突破之前，我们有必要先对传统职业困境进行一番剖析，以更好地理解变革浪潮下职业人士所面临的挑战。

2.6.2.1　技术革新引发的职业危机

（1）传统模式：线性发展路径

传统的职业生涯规划模式往往遵循一种相对刻板、线性的发展轨迹。职业人士依据自身所学专业知识、熟练掌握的技能专长，以及内心的兴趣偏好，选定一个看似理想的目标职业，随后沿着既定的晋升通道，循序渐进地向上攀爬。然而，这种看似稳妥的发展路径，在面对突如其来的科技变革时，却显得异常脆弱。

（2）现实冲击：新兴技术挑战

随着科技的迅猛发展，各行各业的更新迭代速度令人目不暇接。新兴技术如人工智能、大数据、云计算等，正以前所未有的速度改变着我们的工作方式和生活方式。以医疗行业为例，传统医学影像技术曾是众多学子竞相追逐的热门领域。然而，随着数字化技术、人工智能的强势崛起，智能影像诊断系统能够在短时间内分析大量影像数据，精准识别病变部位，甚至给出初步诊断建议。这使得一些仍局限于传统操作方式的从业者面临巨大挑战，如果不及时跟进学习前沿知识，便极有可能在这场科技变革的浪潮中被淘汰。

2.6.2.2　市场波动带来的职业挑战

（1）需求骤变：职业冷热不均

市场需求的变化如同六月的天气，说变就变。一场突如其来的全球性公共卫生事件，瞬间让口罩生产、核酸检测等相关职业成为炙手可热的香饽饽。然而，与之形成鲜明对比的是，那些受疫情防控影响的职业领域，如旅游、餐饮等，却陷入了前所未有的困境。这种职业冷热不均的现象，使得许多从业者不得不面临转行或待业的艰难选择。

（2）行业困境：传统规划乏力

面对复杂多变的市场环境，传统的按部就班式职业规划愈发难以应对。许多职业人士在面对突如其来的行业变革时，往往感到无所适从。他们缺乏应对变化的灵活性和创新性，难以在激烈的市场竞争中脱颖而出。例如，在电商行业的冲击下，许多实体店铺面临着客流量减少、销售额下滑的困境。而那些能够迅速适应市场变化，利用互联网、社交媒体等新兴渠道进行营销的传统零售商，则成功实现了转型升级，焕发出了新的生机与活力。

2.6.2.3　思维局限束缚的职业困境

（1）定式思维：因循守旧的枷锁

在职业发展过程中，定式思维往往成为束缚我们前进的枷锁。许多职业人士习惯了遵循既定的模式、方法和流程去处理工作任务，缺乏主动思考和创新的勇气。例如，在市场营销领域，过去数十年间，一些从业者总是依赖传统的广告投放、线下促销等手段来推广产品。然而，随着消费者需求的日益多样化和个性化，这种传统的营销模式已经难以满足市场需求。那些敢于突破定式思维、积极探索新的营销方式的从业者，则能够抢占市场先机，实现职业生涯的飞跃。

（2）错失良机：创新机遇的流失

定式思维不仅限制了我们的想象力和创造力，还使我们错失了许多宝贵的创新机遇。以短视频平台的兴起为例，起初许多传统媒体人、广告从业者并未意识到这一新兴媒介将对传播领域产生颠覆性的影响。他们依旧执着于传统的电视广告、纸媒广告制作模式，错过了短视频平台带来的巨大流量红利。而那些敢于突破传统、勇于尝试新事物的从业者，则借助短视频平台的力量迅速崛起，成为行业内的佼佼者。

【案例分析】

医疗行业中的传统影像技师

在传统医学影像领域，张技师是一位经验丰富的 X 线技师。他凭借熟练的操作技能和丰富的临床经验，在行业内赢得了良好的口碑。然而，随着数字化技术和人工智能的快速发展，智能影像诊断系统逐渐普及。这些系统能够在短时间内分析大量影像数据，精准识别病变部位，甚至给出初步诊断建议。面对这一变革，张技师起初感到无所适从。他发现自己所熟悉的传统操作方式逐渐被淘汰，而新的数字化影像处理技术和人工智能辅助诊断知识对他来说却是全然陌生的。

然而，张技师没有选择放弃。他意识到，只有不断学习新知识、掌握新技能，才能在这场科技变革中立于不败之地。于是，他开始积极学习数字化影像处理技术和人工智能辅助诊断知识，努力提升自己的专业素养。经过一段时间的努力，张技师不仅成功掌握了这些新技术和新知识，还将其应用到实际工作中。他利用智能影像诊断系统提高了诊断效率和准确性，赢得了患者和同行的广泛赞誉。张技师的职业生涯也因此焕发出了新的生机与活力。

旅游行业中的导游小李

在疫情期间，旅游行业遭受了前所未有的冲击。国际旅游几乎停滞，国内旅游也受到极大限制。小李作为一名经验丰富的导游，原本忙碌的带团行程被全部取消。面对这一突如其来的变故，小李陷入了深深的困惑和迷茫。他不知道该如何应对这场危机，更不知道自己的职业生涯将何去何从。

然而，小李并没有选择坐以待毙。他开始积极寻找新的出路和机会。他利用自己在旅游行业的丰富经验和人脉资源，转型成为一名旅游博主。他通过短视频平台分享自己的旅游经历和见闻，吸引了大量粉丝的关注。同时，他还与一些旅游机构合作，推出了线上旅游课程和虚拟旅游体验项目。这些新的尝试不仅让小李找到了新的职业发展方向，还让他在疫情期间实现了收入的稳定增长。

市场营销领域的小王

在市场营销领域，小王一直遵循着使用传统的广告投放和线下促销手段来推广产品。然而，随着消费者需求的日益多样化和个性化，这种传统的营销模式已经难以满足市场需求。小王的销售业绩逐渐下滑，他感到前所未有的压力和挑战。

面对这一困境，小王开始反思自己的营销方式。他意识到，只有打破定式思维、积极探索新的营销方式，才能在激烈的市场竞争中脱颖而出。于是，他开始关注短视频平台等新兴媒介的发展动态，并尝试将其应用到产品推广中。他制作了一系列有趣的短视频内容，通过生动的场景展示和互动体验吸引了大量用户的关注。同时，他还利用社交媒体平台与用户进行互动沟通，及时了解用户需求反馈并进行产品优化。这些新的营销方式不仅提高了产品的知名度和美誉度，还带动了销售业绩的显著提升。小王也因此成为公司内的营销明星。

面对技术革新、市场波动和思维局限等多重挑战，职业人士需要保持敏锐的洞察力和创新精神，不断学习和掌握新知识、新技能，以适应不断变化的职业环境。而量子力学作为一门揭示微观世界奥秘的学科，正为我们提供了前所未有的创新思路和启示。接下来，让我们深入探究量子力学如何为我们的职业生涯带来创新突破。

📝 2.6.3　量子力学赋能健康职业生涯的多元路径

在当今这个科技飞速发展的时代，量子力学这一神秘而前沿的学科，正悄然为我们的职业生涯注入全新活力。它不仅在理论层面揭示了微观世界的奥秘，更在实践层面为职业人士提供了宝贵的启示和创新的工具。尤其是在构建健康职业生涯的多个关键维度上，量子力学展现出了其独特的影响力。

2.6.3.1　激发职业热忱，解锁多元成就

（1）多元赋能，突破职业单一路径

在量子力学的世界里，量子叠加态是一个核心概念。它表明一个微观粒子可以同时处于多种状态，直到被观测时才坍缩到某一确定状态。这一原理启发了我们，在职场中，职业身份同样可以拥有"叠加态"。这意味着，职业人士不再局限于单一的职业角色，而是可以探索多元职业身份的叠加，从而开启更加丰富多彩的职业道路。

例如，一位原本只专注于文案撰写的职员，在了解了量子叠加态的概念后，开始意识到自己的职业身份并不仅限于此。于是，他勇敢地跨出了舒适区，开始学习数据分析技能。随着技能的不断提升，他逐渐身兼文案与数据分析师双重角色。这不仅使他在工作中有了更多接触不同类型任务的机会，也从单一的文字创作拓展到用数据洞察市场趋势，为项目提供了更全面、更深入的支撑。

同样，受量子态的不确定性启发，人们在职场中也开始勇于尝试新领域的项目。传统广告设计师涉足虚拟现实广告创作，不仅打破了常规的设计边界，还在面对未知挑战的过程中激发了自身的探索欲与好奇心。这种勇于尝试、敢于突破的精神，正是量子力学赋予我们的宝贵财富。

（2）微观智慧，启迪职业创新思维

量子叠加态不仅让微观粒子能同时处于多种状态，还为职业人士提供

了宝贵的创新思维工具。在职场中,我们常常会遇到各种挑战和问题,而量子叠加态的原理告诉我们,这些问题并不是孤立的、单一的,而是可以从多个角度、多个层面进行思考和解决的。

例如,一位产品经理在面对市场需求变化时,可以借鉴量子叠加态的概念,从不同的角度分析用户需求,提出多种解决方案。这种多元化的思维方式不仅有助于他更全面地理解市场,还能激发他的创新灵感,从而设计出更符合用户需求的产品。

此外,量子力学的不确定性原理也为我们提供了重要的启示。它告诉我们,微观世界是不可预测的,每一个粒子都有可能在下一秒出现在任何地方。这种不确定性映射到职场中,就是鼓励我们摆脱固定思维模式的束缚,勇于尝试新事物、新方法,主动寻求变化和创新。只有这样,我们才能在日新月异的职场环境中保持竞争力,实现自我超越。

(3)活力绽放,畅享多元职业硕果

当职业人士开始探索多元职业身份叠加时,他们的工作内容将变得更加丰富有趣。就像开启一个个"盲盒"一样,每天都有新的发现和挑战等待着他们。这种新鲜感和刺激感不仅让他们的职业热情持续高涨,还能激发他们的创造力和想象力。

以科技公司员工为例,他们可以同时兼具技术研发与产品推广的身份。在技术研发方面,他们不断探索新技术、新方法,为公司的产品创新提供技术支持;在产品推广方面,他们深入了解用户需求和市场动态,将技术转化为实际的产品和服务。这种跨界融合的工作方式不仅让他们在工作中找到了更多的乐趣和成就感,还提升了他们的综合素质和竞争力。

此外,尝试新领域项目也能让职业人士突破舒适区,挑战自我极限。每一次小成功都将成为他们的工作动力源,激励他们不断前行。例如,电商运营人员试水直播带货新模式,不仅成功拓展了公司的销售渠道,还让他们在工作中找到了新的乐趣和成就感。这种跨界尝试和创新实践不仅提升了他们的职业能力,还让他们在职场中更加自信和从容。

（4）破旧立新，告别传统职业局限

在传统观念中，人们往往倾向于在一个专业领域精耕细作，职业发展呈线性上升态势。虽然这种发展方式能够积累深厚的专业知识，但也容易导致职业倦怠和成就感获取渠道单一。而量子力学为我们提供了全新的视角和思考方式，让我们意识到职业发展并不是一条直线，而是一个多维度的、充满可能性的空间。

在量子力学的引导下，职业人士开始探索多元发展的道路。他们不再局限于单一的职业角色和领域，而是敢于尝试新事物、新方法，不断拓展自己的职业边界。这种跨界融合的发展方式不仅拓宽了他们的职业广度，还丰富了他们的职业内涵。他们不再仅仅依赖职位晋升来获取成就感，而是通过不断成长、跨界探索来丰富自己的人生体验和职业价值。

综上所述，量子力学为职业人士提供了宝贵的启示和创新的工具。充分利用表2-6-2中量子力学赋能健康职业生涯的关键要素，不仅可以激发我们的职业热忱和创新思维，让我们在探索多元职业身份叠加的过程中找到了更多的乐趣和成就感，同时也可以为我们提供破旧立新的勇气和力量，让我们敢于挑战传统职业局限，开启更加丰富多彩的职业道路。在未来的职场竞争中，相信会有越来越多的职业人士受益于量子力学的智慧与启示，实现自我超越和职业辉煌。

表2-6-2　量子力学赋能健康职业生涯的关键要素

关键要素	具体表现
量子叠加态	鼓励探索多元职业身份叠加，突破职业单一路径
不确定性原理	启迪职业创新思维，勇于尝试新事物、新方法
跨界融合	丰富工作内容，提升综合素质和竞争力
挑战自我极限	尝试新领域项目，突破舒适区，实现自我超越
拓宽职业广度	不再局限于单一职业角色和领域，拓展职业边界
丰富职业内涵	通过不断成长、跨界探索来丰富人生体验和职业价值

2.6.3.2 驱动职业进阶，拓宽成长版图

在职业生涯的长河中，每一位职业人士都渴望不断进阶，拓宽自己的成长版图。而量子力学，这一揭示微观世界奥秘的学科，正以其独特的视角和深刻的洞察力，为职业人士提供实现这一目标的强大助力。接下来，我们将深入探讨量子力学如何驱动职业进阶，拓宽职业成长版图。

（1）量子跃迁：职业成长的阶跃性突破

在量子力学中，量子跃迁是指粒子从一个能级跃迁到另一个能级的过程，这种跃迁是瞬间完成的，且伴随着能量的显著变化。将这一原理应用于职业生涯中，我们可以理解为职业成长的阶跃性突破。

职业人士在职业生涯中，往往会遇到各种瓶颈和挑战，导致职业成长陷入停滞。而量子跃迁的原理告诉我们，通过不断积累知识、提升技能、拓展人脉等方式，我们可以在某个时刻实现职业成长的阶跃性突破，跃升到更高的职业阶段。

例如，一位软件工程师，在积累了多年的编程经验和项目管理经验后，可能会突然领悟到某种高效的软件开发方法或管理策略，从而实现职业能力的显著提升，跃升为技术专家或项目经理。这种阶跃性突破，正是量子跃迁原理在职业生涯中的生动体现。

（2）量子纠缠：职业网络的深度链接

量子纠缠是量子力学中的另一个核心概念，它描述了粒子之间的一种神奇关联，即使相隔遥远，也能瞬间相互影响。将这一原理应用于职业生涯中，我们可以理解为职业网络的深度链接。

在职场中，职业人士需要与各种人建立联系，形成自己的职业网络。而量子纠缠的原理告诉我们，通过深度链接和紧密合作，我们可以与职业网络中的其他人形成更加紧密的关系，共同推动职业成长和发展。

例如，一位市场营销人员，在与客户、合作伙伴、同事等建立深度链接的过程中，可以更加深入地了解市场需求、行业动态和竞争态势，从而制定更加精准的市场营销策略，提升销售业绩。同时，通过深度链接和紧

密合作，他还可以获得更多的职业机会和资源，为自己的职业发展铺平道路。

（3）量子计算：职业决策的精准优化

量子计算是量子力学在计算领域的应用，它利用量子比特的叠加态和纠缠态等特性，实现了计算能力的指数级提升。将这一原理应用于职业生涯中，我们可以理解为职业决策的精准优化。

在职场中，职业人士需要不断做出各种决策，如职业发展路径的选择、项目方案的制定、团队管理的策略等。而量子计算的原理告诉我们，通过利用大数据和人工智能技术，我们可以对职业决策进行精准优化，提高决策的科学性和准确性。

例如，一位人力资源经理，在招聘新员工时，可以利用大数据和人工智能技术，对候选人的简历进行深度挖掘和分析，从而更加准确地评估候选人的能力和潜力。同时，他还可以利用量子计算技术，对招聘流程进行优化和改进，提高招聘效率和成功率。这种精准优化的职业决策方式，将为职业人士的职业发展带来更加广阔的发展空间和机会。

（4）量子隧穿：职业挑战的勇敢跨越

量子隧穿效应是量子力学中的一个奇妙现象，它描述了粒子在能量不足的情况下，仍有一定概率穿越势垒的过程。将这一原理应用于职业生涯中，我们可以理解为职业挑战的勇敢跨越。

在职场中，职业人士经常会遇到各种挑战和困难，如技能提升、职业转型、市场竞争等。而量子隧穿效应的原理告诉我们，即使面对看似无法逾越的障碍和挑战，我们也可以通过勇敢尝试和不断努力，实现跨越和突破。

例如，一位传统零售行业的从业者，在电商行业的冲击下，面临着客流量减少、销售额下滑的困境。然而，他并没有选择放弃或逃避，而是勇敢地尝试转型，将线下店铺与线上平台相结合，开展线上线下融合的新零售模式。通过不断努力和创新，他最终成功实现了职业转型和跨越发展。

案例分析：量子计算领域的职业进阶之路

以量子计算领域的职业人士为例，他们正处在一个充满机遇和挑战的新兴行业中。随着量子计算技术的不断发展和应用，量子计算领域的职业人士面临着前所未有的职业进阶机会。

一位量子计算研究员，在积累了深厚的量子物理学和计算机科学基础后，开始投身于量子计算算法的研究和开发中。他利用量子叠加态和纠缠态等特性，设计出了一种高效的量子算法，用于解决某些经典计算机难以处理的复杂问题。这一成果不仅得到了学术界的广泛认可，还吸引了众多科技企业的关注。

通过不断的研究和创新，这位研究员逐渐在量子计算领域崭露头角。他不仅在学术界发表了多篇高水平论文，还受邀参加了多个国际学术会议和研讨会。同时，他还与多家科技企业建立了合作关系，共同推动量子计算技术的商业化和应用。

在职业进阶的过程中，这位研究员结合量子力学驱动职业进阶的关键要素（表 2-6-3）充分发挥了量子力学对职业生涯的赋能作用。他利用量子叠加态的原理，不断拓展自己的研究领域和合作网络；利用量子纠缠的原理，与同行和同事形成了紧密的职业合作关系；利用量子计算的原理，对研究项目进行精准优化和决策制定。最终，他成功实现了职业成长的阶跃性突破，成为了量子计算领域的佼佼者。

表 2-6-3　量子力学驱动职业进阶的关键要素

关键要素	具体表现
量子跃迁	职业成长的阶跃性突破，实现职业能力的显著提升
量子纠缠	职业网络的深度链接，形成紧密的职业合作关系
量子计算	职业决策的精准优化，提高决策的科学性和准确性
量子隧穿	职业挑战的勇敢跨越，实现跨越和突破发展

综上所述，量子力学作为一门揭示微观世界奥秘的学科，不仅为我们打开了探索微观世界的新视野，更为我们的职业生涯带来了诸多创新性突破和赋能路径。通过深入了解和应用量子叠加态、量子纠缠、量子计算和量子隧穿效应等量子力学原理，我们可以实现职业成长的阶跃性突破、拓展职业网络的深度链接、优化职业决策的精准性和勇敢跨越职业挑战。在未来的职场竞争中，相信会有越来越多的职业人士受益于量子力学的智慧与启示，实现自我超越和职业辉煌。

2.6.3.3　呵护身心安康，巧御职场压力

在快节奏的职场生活中，压力如影随形，成为许多职业人士不得不面对的挑战。然而，量子力学作为一门揭示微观世界奥秘的学科，却为我们提供了一种全新的视角来理解和应对职场压力。通过借鉴量子力学的原理和方法，我们可以更好地呵护自己的身心健康，巧妙地抵御职场压力，实现职业生涯的可持续发展。

（1）量子态的不确定性：接纳与应对不确定性

在职场中，不确定性无处不在。市场的波动、技术的革新、政策的调整……这些因素都可能给职业人士带来压力和焦虑。然而，量子力学的不确定性原理告诉我们，微观世界中的粒子状态是不确定的，它们有多种可能的存在方式，直到被观测时才确定下来。这一原理启示我们，职场中的不确定性同样是一种常态，我们无法完全预测和控制未来，但我们可以学会接纳和应对这种不确定性。

接纳不确定性，意味着我们要调整心态，认识到职场中的变化和挑战是不可避免的。我们不应该过分担心未来，而是应该专注于当下，做好每一件事情。同时，我们也要学会从不确定性中寻找机遇，将挑战转化为成长的动力。例如，当面对新兴技术的冲击时，我们可以将其视为学习新技能、拓展职业领域的机会，而不是感到恐慌和不安。

应对不确定性，则需要我们具备一定的灵活性和适应性。我们要学会快速学习和调整自己的策略，以适应不断变化的市场环境和职业需求。例

如，在市场需求骤变的情况下，我们可以及时调整产品策略或营销策略，以满足新的市场需求。

（2）量子叠加态的启示：培养多重应对策略

量子叠加态告诉我们，微观粒子可以同时处于多种状态，直到被观测时才坍缩到某一确定状态。这一原理启示我们，在面对职场压力时，我们也可以采取多重应对策略，以增加应对压力的灵活性和有效性。

例如，当面临工作压力时，我们可以同时考虑多种解决方案，如寻求同事的帮助、调整工作计划、学习新技能等。这样，即使某一种策略失败，我们还有其他备选方案可供选择。此外，我们还可以将压力视为一种动力，通过设定目标、制定计划、采取行动等方式来积极应对压力，实现自我成长和突破。

（3）量子纠缠的启示：构建支持性职业网络

量子纠缠描述了粒子之间的一种神奇关联，即使相隔遥远也能瞬间相互影响。这一原理启示我们，在职场中，我们也可以构建一种支持性的职业网络，与同事、导师、行业专家等建立紧密的联系和合作关系。这样，在面对职场压力时，我们可以从他们那里获得支持和帮助，共同应对挑战。

构建支持性职业网络的关键在于主动沟通和寻求合作。我们要学会与同事分享自己的经验和知识，也要勇于向他们请教和寻求帮助。同时，我们还要积极参加行业会议、研讨会等活动，扩大自己的人脉圈子和视野。通过这些方式，我们可以建立起一个强大的职业支持网络，为自己的职业发展提供有力的保障。

（4）量子隧穿效应的启示：突破自我限制，实现潜能最大化

量子隧穿效应描述了微观粒子在能量不足的情况下仍能穿越势垒的现象。这一原理启示我们，在面对职场压力时，我们也要勇于突破自我限制，挑战自己的极限，实现潜能的最大化。

突破自我限制意味着我们要敢于尝试新事物、接受新挑战。我们要相信自己有能力克服困难和挑战，不断挑战自己的舒适区。例如，在面对新的工作任务或项目时，我们可以主动请缨承担更多的责任和挑战；在面对

新的学习机会时，我们可以积极报名参加培训课程或研讨会等活动。通过这些方式，我们可以不断提升自己的能力和素质，为职业发展打下坚实的基础。

实现潜能最大化则需要我们注重自我反思和成长。我们要定期回顾自己的职业发展和成长历程，总结经验和教训，明确自己的优势和不足。同时，我们还要制定明确的职业规划和目标，不断激励自己前进。通过这些方式，我们可以更好地挖掘自己的潜能和优势，实现职业生涯的可持续发展。

案例分析：一位职场人士的身心安康之旅

李华是一名在金融行业工作的职业人士。随着市场竞争的加剧和技术的不断革新，他面临着巨大的职场压力。然而，通过使用量子力学呵护身心安康的关键要素（表 2-6-4），他成功地应对了压力，实现了身心安康和职业发展。

表 2-6-4　量子力学呵护身心安康的关键要素

关键要素	具体表现
量子态的不确定性	接纳与应对不确定性，调整心态，寻找机遇
量子叠加态的启示	培养多重应对策略，增加应对压力的灵活性和有效性
量子纠缠的启示	构建支持性职业网络，与同事、导师、行业专家等建立紧密联系
量子隧穿效应的启示	突破自我限制，挑战极限，实现潜能最大化

首先，李华学会了接纳和应对不确定性。他意识到金融市场的波动是不可避免的，于是他开始关注市场动态和政策变化，及时调整自己的投资策略和客户服务方案。同时，他还积极学习新的金融知识和技能，以提升自己的专业素养和竞争力。

其次，李华利用量子叠加态的原理培养了多重应对策略。在面对工作压力时，他同时考虑了多种解决方案，并与团队成员共同探讨和制定行动计划。这种多元化的思维方式不仅提高了他的工作效率和创新能力，还增强了团队的凝聚力和协作能力。

此外，李华还注重构建支持性职业网络。他积极参加行业会议和研讨会等活动，与同行和专家建立了紧密的联系和合作关系。这些联系不仅为他提供了更多的职业机会和资源支持，还为他提供了宝贵的经验和建议。

最后，李华勇于突破自我限制，挑战自己的极限。他主动请缨承担更多的责任和挑战，如负责新的投资项目和客户服务方案等。通过这些挑战和尝试，他不仅提升了自己的能力和素质，还实现了潜能的最大化。

综上所述，量子力学作为一门揭示微观世界奥秘的学科，不仅为我们打开了探索微观世界的新视野，更为我们的职业生涯提供了宝贵的启示和赋能路径。通过借鉴量子力学的原理和方法，我们可以更好地应对职场压力、呵护身心安康、实现职业发展的可持续性和成功。在未来的职场生涯中，让我们以量子力学的智慧为指引，勇敢地面对挑战和机遇，实现自我超越。

2.6.3.4　调和工作生活，共筑幸福天平

在追求职业成功的同时，我们往往容易忽视工作与生活的平衡。然而，一个健康的职业生涯，不仅仅是职业上的辉煌成就，更是工作与生活和谐共生的体现。量子力学，这门揭示微观世界奥秘的学科，同样能为我们提供调和工作与生活的智慧，帮助我们共筑幸福的天平。

（1）量子态的叠加与平衡

量子叠加态不仅揭示了微观粒子可以同时处于多种状态，也启示我们在工作与生活中寻找平衡之道。正如粒子可以在不同状态间叠加，我们也可以在工作与生活之间找到一种动态的平衡状态。

在职场上，我们投入精力、追求卓越；在生活中，我们享受时光、滋养心灵。二者并非截然分开，而是可以相互渗透、相互促进。例如，我们可以将工作中的创新思维应用到生活中，让生活更加丰富多彩；同时，也

可以从生活中汲取灵感和力量，为工作注入新的活力。

通过借鉴量子叠加态的原理，我们可以学会在不同角色和身份之间灵活切换，既能在职场中展现出专业与高效，又能在生活中享受宁静与喜悦。这种平衡的状态，将使我们的人生更加充实和幸福。

（2）量子纠缠的相互依存

量子纠缠描述了粒子之间的神奇关联，无论相隔多远都能瞬间相互影响。这种相互依存的关系，也映射到我们工作与生活的平衡中。

工作与生活并非孤立存在，而是相互依存、相互促进的。工作的成功可以为我们带来生活的保障和满足，而生活的幸福也可以激发我们工作的热情和动力。因此，我们不能片面地追求工作成就而忽视生活品质，也不能只享受生活而荒废工作。

通过借鉴量子纠缠的原理，我们可以更加深刻地认识到工作与生活之间的紧密联系，学会在两者之间找到最佳的平衡点。例如，我们可以合理安排工作与休息的时间，确保既有足够的时间投入工作，又有足够的时间享受生活；同时，我们也可以在工作与生活中寻找共同点和交集，让两者相互促进、相得益彰。

（3）量子隧穿的突破与超越

量子隧穿效应描述了粒子在能量不足的情况下仍能穿越势垒的现象，启示我们在面对工作与生活的不平衡时，也要勇于突破自我限制，实现超越。

许多职业人士在追求职业成功的过程中，往往会陷入工作与生活的失衡状态。他们可能过度投入工作，忽视了生活的品质和乐趣；或者过于追求生活享受，忽视了工作的责任和挑战。然而，通过借鉴量子隧穿效应的原理，我们可以学会在困境中寻找突破点，实现工作与生活的和谐共生。

例如，当我们感到工作压力过大、生活失去平衡时，可以尝试调整自己的心态和策略，寻找新的突破点。我们可以学习新的时间管理技巧，提高工作效率；或者尝试新的休闲方式，丰富自己的生活体验。通过这些努力，我们可以逐渐突破工作与生活的瓶颈，实现自我超越和幸福共生。

（4）量子计算的精准规划

量子计算以其强大的计算能力为我们提供了精准规划的可能性。在职场与生活的平衡中，我们也可以借鉴量子计算的原理，进行精准规划和决策。

通过量子计算的方法，我们可以对工作和生活的各个方面进行细致的分析和预测，找出最优的解决方案。例如，我们可以利用量子计算来优化自己的时间管理策略，确保工作和生活的合理分配；或者利用量子计算来预测市场的变化和趋势，为自己的职业发展做出更加明智的决策。

此外，量子计算还可以帮助我们更好地了解自己的需求和期望，从而制定更加符合自己实际情况的职业和生活规划。通过精准规划，我们可以更加从容地应对职场和生活的挑战，实现工作与生活的和谐共生。

案例分析：一位职场妈妈的平衡之道

张女士是一位在金融行业工作的职场妈妈。她面临着工作与家庭的双重压力，经常感到身心俱疲。然而，通过使用量子力学调和工作生活的关键要素（表 2-6-5），她成功地找到了工作与生活的平衡点，实现了幸福共生。

表 2-6-5　量子力学调和工作生活的关键要素

关键要素	具体表现
量子态的叠加与平衡	在工作与生活中寻找动态平衡状态，灵活切换不同角色和身份
量子纠缠的相互依存	认识到工作与生活之间的紧密联系，加强彼此之间的联系和互动
量子隧穿的突破与超越	勇于突破自我限制，实现工作与生活的超越和幸福共生
量子计算的精准规划	利用量子计算的方法进行精准规划和决策，实现工作与生活的和谐共生

首先，张女士学会了利用量子叠加态的原理来灵活切换不同的角色和身份。在工作时，她全情投入、追求卓越；回到家中，她则放下工作的烦

恼，尽情享受与家人的时光。这种灵活切换的能力让她在工作与生活中都能保持高效和愉悦。

其次，张女士利用量子纠缠的原理来加强自己与家人之间的联系和互动。她经常与家人分享工作中的趣事和成就，同时也倾听家人的想法和建议。这种相互依存的关系让她感到更加温暖和幸福。

此外，张女士还勇于突破自我限制，实现工作与生活的超越。她利用业余时间学习新的知识和技能，提升自己的竞争力；同时，她也注重培养自己的兴趣爱好和社交圈子，丰富自己的生活体验。这些努力让她在工作与生活中都取得了显著的成就和满足感。

最后，张女士利用量子计算的原理来精准规划自己的职业和生活。她制定了详细的时间管理计划和职业发展目标，确保自己能够在工作和生活中保持平衡和高效。通过这些努力，她成功地实现了工作与生活的和谐共生，成为了一位幸福的职场妈妈。

综上所述，量子力学作为一门揭示微观世界奥秘的学科，不仅为我们打开了探索微观世界的新视野，更为我们的职业生涯和生活平衡提供了宝贵的启示和赋能路径。通过借鉴量子力学的原理和方法，我们可以更好地调和工作与生活的关系，实现幸福共生和职业辉煌。在未来的职场生涯中，让我们以量子力学的智慧为指引，勇敢地追求自己的梦想和目标，同时也别忘了享受生活的美好和幸福。

2.6.3.5　融洽职场人际，编织协作纽带

在职场中，人际关系是职业人士无法回避的重要课题。良好的人际关系不仅能够提升工作效率，还能增强团队凝聚力，为职业生涯的发展奠定坚实的基础。而量子力学，这门揭示微观世界奥秘的学科，同样能为我们提供融洽职场人际、编织协作纽带的智慧。

（1）量子纠缠与团队协作

量子纠缠现象告诉我们，即使相隔遥远的粒子也能瞬间相互影响，这种神奇关联映射到职场中，就是团队成员之间紧密相连、协同工作的状态。

一个高效的团队，其成员之间往往存在着类似量子纠缠般的紧密联系，他们相互支持、相互启发，共同面对挑战，实现目标。

在团队协作中，我们可以借鉴量子纠缠的原理，强化成员之间的沟通与协作。通过定期的团队会议、项目分享会等形式，促进成员之间的信息交流和思想碰撞，形成紧密的合作网络。同时，鼓励成员之间建立深厚的信任关系，相互支持、相互理解，共同应对职场中的挑战和困难。

（2）量子叠加态与多元视角

量子叠加态揭示了微观粒子可以同时处于多种状态的可能性，这启示我们在职场中也要保持多元化的视角和思维方式。在职场中，每个成员都有其独特的背景和专长，他们看待问题的角度和方式也各不相同。通过借鉴量子叠加态的原理，我们可以鼓励团队成员从多个角度思考问题，提出不同的解决方案，从而丰富团队的智慧库，提升决策的科学性和准确性。

例如，在项目策划阶段，我们可以组织团队成员进行头脑风暴，鼓励大家从各自的专业领域出发，提出创新的想法和建议。通过汇总和整合这些多元化的视角和方案，我们可以形成更加全面、完善的项目计划，为项目的成功实施奠定坚实的基础。

（3）量子隧穿效应与突破障碍

量子隧穿效应描述了微观粒子在能量不足的情况下仍能穿越势垒的现象，这启示我们在职场中也要勇于突破障碍，实现自我超越。在职场中，我们经常会遇到各种挑战和困难，如沟通障碍、团队冲突、资源限制等。面对这些障碍，我们不能轻言放弃，而是要像量子粒子一样，勇于尝试、勇于突破。

在突破障碍的过程中，我们可以借鉴量子隧穿效应的原理，采取灵活多变的策略和方法。例如，当遇到沟通障碍时，我们可以尝试改变沟通方式、调整沟通内容，以更加有效地传达信息；当遇到团队冲突时，我们可以采取中立的态度，倾听各方的意见和需求，寻求共识和解决方案；当遇到资源限制时，我们可以创新思维，寻找替代方案或利用现有资源实现最大化利用。

（4）量子计算与高效决策

量子计算以其强大的计算能力为我们提供了高效决策的可能性。在职场中，我们经常需要做出各种决策，如项目选择、资源分配、团队管理等。而量子计算的原理和方法可以帮助我们更加精准地分析数据、预测趋势，从而做出更加科学、合理的决策。

例如，在项目管理中，我们可以利用量子计算技术对项目进度、成本、质量等关键指标进行实时监控和预测。通过量化分析这些数据，我们可以及时发现潜在的风险和问题，并采取相应的措施进行调整和优化。这样不仅可以提高项目管理的效率和准确性，还可以降低项目失败的风险和成本。

案例分析：一位项目经理的团队协作之旅

赵经理是一位在 IT 行业工作的项目经理，他负责一个跨部门的大型项目。在项目初期，他面临着团队成员之间沟通不畅、协作效率低下的问题。为了改善这一状况，赵经理开始使用量子力学融洽职场人际的关键要素（表 2-6-6）来优化团队协作。

表 2-6-6　量子力学融洽职场人际的关键要素

关键要素	具体表现
量子纠缠与团队协作	强化成员之间的沟通与协作，形成紧密的合作网络
量子叠加态与多元视角	鼓励团队成员从多个角度思考问题，提出不同的解决方案
量子隧穿效应与突破障碍	勇于尝试、勇于突破，采取灵活多变的策略和方法应对挑战
量子计算与高效决策	利用量子计算技术进行精准监控和预测，提高决策的科学性和准确性

首先，他利用量子纠缠的原理加强了团队成员之间的沟通和协作。他组织定期的团队会议和项目分享会，鼓励成员之间分享经验和知识，形成紧密的合作网络。同时，他还建立了有效的反馈机制，及时了解成员的想法和需求，为团队提供必要的支持和帮助。

其次，赵经理借鉴了量子叠加态的原理来鼓励团队成员从多个角度思考问题。他组织头脑风暴会议，鼓励大家提出创新的想法和建议。通过汇总和整合这些多元化的视角和方案，他形成了更加全面、完善的项目计划，为项目的成功实施奠定了坚实的基础。

在项目实施过程中，赵经理遇到了资源限制和进度延误的问题。面对这些挑战，他借鉴了量子隧穿效应的原理来突破障碍。他调整项目计划，优化资源配置，采取灵活多变的策略和方法来应对问题。同时，他还积极寻求外部支持和帮助，与供应商、合作伙伴等建立紧密的合作关系，共同推动项目的顺利进行。

最后，赵经理利用量子计算技术对项目进行了精准的监控和预测。他通过量化分析项目进度、成本、质量等关键指标，及时发现潜在的风险和问题，并采取相应的措施进行调整和优化。这种高效决策的方式不仅提高了项目管理的效率和准确性，还降低了项目失败的风险和成本。

通过借鉴量子力学的原理和方法，赵经理成功地优化了团队协作，提升了项目管理的效率和准确性，实现了项目的成功实施。他的经历告诉我们，量子力学不仅是一门揭示微观世界奥秘的学科，更是我们优化职场人际、编织协作纽带的宝贵工具。

综上所述，量子力学作为一门揭示微观世界奥秘的学科，不仅为我们打开了探索微观世界的新视野，更为我们的职业生涯提供了宝贵的启示和赋能路径。通过借鉴量子力学的原理和方法，我们可以更好地融洽职场人际、编织协作纽带，实现职业生涯的可持续发展和成功。在未来的职场生涯中，让我们以量子力学的智慧为指引，勇敢地面对挑战和机遇，共同编织出更加美好的职业未来。

2.7　人工智能：智能引领，重塑职场，开启未来职业新篇

当下，人工智能（AI）已然凝聚起一股极具颠覆性的力量，正以超乎想象的迅猛之势全面渗透至各个领域，从医疗保健到交通运输，从金融服

务到制造业，无一不被其深刻重塑，我们的生活与工作模式也随之发生了天翻地覆的改变。与此同时，超级智能（ASI）作为 AI 进阶发展的潜在方向，虽尚在探索的征途之中，却已初显峥嵘，其蕴含的能量足以撬动未来社会经济架构的深层次变革。AI 掀起的这一场行业大变革使诸多传统岗位面临洗牌，全新职业应运而生，人们的职业生涯规划遭遇前所未有的挑战。但我们不应陷入焦虑与恐慌的泥沼，而应积极主动地拥抱变化，深度挖掘 AI 的潜能，探索如何巧妙借助这一强大工具，为自己开辟出一条崭新且充满光明前景的职业发展之路。

2.7.1　AI 对职业生涯产生了哪些方面的影响？

2.7.1.1　职业机遇的拓展

→ 新兴职业涌现：AI 的蓬勃发展催生了大量前所未有的新兴职业。例如，在人工智能研发领域，AI 工程师成为炙手可热的岗位，他们负责开发复杂的算法、构建智能模型，为各行各业的智能化转型提供核心技术支持。像字节跳动公司的 AI 工程师团队，致力于优化抖音等产品的推荐算法，让内容精准触达用户，提升用户体验。同时，数据标注员这一岗位也应运而生，他们仔细标注海量数据，为 AI 模型的训练提供基础素材，确保模型的准确性和可靠性。

→ 跨领域融合机会增多：AI 与传统行业的深度融合创造了丰富的跨领域工作机会。以医疗行业为例，医疗 AI 产品经理这一新兴岗位，需要既懂医疗专业知识，又熟悉 AI 技术应用的复合型人才。他们负责统筹医疗 AI 产品的研发、推广与落地，协调医生、工程师、市场人员等多方资源，推动智能医疗诊断设备、辅助治疗系统等产品走向临床应用，为患者带来更精准、高效的医疗服务。又如，在教育领域，AI 教育咨询师结合教育学原理与 AI 技术优势，为学生量身定制个性化学习方案，帮助他们在智能学习环境中快速成长。

→ 创业空间扩大：AI 降低了创业门槛，激发了创业者的热情，开辟了全新的创业赛道。许多具备创新思维和技术实力的创业者，聚焦 AI 应用场景，创办了一系列富有潜力的初创企业。比如，一些创业者利用 AI 技术开发智能家居控制系统，实现家居设备的智能化联动，为用户打造便捷、舒适的居住环境；还有人致力于 AI 农业项目，通过传感器、无人机等技术手段，实现精准农业灌溉、病虫害监测与防治，提高农业生产效率，保障粮食安全。

2.7.1.2　职业挑战的加剧

→ 岗位替代风险：部分重复性、规律性强的工作岗位正面临被 AI 替代的严峻挑战。在制造业，工业机器人广泛应用于汽车生产、电子产品组装等生产线，能够精准、快速地完成焊接、装配等任务，使得原本从事简单装配工作的工人面临失业风险。据统计，近年来，一些大型汽车制造企业由于引入自动化生产线，减少了约 30% ~ 40% 的一线装配工人岗位。同样，在金融领域，智能客服逐渐取代人工客服，处理大量常见问题咨询、业务办理等事务，人工客服岗位需求相应减少。

→ 技能升级压力：随着 AI 在各行业的渗透，职业人士面临着迫切的技能升级需求。传统行业从业者若想跟上时代步伐，必须学习掌握与 AI 相关的新知识、新技能。以市场营销人员为例，他们不仅需要精通传统的营销理论与策略，还需熟悉 AI 营销工具，如利用数据分析平台挖掘消费者潜在需求，运用智能广告投放系统精准定位目标客户群体，否则将难以在激烈的市场竞争中脱颖而出。再如，物流行业从业者，为适应智能物流的发展趋势，需要学习无人机操控、智能仓储管理系统等技能，以提升物流配送效率和服务质量。

→ 职业竞争加剧：AI 使得职场竞争更加白热化。一方面，新兴职业吸引了大量人才涌入，人才供给短期内相对过剩，加剧了竞争激烈程度。例如，AI 数据分析师岗位，由于其广阔的发展前景和较高的薪资待遇，吸引了众多数学、统计学、计算机科学等专业背景的人才竞争，入职门槛不断提高。另一方面，AI 技术辅助下的求职者，能够更精准地展示自身优势，投递更匹配的岗位，使得招聘过程中的竞争愈发激烈，职业人士需要不断提升自身综合竞争力，才能在求职大军中脱颖而出。

2.7.1.3 工作模式的转变

→ 远程办公常态化：AI 技术的发展，尤其是云计算、高清视频会议等技术的成熟，为远程办公提供了坚实支撑，使其逐渐成为一种常态化的工作模式。疫情期间，众多企业纷纷采用远程办公方式，员工借助办公软件、协作平台等 AI 工具，在家中即可完成项目策划、文档编辑、团队沟通等工作任务。例如，腾讯会议等视频会议软件，支持多人实时在线沟通、屏幕共享、虚拟背景等功能，让远程协作如同面对面交流般顺畅，有效保障了企业的正常运转。这种工作模式不仅节省了通勤时间和成本，还提高了员工的工作灵活性和生活满意度。

→ 智能化协作流程：AI 赋能团队协作，实现了工作流程的智能化升级。在软件开发项目中，AI 驱动的项目管理工具能够实时跟踪项目进度、自动分配任务、预警潜在风险，团队成员通过集成的协作平台，随时随地获取项目信息、更新工作进展，实现高效协同。如 Atlassian 公司的 Jira 软件，结合 AI 技术，帮助全球众多企业优化软件开发流程，提高项目交付速度和质量。同时，AI 还能促进不同部门之间的信息共享与协同工作，打破部门壁垒，提升企业整体运营效率。

→ 弹性工作制度普及：基于 AI 对员工工作效率、工作负荷等数据的分析，企业能够更科学地制定弹性工作制度。员工可以根据个人的生物钟、生活节奏以及工作任务的紧急程度，自主选择工作时间和地点，只要在规定的时间内完成工作任务即可。例如，一些互联网企业采用"995 弹性制"，员工可以在早上 9 点到晚上 9 点之间，灵活安排 5 个小时的工作时间，这种制度既满足了企业的业务需求，又兼顾了员工的个人生活，提高了员工的工作积极性和归属感。

2.7.1.4　职业发展路径的重塑

→ 技能多元化需求：AI 时代要求职业人士具备多元化的技能组合。单一技能型人才逐渐难以适应职场变化，取而代之的是具备跨学科知识和多种技能的复合型人才。以设计师为例，不仅需要精通传统的平面设计、UI 设计技能，还需掌握一定的 AI 技术，如利用 AI 辅助设计工具生成创意素材、优化设计方案，了解用户体验设计中的人机交互原理，以及具备数据分析能力，根据用户反馈数据改进设计作品，以满足市场对智能化、个性化设计的需求。

→ 持续学习导向：职业生涯发展不再是一蹴而就，而是一个持续学习、不断迭代的过程。由于 AI 技术更新换代迅速，职业人士必须保持学习热情，紧跟技术前沿，持续更新知识体系。例如，AI 从业者需要不断学习新的算法、框架，参加学术研讨会、在线课程等，提升自己的专业水平。同时，非技术岗位人员也需要了解 AI 基础知识，以便更好地与技术团队协作，推动业务创新。这种持续学习的导向将贯穿整个职业生涯，成为职业发展的重要驱动力。

→ 行业跨界频繁：AI 的融合性促使职业人士频繁跨界，拓宽职业发展路径。从传统制造业转行到智能制造业的工程师，不仅要掌握机械制造工艺，还要学习机器人编程、自动化控制系统等 AI 相关知识，实现从传统生产模式向智能制造模式的跨越。同样，传媒行业从业者跨界到 AI 驱动的新媒体领域，需要掌握内容创作、社交媒体运营以及 AI 推荐算法原理等多方面技能，通过跨行业经验的积累，打造独特的竞争优势，开启全新的职业篇章。

2.7.2　AI 是怎样对职业生涯产生作用的？

2.7.2.1　数据驱动的智能决策

→ 精准职业规划：AI 通过收集和分析海量的职业数据，包括行业趋势、岗位需求、薪资水平、技能要求等，为职业人士提供精准的职业规划建议。例如，领英（LinkedIn）等职业社交平台利用 AI 算法，分析用户的教育背景、工作经历、技能专长以及社交关系，结合市场动态，为用户推荐个性化的职业发展路径，如适合的岗位晋升方向、热门行业转型机会等，帮助用户明确职业目标，提前布局，避免盲目跟风或陷入职业发展误区。

→ 智能求职辅助：在求职过程中，AI 工具发挥着重要作用。求职 APP 中的智能简历筛选系统，能够快速扫描、解析简历内容，根据企业设定的岗位要求，精准匹配候选人，大大提高了招聘效率。同时，一些 AI 面试辅导工具，通过模拟面试场景、分析面试表现，帮助求职者提升面试技巧，识别自身优势与不足，针对性地调整面试策略，增加求职成功的概率。

→ 项目决策优化：在职场项目运作中，AI 助力团队做出更明智的决策。以产品研发项目为例，AI 可以分析市场调研数据、用户反馈、竞品信息等，预测产品的市场前景、潜在风险以及优化方向，为项目团队提供数据支撑，避免主观臆断导致的决策失误。例如，小米公司在研发智能家电产品时，利用 AI 数据分析消费者对智能家居功能的需求偏好、使用习惯等，确定产品的核心功能与创新点，确保产品一经推出便能满足市场需求，赢得用户青睐。

2.7.2.2 自动化流程提升效率

→ 任务自动化执行：AI 能够实现许多重复性、规律性任务的自动化处理，解放人力，提高工作效率。在财务领域，财务软件中的自动化记账、报销审核功能，依托 AI 技术识别发票信息、核对账目，大大缩短了财务处理周期。据统计，企业采用自动化财务系统后，记账效率提升约 $60\% \sim 70\%$，报销审核时间从原来的平均 $3 \sim 5$ 天缩短至 1 天以内。同样，在电商运营中，订单处理、库存管理等环节借助 AI 自动化工具，实现实时监控、自动补货、智能发货，确保订单流程顺畅，减少人为错误，提升客户满意度。

→ 智能资源调配：企业运营过程中，AI 可根据实时数据对人力、物力、财力等资源进行优化调配。在物流配送领域，基于 AI 的物流调度系统综合考虑车辆位置、路况信息、货物重量与体积、配送时效等因素，动态规划最优配送路线，提高车辆利用率，降低物流成本。例如，京东物流利用 AI 技术，将配送车辆的满载率提高了约 20%，配送时效缩短了 10% ~ 15%。同时，在人力资源管理方面，AI 分析员工技能、工作负荷、项目进度等数据，合理分配任务，确保人尽其才，项目顺利推进。

→ 流程优化建议：AI 通过对工作流程数据的挖掘与分析，能够发现流程中的瓶颈环节、低效节点，提出针对性的优化建议。以企业的生产制造流程为例，AI 系统监测生产线上各设备的运行数据、产品质量数据以及工人操作数据，识别出影响生产效率的关键因素，如某一工序的设备故障率高、操作流程繁琐等，进而提出改进方案，如设备维护计划调整、工艺流程简化等，帮助企业提升整体生产效率，降低生产成本。

2.7.2.3　个性化体验增强竞争力

→ 客户服务定制化：AI 驱动的智能客服系统能够根据客户的历史记录、浏览行为、咨询问题等数据，提供个性化的服务。例如，淘宝、京东等电商平台的智能客服，在客户咨询时，迅速识别客户身份，调取过往购买记录、售后问题等信息，针对性地解答疑问、推荐产品，让客户体验专属服务，提高客户满意度和忠诚度。据调查，使用智能客服系统的电商企业，客户复购率平均提升了约 10% ~ 15%。

→ 员工培训与发展个性化：在企业内部，AI 助力员工培训与发展实现个性化定制。学习管理系统（LMS）利用 AI 分析员工的岗位技能需求、学习进度、知识掌握程度等，为每个员工推送适合的培训课程、学习资料，制定个性化学习计划。例如，华为公司的内部培训平台，通过 AI 技术为不同层级、不同业务部门的员工量身打造培训方案，帮助员工快速提升专业技能，适应岗位发展需求，为企业培养高素质人才队伍。

→ 产品与服务创新个性化：AI 为企业产品与服务创新提供了个性化方向。通过分析用户数据，挖掘用户潜在需求、兴趣偏好以及痛点问题，企业能够开发出满足不同用户群体的个性化产品与服务。例如，抖音、今日头条等内容平台，借助 AI 算法为每个用户推送个性化的短视频、新闻资讯，满足用户多样化的内容消费需求，提升平台的用户黏性和活跃度。又如，汽车制造企业基于 AI 数据分析消费者对汽车配置、性能、外观的个性化偏好，推出定制化汽车生产服务，用户可根据自身需求选择配置，打造独一无二的座驾。

2.7.2.4　知识赋能促进成长

→ 智能知识检索与推荐：在知识爆炸的时代，AI 帮助职业人士快速获取所需知识。搜索引擎中的 AI 技术，如百度的智能搜索、谷歌的知识图谱，能够理解用户的查询意图，精准检索相关知识，并推荐关联知识点，拓宽用户知识面。例如，当一名科研人员查询某一学术领域的最新研究成果时，AI 搜索引擎不仅能提供相关论文链接，还能推荐该领域的权威专家、研究机构以及相关会议信息，助力科研人员快速了解前沿动态，深入开展研究工作。

→ 在线学习平台辅助：AI 赋能在线学习平台，让学习更加高效。Coursera、网易云课堂等在线学习平台，利用 AI 实现课程推荐、学习进度跟踪、知识测验等功能。AI 根据学员的学习历史、兴趣偏好、学习目标等，推荐适合的课程，在学习过程中，实时监测学习进度，提醒学员按时完成学习任务，通过智能测验评估学员对知识的掌握程度，针对性地提供辅导资料，帮助学员巩固知识，提升学习效果。

→ 知识传承与共享：企业内部，AI 促进知识传承与共享，助力新员工成长。知识管理系统中的 AI 助手，能够自动整理、分类老员工的经验文档、项目案例，形成结构化知识体系，方便新员工查询学习。例如，腾讯公司的知识管理平台，通过 AI 技术将内部的技术文档、业务流程、最佳实践案例等知识资源进行整合，新员工入职后，可快速检索所需知识，借鉴前人经验，缩短适应期，快速上手工作，提升团队整体作战能力。

📝 2.7.3　AI 促进职业生涯发展的方法有哪些？

2.7.3.1　心态与自我管理

→ 培养 AI 思维：主动学习 AI 基础知识，了解其原理、应用场景以及发展趋势，培养用 AI 解决问题的思维习惯。例如，阅读《深度学习》《人工智能：一种现代方法》等科普书籍，参加线上线下的 AI 入门课程，如 Coursera 上的 "AI for Everyone" 课程，通过学习，逐渐形成在面对工作难题时，思考如何借助 AI 工具、算法来优化解决方案的思维模式。当遇到大量数据需要分析时，能联想到利用数据分析软件中的 AI 功能，快速挖掘数据价值，而不是局限于传统的手工分析方法。

→ 利用 AI 进行情绪管理：借助 AI 情绪监测工具，实时了解自己的情绪状态，及时调整心态。如一些可穿戴设备，如 Muse 智能头带，通过监测脑电波活动，结合 AI 算法判断用户的情绪起伏，当检测到焦虑、压力等负面情绪时，自动推送放松训练课程，如冥想、深呼吸指导，帮助用户缓解情绪，保持良好的心理状态。同时，在社交媒体平台上，AI 筛选积极向上的内容进行推荐，营造正能量的信息环境，让用户在浏览过程中受到鼓舞，提升自信心和工作动力。

→ 借助 AI 设定目标与自我激励：利用 AI 目标管理应用（APP），如 Todoist、Microsoft To-Do 等，结合个人职业规划，设定短期和长期目标。这些 APP 利用 AI 分析任务难度、时间跨度、优先级等因素，制定合理的工作计划，将大目标分解为一个个可操作的小目标，并通过提醒功能督促用户按时完成任务。当用户完成一个小目标时，APP 给予虚拟奖励，如勋章、积分等，激发用户的成就感，形成正向激励循环，让用户在追求目标的过程中保持积极进取的心态，不断提升自我。

2.7.3.2　职业发展与规划

→ AI 职业测评与规划工具运用：借助专业的 AI 职业测评工具，如北森生涯的吉讯系统、新精英生涯的橙子 APP 等，深入了解自己的兴趣、能力、价值观以及职业适配性。这些工具通过一系列精心设计的问题，结合 AI 大数据分析，生成详细的职业测评报告，包括适合的职业领域、岗位类型、发展潜力等信息。例如，一位对文字感兴趣、逻辑思维较强的大学生，使用吉讯系统后，得到建议可从事编辑、文案策划、数据分析等职业，并提供了相应的职业发展路径规划，如从基础编辑岗位做起，逐步晋升为内容主编，再向内容运营总监方向发展，为其职业规划提供了清晰的指引。

→ 关注 AI 行业动态与趋势：定期浏览专业的科技资讯网站、行业报告，如 36 氪、虎嗅网、艾瑞咨询等，利用 AI 资讯推荐功能，精准获取 AI 相关的行业动态、技术突破、政策法规变化等信息。关注 AI 领域的知名专家、学者、企业高管等的社交媒体账号，如吴恩达、李飞飞、马斯克等，及时了解他们对 AI 发展趋势的见解。通过对这些信息的收集与分析，提前预判行业发展方向，为自己的职业发展抢占先机。例如，当得知某一新兴 AI 技术在医疗影像诊断领域即将迎来大规模应用时，医学影像专业的学生或从业者可提前学习相关技术知识，参与相关项目实践，积累经验，以便在该领域需求爆发时，顺利进入并获得良好发展。

→ 参与 AI 项目与实践：主动寻找机会参与企业内部或外部的 AI 项目，积累实战经验。如果所在公司有 AI 应用需求，积极申请加入项目团队，与数据科学家、算法工程师等专业人员协作，了解 AI 从需求分析、模型构建到部署应用的全流程运作。例如，在一家传统制造企业推行智能制造升级项目中，生产部门的员工可以参与到设备智能化改造环节，学习如何将传感器、物联网技术与生产设备结合，利用 AI 算法优化生产流程，实现设备故障预测与维护，不仅提升了自身对前沿技术的运用能力，还为企业创造了实际价值，拓宽了职业晋升通道。此外，还可以参与开源 AI 项目，如 GitHub 上的热门 AI 开源库开发，与全球开发者交流切磋，提升技术水平的同时，拓展人脉资源，增加在 AI 领域的知名度。

2.7.3.3　健康与生活习惯

→ AI 健康监测与管理：利用智能手环、智能手表等可穿戴设备，配合手机 APP，实现 24 小时健康监测。这些设备内置的 AI 芯片，能精准采集心率、血压、睡眠质量、运动步数等数据，通过 AI 算法分析健康状况，及时发现潜在健康风险，并提供个性化的健康建议。比如，当检测到连续几天睡眠质量不佳时，APP 会推荐睡前放松的方法，如泡热水澡、听舒缓音乐，并根据个人生物钟调整作息提醒；若发现心率异常波动，建议及时就医检查，预防心血管疾病。同时，一些智能健康管理 APP 还能根据饮食记录，分析营养摄入是否均衡，为用户制定科学的饮食计划，确保身体摄入充足的营养，维持良好的工作状态。

→ 智能运动指导与陪伴：借助 AI 健身 APP 或智能健身镜，开启个性化运动之旅。以 Keep 等健身 APP 为例，用户输入身体基本信息、健身目标（如减脂、增肌、塑形等）后，AI 算法为其定制专属的运动课程，课程内容涵盖有氧训练、力量训练、柔韧性训练等多种形式，并根据用户实时反馈，如运动强度感受、动作完成质量，动态调整后续课程难度和内容。智能健身镜则通过摄像头捕捉用户的动作，利用 AI 视觉技术实时纠正动作姿势，避免运动损伤，就像身边有一位专业的私人教练。无论是在家中客厅还是户外公园，只要打开设备，就能随时享受 AI 带来的专业运动指导，养成定期运动的好习惯，提升身体素质，缓解工作压力。

→ AI 助力规律作息养成：通过手机自带的 AI 智能助手或专门的作息管理 APP，培养规律作息。这些工具依据用户日常工作、生活习惯，利用 AI 分析最佳作息时间点，设置定时提醒，引导用户按时起床、睡觉、午休。例如，小米手机的小爱同学智能助手，能在睡前自动关闭卧室灯光、调暗手机屏幕亮度、播放轻柔的助眠白噪音，营造舒适的睡眠环境；早上按时叫醒用户，并推送当天的天气、交通、日程信息，帮助用户快速开启活力满满的一天。长期坚持规律作息，有助于调整生物钟，提高睡眠质量，让身体和大脑得到充分休息，增强工作中的专注力和创造力。

2.7.3.4　工作与生活平衡

→AI 时间管理优化：运用 AI 时间管理工具，如 Toggl、TimeCamp 等，对工作和生活中的各项事务进行精细化管理。这些工具可以自动记录用户在不同任务、应用程序上花费的时间，通过 AI 分析找出时间黑洞，如过度沉迷社交媒体、长时间处理低优先级任务等，然后提供优化建议。例如，将工作任务按照重要性和紧急程度分类，利用番茄钟技术，每集中精力工作 25 分钟，休息 5 分钟，循环往复，提高工作效率；同时，为生活事务预留专门的时间块，如陪伴家人、锻炼身体、学习充电等，确保工作不侵占生活时间，实现二者的良性平衡。用户还可以通过这些工具生成的时间报告，回顾一周或一个月的时间分配情况，不断调整优化时间管理策略。

→智能办公与生活场景融合：借助智能家居设备与办公软件的联动，实现工作与生活场景的无缝切换。例如，使用支持语音控制的智能音箱，如亚马逊 Echo、百度小度等，在家中办公时，通过语音指令查询工作资料、安排会议日程、设置提醒事项，解放双手，提高办公效率；下班后，切换到生活模式，语音控制智能音箱播放音乐、查询菜谱、控制家电设备，享受便捷的家居生活。同时，一些办公软件也开始融入生活服务功能，如钉钉推出的生活号，员工可以在上面预订外卖、购买电影票、查询周边生活信息，一站式满足工作与生活需求，减少因场景切换带来的繁琐与压力，让工作与生活相互融合、相得益彰。

→AI 助力远程协作与灵活办公：在疫情常态化的当下，充分利用 AI 技术实现远程协作与灵活办公的优化。视频会议软件中的 AI 功能，如腾讯会议的 AI 降噪、背景虚化、实时字幕等，让远程沟通更加清晰流畅，无论身处嘈杂的咖啡馆还是家中书房，都能像在办公室、会议室一样高效交流；协同办公平台，如飞书文档的智能编辑、多人实时协作，以及石墨文档的 AI 辅助写作、内容审核等功能，方便团队成员随时随地共同编辑文档、策划项目，打破地域和时间限制。企业管理者可以借助 AI 数据分析员工的远程办公效率、工作时长分布等情况，合理制定灵活办公制度，员工既能灵活安排工作时间，照顾家庭需求，又能确保工作任务按时完成，提升工作与生活的整体满意度。

2.7.3.5　人际交往与沟通

→ AI 沟通辅助提升表达能力：利用写作辅助工具，如 Grammarly、秘塔写作猫等，提升书面沟通能力。这些工具内置 AI 算法，能实时检查文本中的语法错误、用词不当、逻辑不清晰等问题，并提供修改建议，让邮件、报告、文案等书面表达更加准确、流畅、专业。在口语沟通方面，一些智能语音助手，如讯飞语记，支持实时语音转文字、翻译功能，方便在跨国交流、会议记录等场景中使用，确保信息传递准确无误。例如，外贸业务员与国外客户洽谈业务时，讯飞语记将双方的语音实时转换成文字，并进行翻译，避免因语言障碍造成误解，提高沟通效率，促成合作。此外，通过 AI 分析优秀沟通案例的语言模式、逻辑结构，学习有效的沟通技巧，如如何开场、引导话题、回应反馈等，提升人际交往中的沟通魅力。

→ 社交关系智能维护与拓展：社交媒体平台利用 AI 算法为用户推荐可能认识的人、兴趣相投的群组，帮助拓展社交圈。例如，微信的"发现新朋友"功能，根据用户的共同好友、地理位置、兴趣爱好等信息，推荐潜在的朋友，方便用户结识同行、拓展人脉；领英则专注于职场社交，AI 分析用户的职业经历、技能专长、关注行业，精准推送同行业精英、潜在合作伙伴，助力职场人士建立专业人脉网络。同时，一些社交 APP 具备智能提醒功能，如生日祝福、节日问候提醒，帮助用户维护现有人际关系，让朋友感受到关怀，增进感情。通过这些 AI 辅助手段，积极主动地拓展和维护社交关系，为职业生涯发展积累宝贵的人脉资源。

→ AI 洞察团队成员需求与协作：在团队协作中，借助项目管理软件中的 AI 功能，洞察团队成员的需求和工作状态。例如，Jira、Trello 等工具利用 AI 分析任务进度、成员工作量、沟通频率等数据，识别团队协作中的瓶颈环节，如某位成员任务过重、某两个成员之间沟通不畅等，及时提醒管理者进行调整。管理者还可以利用 AI 生成的团队协作报告，了解成员的优势与短板，合理分配任务，发挥团队最大效能。此外，AI 情感分析技术应用于团队内部沟通工具，如在即时通信软件中，分析成员聊天内容的情绪倾向，当检测到负面情绪时，管理者或同事可以及时介入沟通，化解矛盾，营造和谐积极的团队氛围，促进团队成员之间的紧密协作，推动项目顺利开展。

2.7.4　AI 应用拓展与创新实践

2.7.4.1　AI 跨领域融合创新案例

→ AI+ 医疗——精准诊断与个性化治疗：在医疗领域，AI 的应用正掀起一场革命。以影像诊断为例，谷歌的 DeepMind 开发的 AI 系统，能够在短时间内分析大量的医学影像，如 X 线、CT、MRI 等，精准识别出肿瘤、病变等异常情况，准确率甚至超过经验丰富的医生。在临床实践中，该系统帮助医生提前发现细微病灶，为患者争取宝贵的治疗时间。同时，AI 结合基因测序技术，实现个性化医疗方案制定。通过分析患者的基因数据、病史、生活习惯等信息，AI 为每个患者量身打造最适合的治疗策略，包括药物选择、剂量调整、治疗周期规划等，提高治疗效果，减少药物不良反应，开启精准医疗新时代。

→ AI+ 教育——智能教学与个性化学习：教育行业也在 AI 的赋能下焕发出新活力。智能辅导系统如松鼠 AI，运用自适应学习技术，根据学生的学习进度、知识掌握程度、答题习惯等数据，实时调整教学内容和难度，为每个学生提供专属的学习路径。例如，当学生在数学函数知识点上反复出错时，系统自动推送针对性的练习题、讲解视频，从基础概念到进阶应用，层层深入，帮助学生攻克难点，提升学习效果。此外，AI 教育平台还支持虚拟实验室、智能口语陪练等功能，让学生在沉浸式的学习环境中，锻炼实践操作能力和语言表达能力，满足不同学科、不同层次学生的学习需求，推动教育公平与质量提升。

→ AI+ 艺术——创意激发与作品生成：AI 与艺术的融合为创作领域带

来了无限可能。艺术家们利用 AI 工具，如 Adobe 的 Sensei 人工智能技术，激发创作灵感。在绘画创作中，AI 可以根据艺术家设定的主题、风格、色彩偏好等，生成初步的草图或创意素材，艺术家在此基础上进行二次创作，拓展创作思路，打破传统创作瓶颈。同时，AI 还能直接生成完整的艺术作品，如谷歌的 DeepDream 项目，通过算法生成梦幻般的视觉图像，展现出独特的美学风格。这些 AI 生成的艺术作品不仅在艺术展览上引起轰动，还为广告、影视、游戏等行业提供了新颖的视觉元素，推动艺术产业创新发展。

2.7.4.2 人机协作团队构建策略

→ 明确人机分工与协作模式：在构建人机协作团队时，首先要明确人与 AI 的各自优势，合理分工。AI 擅长处理海量数据、执行重复性任务、进行快速精准计算，而人类则在复杂决策、情感沟通、创意构思等方面独具优势。例如，在金融投资领域，量化投资模型（AI 部分）负责对市场数据进行实时分析、筛选投资机会、构建投资组合，投资经理（人类部分）则依据宏观经济形势、行业动态、企业基本面等因素，对 AI 推荐的投资方案进行综合评估、调整风险偏好，做出最终投资决策。同时，建立流畅的协作模式，如通过 API 接口实现数据共享、利用可视化工具进行信息交互，确保人与 AI 能够高效协同工作。

→ 培养人机协作技能与素养：团队成员需要具备与 AI 协作的相关技能和素养。一方面，要学习掌握基本的 AI 知识，了解如何操作、维护与自己工作相关的 AI 系统，如数据分析师要熟悉使用数据分析软件中的 AI 模块，营销人员要懂得如何利用 AI 营销工具进行客户洞察。另一方面，要培养数据素养，能够理解 AI 输出的数据含义，依据数据做出合理判断。此外，团队成员还应具备适应 AI 带来的工作流程变化的能力，保持开放心态，积极探索人机协作的新方式，不断提升协作效率。企业可以通过内部培训、在线课程、实战演练等方式，提升团队成员的人机协作技能。

→ 建立人机信任关系与激励机制：为了确保人机协作的顺利进行，需要在团队中建立人与 AI 的信任关系。向团队成员宣传 AI 的工作原理、优势与局限性，让他们了解 AI 是辅助工具而非替代者，消除对 AI 的恐惧与误解。例如，在客服团队引入智能客服时，向人工客服详细介绍智能客服的功能、处理流程，以及如何与其协同工作，让人工客服明白智能客服能够帮助他们更快地解决客户问题，提升服务效率。同时，建立相应的激励机制，对善于利用 AI 提升工作绩效、积极参与人机协作创新的团队成员给予奖励，如奖金、晋升机会、荣誉称号等，鼓励大家充分发挥 AI 的优势，推动团队整体发展。

2.7.4.3　持续学习与 AI 共进步路径

→ 紧跟 AI 技术前沿学习：关注 AI 领域的最新研究成果、技术突破、行业标准等信息，保持学习的及时性与前瞻性。订阅专业的学术期刊，如 *Nature Machine Intelligence*、*IEEE Transactions on Pattern Analysis and Machine Intelligence* 等，参加国际顶级学术会议，如 NeurIPS、ICML、CVPR 等，了解前沿科研动态。同时，利用在线学习平台，如 edX、Udemy 等，学习最新的 AI 课程，从基础的机器学习、深度学习算法到前沿的强化学习、生成对抗网络等技术，不断更新知识体系。此外，关注开源 AI 项目的发展，参与 GitHub 上的代码交流与贡献，与全球开发者共同学习、共同进步，掌握最先进的 AI 开发工具与技巧。

→ 结合职业需求定制学习计划：根据自己的职业发展方向和岗位需求，制定个性化的 AI 学习计划。如果从事市场营销工作，重点学习 AI 营销工具的使用，如客户关系管理系统（CRM）中的 AI 分析功能、社交媒体营销平台的 AI 广告投放策略等，提升市场洞察与精准营销能力；若是一名设计师，学习如何利用 AI 辅助设计工具，如 Adobe 的 AI 插件，提高设计效率与创意水平；对于企业管理者，学习 AI 战略规划、项目管理中的 AI 应用等知识，提升企业数字化转型领导力。定期评估学习效果，根据职业发展的变化及时调整学习计划，确保所学知识能够切实应用到工作中，为职业生涯发展提供有力支撑。

→ 参与 AI 实践社区与交流活动：加入 AI 实践社区，如 AI 爱好者论坛、专业技术社群等，与同行、专家交流 AI 应用经验、分享实践案例、探讨解决方案。在社区中，不仅可以学习到他人的成功经验，还能发现自己在工作中遇到的问题并非个例，通过交流互动找到新思路、新方法。积极参加线下的 AI 交流活动，如行业研讨会、技术沙龙、黑客马拉松等，与不同背景的人建立联系，拓展人脉资源，激发创新思维。例如，参加黑客马拉松活动，与程序员、设计师、产品经理等组成临时团队，在短时间内利用 AI 技术开发创新项目，锻炼团队协作与快速应用 AI 的能力，加速自身成长。

2.7.5　应对 AI 变革的未来展望与策略

2.7.5.1　适应未来 AI 发展的职业素养提升

→ 强化跨学科知识融合：随着 AI 与各行业的深度融合，未来职业人士需要具备跨学科知识体系。除了掌握本专业领域的核心知识外，还应了解 AI 技术、信息技术、心理学、社会学等相关学科知识。例如，在智能交通领域工作的工程师，不仅要精通汽车工程、交通规划知识，还要熟悉 AI 算法在自动驾驶中的应用、人机交互原理在智能座舱设计中的运用，以及社会学知识在城市交通拥堵治理中的作用，通过跨学科知识融合，更好地解决复杂的现实问题，满足未来职业发展需求。企业在人才招聘与培养过程中，也应注重选拔具有跨学科背景的人才，鼓励员工进行跨学科学习，搭建知识共享平台，促进不同学科知识的交流与碰撞。

→ 培养创新与批判性思维：在 AI 主导的未来职场，创新与批判性思维将成为核心竞争力。创新思维能够帮助职业人士突破传统思维模式，挖掘 AI 带来的新机遇，创造出独特的产品、服务或商业模式。例如，在传统餐饮行业，有人利用 AI 技术开发智能点餐系统，结合大数据分析顾客口味偏好，推出个性化菜品推荐，开创了全新的餐饮体验模式。批判性思维则让职业人士能够理性看待 AI 的应用，识别其潜在风险与局限性，提出针对性的改进措施。在医疗 AI 诊断系统应用过程中，医生需要运用批判性思维，对 AI 给出的诊断结果进行审核、验证，结合临床经验做出最终判断，确保医疗安全。教育机构和企业应通过开设创新思维训练课程、组织头脑风暴活动等方式，培养员工的创新与批判性思维能力。

→ 提升伦理与社会责任意识：AI 的广泛应用引发了一系列伦理、法律和社会问题，如数据隐私保护、算法歧视、就业结构失衡等。未来职业人士必须具备高度的伦理与社会责任意识，确保 AI 的合理使用。在软件开发过程中，程序员要遵循数据保护法规，设计公平、透明的算法，避免因算法偏见对特定群体造成不利影响；企业管理者在制定 AI 战略时，要考虑对社会就业结构的冲击，积极探索应对策略，如开展员工再培训、推动人机协作模式创新等，实现企业发展与社会责任的平衡。政府、行业协会和企业应共同加强 AI 伦理教育宣传，制定相关伦理准则和规范，引导职业人士在 AI 应用中坚守伦理底线，维护社会公平正义。

2.7.5.2 面对未来不确定性的生涯规划调整

→ 关注 ASI 发展动态与潜在影响：ASI 的发展虽仍处于持续探索阶段，但其展现出的潜能已足以震撼各界。现阶段，密切留意 ASI 的科研突破、技术迭代以及实际应用试点等动态信息，对洞察其长远走向至关重要。从职业发展维度剖析，不同领域受 ASI 波及的程度与方式各异。

于科研战线，随着 ASI 技术日臻成熟，基础研究中的数据处理、模型构建等部分环节或可借助其强大算力与精密算法高效完成。科研人员因而需前瞻布局，着重强化跨学科知识的融会贯通。例如，生物学研究结合信息学、数学建模知识，能更好地解析复杂生物系统；物理学研究引入材料学、计算机科学理念，助力探索新型量子材料。同时，积极投身国际前沿科研合作项目，拓宽学术视野，锻炼与全球顶尖科研团队协同创新的能力，以便在未来与 ASI 协同科研时，精准聚焦于开创性的理论攻坚、跨领域课题深挖，凭借深厚专业积淀与敏锐创新洞察，引领科学前沿探索方向。

再者，ASI 引发的社会伦理议题不容小觑。鉴于其可能具备的高度自主决策能力，诸多风险管控、权益界定难题纷至沓来。职业生涯规划应将这一变量纳入考量范畴，法律从业者可瞄准 AI 与 ASI 相关法律法规的空白与模糊地带深入钻研。如研究如何规范 ASI 在医疗、交通等高风险决策场景下的权责边界，确保技术应用有法可依、各方权益得以坚实捍卫；哲学、社会学领域的专业人士则可扎根于剖析 ASI 对人类社会结构重塑、价值观念变迁的深层影响，通过学术研讨、公众科普等形式，助力公众构建理性认知，为社会秩序的平稳过渡筑牢思想根基。

→ 为不确定时代做前瞻性准备：面对新趋势的暗流涌动，职场中人需双管齐下，筑牢职业根基。一方面，立足当下岗位，深度挖掘自身价值提升的切入点，全力抵御自动化浪潮的过早冲击。就制造业而言，传统装配工人若能主动研习工业机器人编程要领、掌握设备维护关键技术，转型成为智能工厂的运维技师，凭借操控智能设备、保障生产线顺畅运行的硬实力，不仅可稳固个人收入来源，更能开启全新职业上升通道，深度融入智能制造时代的产业洪流。另一方面，面向未来不确定性，规划多元职业路径、培育自适应能力是关键之举。鉴于未来工作组织形式或趋于灵活多变，自主管理与自我驱动学习能力成为职场竞争力的核心要素。借助互联网的便捷，线上学习平台汇聚海量知识资源，从前沿技术实操到人文艺术鉴赏，无所不包；虚拟协作社区打破地域阻隔，链接全球志同道合者，共同聚焦问题求解、携手推进创新实践。无论外部环境如何跌宕起伏，个体凭借精准的自我规划、高效的时间管理以及对新知识的敏锐摄取，均能有条不紊地迈向个人成长目标，在职业生涯的漫漫征途中从容应对、笃定前行。

2.7.5.3　以积极心态拥抱 AI 变革的策略引导

→ 转变观念，视 AI 为职业伙伴：摒弃对 AI 的恐惧与抵触情绪，将其视为助力职业发展的有力伙伴。企业管理者可通过组织内部培训、分享会等形式，向员工展示 AI 在优化工作流程、提升效率、拓展业务边界等方面的实际成效，分享成功案例，让员工切实感受到 AI 带来的益处。例如，一家广告公司引入 AI 创意生成工具后，初期员工存在担忧情绪，害怕被替代。公司随即开展培训，介绍工具用法，并展示如何结合人工创意，产出更惊艳的广告方案。员工逐渐发现，AI 能快速提供海量创意灵感，自己只需在此基础上进行精细化雕琢，不仅工作变得轻松，作品质量还大幅提升，自此欣然接纳 AI，积极与之协作。

　　→ 建立成长型思维应对 AI 挑战：面对 AI 引发的职业变动，培养成长型思维至关重要。鼓励自己勇于尝试新事物，将每一次 AI 带来的技能升级需求、岗位调整当作成长机遇，而非沉重负担。当面临转岗学习新 AI 技能时，不要陷入自我怀疑，而是相信通过努力学习、实践积累，一定能掌握新知识、胜任新岗位。以传统银行柜员为例，随着银行业务智能化，柜员岗位减少，但银行提供智能设备操作、线上客服培训机会，柜员若以成长型思维看待，积极学习新知识，就能转型为智能银行客服专员或理财顾问助理，开启新的职业成长曲线，在变化中实现自我价值提升。

　　→ 营造 AI 友好的职场文化氛围：企业作为职业发展的载体，应着力营造 AI 友好的职场文化氛围。设立创新奖励基金，鼓励员工积极探索 AI 应用场景、提出创新性的人机协作方案，对有突出贡献者给予物质与精神奖励；打造开放包容的沟通环境，让员工能自由分享 AI 使用心得、交流遇到的问题，促进知识在组织内流动。例如，某互联网科技企业搭建内部 AI 交流社区，员工随时发布关于 AI 项目开发、算法优化、应用实践的帖子，大家踊跃评论、答疑解惑，企业管理层也时常参与互动，及时了解员工需求、推动 AI 相关问题解决，这种活跃的文化氛围极大激发了员工运用 AI 创新的热情，加速企业智能化转型步伐，也为员工个人职业发展提供了肥沃土壤。

　　总之，AI 变革浪潮势不可挡，虽带来行业洗牌、岗位更迭等诸多挑战，但只要我们积极洞察其影响、掌握作用机理，运用科学方法促进职业生涯发展，提前为未来新兴概念冲击做好准备，以乐观开放心态拥抱变革，定能在 AI 赋能的时代，开拓出属于自己的辉煌职业之路，畅享科技进步带来的红利。无论未来走向何方，AI 都将是我们前行路上最得力的伙伴，携手共进，开启无限可能的未来。

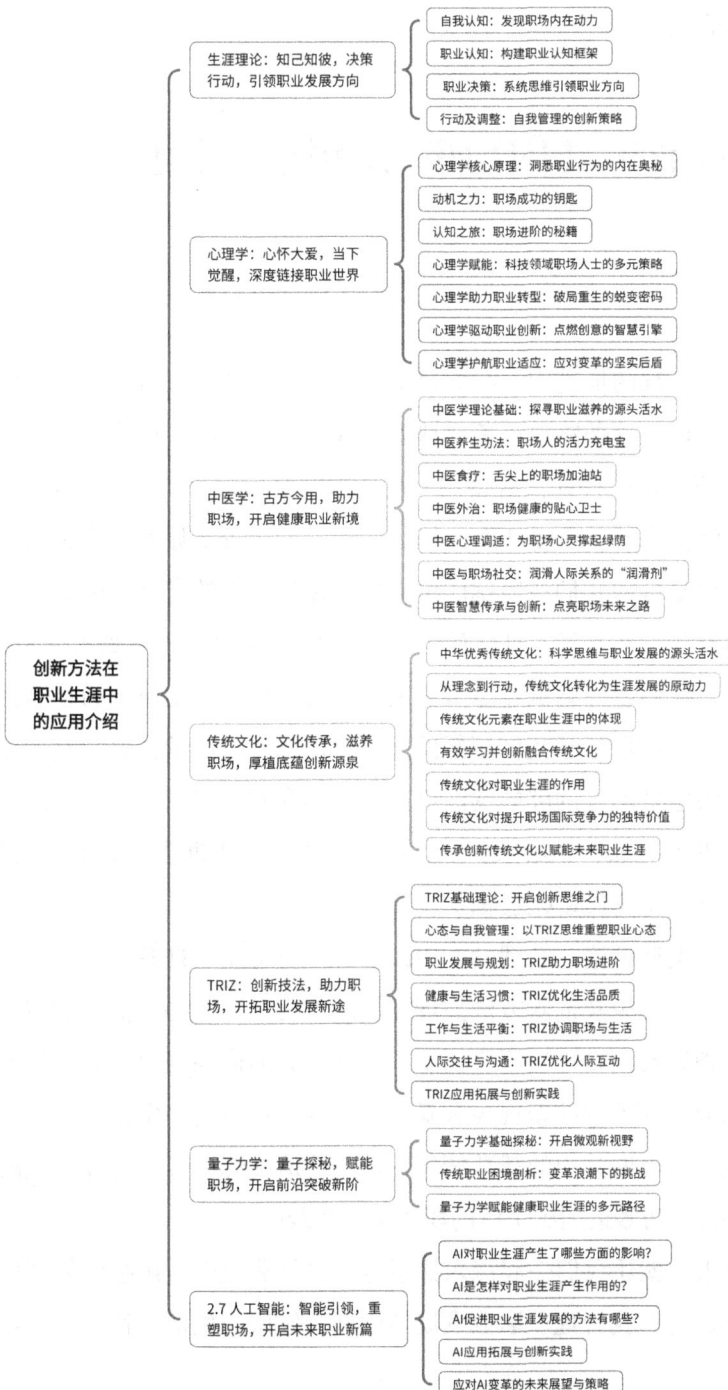

思维导图

创新方法在职业生涯中的应用介绍
- 生涯理论：知己知彼，决策行动，引领职业发展方向
  - 自我认知：发现职场内在动力
  - 职业认知：构建职业认知框架
  - 职业决策：系统思维引领职业方向
  - 行动及调整：自我管理的创新策略
- 心理学：心怀大爱，当下觉醒，深度链接职业世界
  - 心理学核心原理：洞悉职业行为的内在奥秘
  - 动机之力：职场成功的钥匙
  - 认知之旅：职场进阶的秘籍
  - 心理学赋能：科技领域职场人士的多元策略
  - 心理学助力职业转型：破局重生的蜕变密码
  - 心理学驱动职业创新：点燃创意的智慧引擎
  - 心理学护航职业适应：应对变革的坚实后盾
- 中医学：古方今用，助力职场，开启健康职业新境
  - 中医学理论基础：探寻职业滋养的源头活水
  - 中医养生功法：职场人的活力充电宝
  - 中医食疗：舌尖上的职场加油站
  - 中医外治：职场健康的贴心卫士
  - 中医心理调适：为职场心灵撑起绿荫
  - 中医与职场社交：润滑人际关系的"润滑剂"
  - 中医智慧传承与创新：点亮职场未来之路
- 传统文化：文化传承，滋养职场，厚植底蕴创新源泉
  - 中华优秀传统文化：科学思维与职业发展的源头活水
  - 从理念到行动，传统文化转化为生涯发展的原动力
  - 传统文化元素在职业生涯中的体现
  - 有效学习并创新融合传统文化
  - 传统文化对职业生涯的作用
  - 传统文化对提升职场国际竞争力的独特价值
  - 传承创新传统文化以赋能未来职业生涯
- TRIZ：创新技法，助力职场，开拓职业发展新途
  - TRIZ基础理论：开启创新思维之门
  - 心态与自我管理：以TRIZ思维重塑职业心态
  - 职业发展与规划：TRIZ助力职场进阶
  - 健康与生活习惯：TRIZ优化生活品质
  - 工作与生活平衡：TRIZ协调职场与生活
  - 人际交往与沟通：TRIZ优化人际互动
  - TRIZ应用拓展与创新实践
- 量子力学：量子探秘，赋能职场，开启前沿突破新阶
  - 量子力学基础探秘：开启微观新视野
  - 传统职业困境剖析：变革浪潮下的挑战
  - 量子力学赋能健康职业生涯的多元路径
- 2.7 人工智能：智能引领，重塑职场，开启未来职业新篇
  - AI对职业生涯产生了哪些方面的影响？
  - AI是怎样对职业生涯产生作用的？
  - AI促进职业生涯发展的方法有哪些？
  - AI应用拓展与创新实践
  - 应对AI变革的未来展望与策略

第**3**章

常见职业生涯困惑的创新解决之道

在职业生涯的征途中，我们每个人都是勇敢的探索者，怀揣梦想，披荆斩棘。然而，这条路上难免会遇到种种困惑与挑战，让我们在追梦的途中时而迷茫，时而挣扎。若要用一句话来概括健康职业生涯的终极追求，那便是"活在当下、链接自我、专注做事"。这并非鼓励我们盲目乐观或逃避现实，而是提醒我们在纷扰的世界中，保持内心的宁静与坚定，用爱与热情去拥抱每一个当下，即使面对困境，也要以温柔而坚韧的态度去应对。

过去，我们或许尝试过诸多常规方法来解决职业生涯中的难题，它们或许曾在某个阶段给予我们短暂的慰藉，但随着时间的推移，其低效、持久性差、稳定性不足的弊端逐渐显露。我们深知，要想真正突破困境，实现职业生涯的飞跃，就必须深入挖掘问题根源，借助多学科的前沿理论，系统性地思索并找到应对之策。

如今，生涯理论、心理学、中医学、传统文化、TRIZ、量子力学、AI等诸多学科、理论及创新方法如璀璨星辰，为我们照亮了前行的道路。这些学科、理论及创新方法不仅揭示了人类行为的内在规律，更为我们提供了解决职业生涯困惑的新视角和新工具。我们将以这些学科、理论及创新方法为基石，汲取其中的智慧精华，创新性地提炼出实用且接地气的解决方案，并将其巧妙运用到个体的职业生涯实践中。

接下来，就让我们一起深入探索这些常见职业生涯困惑的创新解决之道，从心态与自我管理、职业发展与规划、健康与生活习惯、工作与生活平衡，到人际交往与沟通，每一个篇章都将为我们揭示通往成功与幸福的密钥。这是一段启迪思维、助力成长的旅程，让我们携手并进，共同开创职业生涯的新篇章！

3.1　心态与自我管理篇

📝 3.1.1　挣钱难，挣钱意味着吃苦受累

3.1.1.1　职业生涯困惑

案例：李工是一名在人工智能领域工作的软件工程师，他拥有扎实的编程基础和丰富的项目经验。然而，面对职场的激烈竞争和高强度的工作压力，李工常常感到挣钱难，认为挣钱就意味着吃苦受累，加班加点。他担心自己付出了大量的时间和精力，却得不到应有的回报，对未来充满了焦虑和不安。

3.1.1.2　常规方法

→ 加班加点：经常通过加班来增加收入，认为只要工作时间够长，就能挣到更多的钱。然而，虽然这种方法短期内可能增加收入，但长期下来会导致身心疲惫，影响工作效率和生活质量。

→ 盲目跳槽：每当听到其他公司有更高的薪资待遇时，就会心动，考虑跳槽。但频繁跳槽不仅失去了稳定的职业环境，还在职业发展中迷失了方向。

→ 压缩生活成本：为了增加储蓄，开始压缩生活成本，减少不必要的开支。虽然这种方法能在一定程度上缓解经济压力，但长期下来会降低生活质量，影响身心健康。

→ 依赖固定收入：过于依赖固定的月薪收入，缺乏多元化的收入来源。一旦遇到公司裁员或降薪等突发情况，他就会陷入经济困境。

3.1.1.3 成因分析

→ 职业规划：在职业征途上缺乏明晰的规划，迷失方向，找不到精准提升职业竞争力与收入水平的路径，职业路径单一，致使发展受阻。

→ 认知偏差：内心对挣钱一事存在错误认知，片面地认定挣钱等同于吃苦受累，这种消极心态如同阴霾，笼罩其工作热情，压抑创造力，让他难以积极奋进。

→ 自我管理：未能突破心理舒适区，导致满足当下境遇，进取心与创新意识匮乏，错失诸多发展契机。

3.1.1.4 创新方法

表 3-1-1 列举了应对职业生涯"挣钱难"困惑的几种创新解法。

表 3-1-1 职业生涯"挣钱难"困惑创新解法一览

方法名称	内容描述	作用分析	优势说明
多元收入来源	深入剖析自身技能、知识、兴趣等优势，结合市场需求，学习投资知识尝试股票、基金投资，利用业余时间开展与专业相关副业，如设计师做兼职设计，或录制专业领域在线课程售卖	利用量子叠加态的原理，根据自身优势，探索多元化的收入来源，如投资、副业、在线课程等	相较于依赖固定收入，多元收入来源更加稳定且持久，能够有效缓解经济压力
智能职业规划	借助专业的 AI 职业规划软件或平台，输入个人学历、工作经验、职业技能等信息，获取市场热门岗位、行业薪资动态、未来职业走向分析报告，依此制定短期晋升、长期转型等职业规划	运用 AI 技术进行职业规划，分析市场需求、薪资水平、职业发展趋势等，制定更加科学的职业发展路径	相较于盲目跳槽和缺乏规划，智能职业规划更加精准和高效，能够找到适合自己的职业发展方向
情绪管理与认知调整	阅读心理学书籍、参加情绪管理培训课程，学习正念冥想、情绪表达等技巧，每日反思对挣钱的看法，记录心态转变，以积极心态面对工作挑战	学习心理学中的情绪管理技巧，调整对挣钱的认知偏差，培养积极的工作态度和创造力	相较于消极情绪和认知偏差，情绪管理与认知调整能够提升工作积极性和创造力，从而增加收入

3.1.1.5　行动指南

第一步：自我评估与目标重塑

做法：通过深入的自我反思和评估，识别当前职业生涯中存在的问题和瓶颈。同时，结合个人兴趣、能力和行业趋势，找到与自身优势相匹配的新目标。

目的：增强对自我现状的认识和理解，明确未来的职业发展方向，为后续的调整和改进奠定坚实基础。

第二步：AI 辅助职业规划

做法：利用 AI 技术分析市场需求、薪资水平以及职业发展趋势，结合个人实际情况，制定科学、可行的职业发展路径。

目的：通过数据驱动的方法，确保职业规划的精准性和前瞻性，提高个人在职业市场上的竞争力。

第三步：多元收入探索

做法：积极探索多元化的收入来源，如兼职、投资、创业等，以降低经济风险，实现财务自由。

目的：通过多元化的收入结构，增强个人经济的安全性和稳定性，为未来的职业发展提供更多选择和可能。

第四步：情绪管理与认知调整

做法：学习并实践情绪管理技巧，如正念冥想、情绪日记等，调整对挣钱的认知偏差，培养积极的工作态度和创造力。

目的：通过情绪管理和认知调整，提升个人的心理韧性和工作动力，促进职业生涯的可持续发展。

第五步：持续评估与动态调整

做法：定期评估自己的职业规划、收入来源以及个人发展目标，根据实际情况进行动态调整和优化。

目的：确保个人职业发展与市场需求和个人目标保持高度一致，实现职业生涯的长期稳定和持续发展。

3.1.1.6　温馨提示

→ 保持积极心态：不要将挣钱与吃苦受累画等号，而是将其视为实现自我价值和提升生活质量的一种方式。

→ 合理规划时间：在追求多元收入来源的同时，要合理规划时间，确保不影响本职工作的质量和效率。

→ 持续学习与提升：不断学习和提升自己的专业技能和综合素质，是增加收入和实现职业发展的关键。

→ 关注市场动态：密切关注市场动态和行业发展趋势，及时调整职业规划和投资策略，以应对市场变化。

→ 寻求专业支持：在职业规划和投资决策过程中，可以寻求专业人士的支持和建议，以降低风险并提高成功率。

3.1.1.7　迁移应用

→ 销售行业：利用 AI 技术分析客户需求和市场趋势，制定更加精准的销售策略；同时探索多元化的销售渠道和收入来源。

→ 金融行业：运用量子叠加态的原理进行投资组合管理，实现资产的多元化配置和风险控制；同时利用 AI 技术进行市场分析和风险评估。

→ 教育行业：开发在线课程或提供教育咨询服务，增加额外收入来源；同时运用情绪管理技巧调整工作压力，保持积极的教学态度。

→ 医疗行业：利用 AI 技术进行医疗数据分析和疾病预测，提高诊疗效率和质量；同时探索多元化的医疗服务模式，如远程医疗、健康管理等。

→ 互联网行业：运用 TRIZ 中的创新原则进行产品开发和优化，提升用户体验和竞争力；同时利用多元收入来源策略，如广告收入、会员服务等，增加公司盈利。

→ 环保行业：利用 AI 技术进行环境监测和数据分析，为环保决策提供科学依据；同时探索多元化的环保业务模式，如碳交易、绿色金融服务等。

📝 3.1.2　做事总是拖延

3.1.2.1　职业生涯困惑

案例：章健是一位软件工程师，目前正投身于公司新软件的开发项目中。这个项目技术难度高，需要他全情投入并持续专注。然而，章健发现自己陷入了一个困境：他总是难以开始工作。心里明明知道任务的重要性，肩膀上扛着沉甸甸的责任，但每当坐在电脑前，准备开始编码时，拖延症就像一只无形的手，悄悄地将任务推到了最后一刻。

尽管拖延着，但章健的心里其实并没有真正放下工作。休息时，他满脑子都是未完成的任务，心里充满了不安和焦虑。这种矛盾的心情让他既无法全心投入工作，也无法真正放松休息，形成了一种恶性循环。章健深知自己这样下去不行，他渴望改变，希望找到一种方法，能够让自己克服拖延，全身心地投入到工作中，高效地完成项目任务。

3.1.2.2　常规方法

面对拖延问题，我们往往采取以下解决方法。

（1）给自己打鸡血，灌心灵鸡汤

方法描述：通过阅读励志文章、观看激励视频等方式，激发自己的斗志和动力。

局限性：这种方法虽然能在短时间内提升情绪，但缺乏持久性。一旦外部刺激消失，拖延行为很快就会卷土重来。

（2）定个闹钟，强迫自己开始

方法描述：设定一个具体的时间点，强迫自己在那个时间点开始工作。

局限性：这种方法往往只能解决表面的拖延问题，无法从根本上改变拖延的习惯。而且，如果内心对任务有抵触情绪，即使开始工作，效率也会大打折扣。

（3）一直想"这是我的责任，我必须去干"

方法描述：通过强化责任感来推动自己完成任务。

局限性：责任感虽然重要，但过度强调责任感会导致心理压力过大，反而影响工作效率和创造力。

（4）每日打卡，记录进度

方法描述：通过打卡的方式记录自己每天的工作进度，以此激励自己保持连续性和规律性。

局限性：打卡虽然能增加工作的仪式感，但如果内心对任务本身缺乏兴趣和动力，打卡很容易变成一种形式化的行为，无法真正提升工作效率。

（5）寻求外部监督

方法描述：请同事或朋友监督自己的工作进度，以此增加外部压力。

局限性：外部监督虽然能在一定程度上提高工作效率，但过度依赖外部监督会削弱个人的自主性和自我管理能力。

3.1.2.3　成因分析

→ 生涯规划：未能明确自身价值和职业发展目标，对前行方向迷茫，无法准确判断当下任务在职业进程中的关键作用，重要性被低估，拖延便成为逃避行动的方式。

→ 认知偏差：内心潜藏完美主义的心理，对失败的恐惧根深蒂固，认为拖延能暂时规避失败风险以及可能遭受的外界批评，于是将任务搁置，不愿直面挑战，产生逃避行为。

陷入对自身能力、潜力的认知误区，自我认知模糊且偏低。面对任务时不自信、无动力，拖延成了无奈之举。

→ 生活习惯：情志致病，长期高压工作环境，焦虑情绪会心底肆意蔓延，久而久之肝气郁结。身体的警报拉响，工作效率大打折扣，决策也陷入混沌，拖延行为愈发频繁。

长期的不良生活、工作习性侵蚀身心的平衡，导致阴阳失调，工作状态低迷，情绪波澜起伏，拖延行为也顺势滋生。

日常工作被诸多任务填满，且任务间矛盾重重、冲突不断，像是时间分配的两难、资源调配的僵局。混乱局面下，难以精准权衡，时间与精力分配失当，拖延问题接踵而至。

3.1.2.4　创新方法

表 3-1-2 列举了应对职业生涯"拖延"困惑的几种创新解法。

表 3-1-2　职业生涯"拖延"困惑创新解法一览

方法名称	内容描述	作用分析	优势说明
生涯规划工作坊	通过参加工作坊，明确自己的职业发展规划和当前任务的重要性	系统性学习，建立清晰的职业发展目标，增强对当前任务的认识和动力	比单纯打鸡血更具持久性和针对性
认知行为疗法辅导	通过认知行为疗法，调整思维方式，改变完美主义倾向	建立更加理性和现实的思维方式，减少对失败的恐惧和逃避	比单纯定闹钟更能从根本上改变拖延习惯
中医情志调节	通过中医调理，改善情绪状态和身体机能	缓解工作压力和焦虑情绪，提高工作效率和决策能力	比单纯寻求外部监督更能提升个人的自主性和自我管理能力

3.1.2.5　行动指南

→ 第一步：自我评估与认知调整

做法：通过填写拖延评估问卷和参加认知行为疗法辅导，了解自己的拖延程度和成因。

目的：增强对拖延行为的认识和理解，为后续的调整和改进打下基础。

→ 第二步：制定生涯规划与任务分解

做法：参加生涯规划工作坊，明确自己的职业发展目标和当前任务的重要性。将复杂任务分解为多个小目标，并设定合理的完成时间。

目的：建立清晰的职业发展规划和任务执行计划，提高工作的针对性和效率。

→ 第三步：情志调节

做法：进行日常的情志调节，专注当下事，链接自身感受，觉察到自身的恐惧、无力，给自己做心理疗愈，释放内心压力和负面情绪，增强心理韧性。必要时可以通过针灸和按摩等中医手法，刺激相关穴位，调节身体机能和情绪状态。同时，注意调整作息时间和饮食习惯，保持身体健康。

目的：通过中医调理、改善情绪状态和身体机能，为高效工作提供有力支持。

→ 第四步：建立自我监督与反馈机制

做法：设定每日工作目标和时间计划，并通过打卡或记录日志的方式进行自我监督。定期与同事或导师沟通工作进展和遇到的困难。

目的：通过自我监督和反馈机制，保持工作的连续性和规律性，及时发现和解决问题。

→ 第五步：持续学习与自我提升

做法：积极参加行业培训和学术交流活动，不断提升自己的专业能力和认知水平。同时，关注心理学和生涯规划等领域的研究成果，为自我调整和改进提供科学依据。

目的：通过持续学习和自我提升，增强自信心和动力，为未来的职业发展奠定坚实基础。

3.1.2.6　温馨提示

→ 不要急于求成：改变拖延习惯是一个渐进的过程，需要时间和耐心。不要期望一蹴而就，要给自己足够的时间和空间去适应和调整。

→ 保持积极心态：在改变过程中可能会遇到挫折和困难，但要保持积极心态和乐观情绪。相信自己能够克服困难并取得成功。

→ 寻求支持与帮助：不要孤军奋战，要积极寻求同事、导师或专业人士的支持和帮助。他们可以提供宝贵的建议和指导，帮助你更好地应对拖延问题。

→ 定期反思与总结：定期反思自己的工作表现和拖延行为，总结经验教训并不断改进。通过反思和总结，你可以更加清晰地认识自己的问题所在，并找到更加有效的解决方法。

3.1.2.7　迁移应用

→ 民生科技产品经理的拖延问题

场景描述：刘经理是一名民生科技产品经理，负责开发一款智能家居产品。然而，由于市场需求变化快速且竞争激烈，刘经理经常感到迷茫和焦虑，难以确定产品的市场定位和目标用户群体，从而陷入拖延的困境。

应用方法：刘经理通过参加市场趋势分析和用户调研活动，深入了解市场需求和用户需求，明确了产品的市场定位和目标用户群体。同时，他采用传统文化中的阴阳平衡理念，调整了自己的工作和生活节奏，保持了身心的平衡和稳定。在产品开发过程中，他运用敏捷开发方法和用户故事地图等工具，确保产品功能符合用户需求，并快速迭代优化。最终，他成功开发出了符合市场需求且受用户喜爱的智能家居产品，实现了个人和公司的双赢。

→ 环保科技研发工程师的拖延问题

场景描述：张工是一名环保科技研发工程师，负责开发一种新型的环保材料。然而，由于研发过程复杂且充满不确定性，张工经常感到迷茫和挫败，容易陷入拖延的泥潭。他担心自己的研发成果无法达到预期效果，或者无法在市场上获得认可。

应用方法：张工通过制定详细的研发计划和实验方案，明确了研发目标和阶段性成果。他运用 TRIZ 中的发明问题解决原理，识别研发过程中的技术难题和瓶颈，并找到创新性的解决方案。同时，他采用 AI 技术中的机器学习算法，对实验数据进行智能分析和预测，提高了研发效率和准确性。此外，他还通过参加行业研讨会和交流活动，拓宽了视野和思路，激发了创新灵感。最终，他成功克服了拖延问题，并开发出了具有市场竞争力的环保材料。

→公共卫生领域研究人员的拖延问题

场景描述：李博士是一名公共卫生专家，负责研究一种新型传染病的防控策略。面对繁重的研究任务和紧迫的时间表，李博士经常感到焦虑和压力大，经常陷入拖延的泥潭。

应用方法：李博士通过参加心理学培训和情绪管理课程，学习了有效的情绪调节和压力管理技巧。他运用这些技巧调整了自己的思维方式和情绪状态，减轻了焦虑和压力感。同时，他采用中医情志调节方法，如针灸、按摩等，改善了自己的睡眠质量和身体机能，提高了工作效率。最终，他成功克服了拖延问题，并按时完成了研究任务。

3.2 职业发展与规划篇

3.2.1 缺少学习动力

3.2.1.1 职业生涯困惑

案例：张伟，一位在量子计算领域从事算法研发工作的职业人士，任职于国内一家顶尖的科技公司。量子计算作为前沿科技的代表，近年来发展迅速，吸引了全球范围内的广泛关注。然而，随着项目的深入和技术复杂性的增加，张伟感到自己的学习动力日益减弱。

张伟的主要工作是优化量子算法的效率，以使量子算法能够应用于更广泛的领域。然而，随着量子计算理论的不断深化和技术的不断迭代更新，他需要不断精钻专业，以跟上行业的步伐。但日复一日的理论学习和编程实践，让他感到前所未有的压力。他开始质疑自己的选择，是否真的适合在这个充满挑战和不确定性的领域继续前行。

张伟面临的困惑在于，如何在快速变化的科技领域保持持续的学习动力，同时克服职业倦怠感，找到个人成长与职业发展的平衡点。

3.2.1.2　常规方法

面对学习动力不足的问题，职业人士往往会尝试一些常规方法。以下是五种常见的策略，但每种方法都有其局限性。

（1）设定明确目标

设定短期和长期的学习目标，如通过某项专业认证或掌握某种技术。然而，这种方法可能缺乏灵活性，一旦目标达成，学习动力可能会迅速下降。

（2）参加培训课程

报名参加线上或线下的培训课程，系统地学习新知识。但这种方式往往依赖于外部驱动力，一旦课程结束，学习动力可能难以维持。

（3）建立学习小组

与同事或同行组成学习小组，互相监督和鼓励。然而，小组学习的效果取决于成员间的互动和合作，如果缺乏有效沟通和共同目标，可能难以持续。

（4）制定详细计划

制定详细的学习计划，包括每日、每周的学习任务和进度安排。但过于僵化的计划可能缺乏适应性，无法应对突发情况或个人状态的变化。

（5）寻求外部激励

通过奖励机制或竞争来激发学习动力，如设定奖金或晋升机会。然而，外部激励的效果往往是短暂的，难以形成持续的学习习惯。

这些方法并非无效，但它们往往依赖于外部驱动力或短期激励，缺乏内在的学习动机和持久的动力来源。因此，在面对长期和复杂的学习任务时，这些方法可能显得低效、不稳定或难以持续。

3.2.1.3　成因分析

→ 生涯理论视角：根据舒伯的生涯发展理论，个体在职业生涯的不同阶段会面临不同的挑战和困惑。张伟可能正处于职业发展的"探索期"向

"建立期"过渡的阶段，需要找到个人兴趣、能力与职业发展的最佳契合点。然而，在这个过程中，他可能会遇到职业倦怠和学习动力不足的问题。

→ 心理学视角：从心理学的角度来看，学习动力不足可能与自我效能感、成就动机和目标设定有关。张伟可能对自己的能力产生怀疑，担心无法胜任量子计算领域的高难度工作，从而导致学习动力的下降。

→ 中医学视角：中医学强调身心合一，认为情绪的变化会影响身体的健康和学习能力。张伟可能长期处于高压的工作环境中，导致身心疲惫，进而影响学习效率和动力。

→ 量子力学视角：虽然量子力学本身并不直接解释学习动力的成因，但其原理可以为我们提供启示。量子叠加态告诉我们，事物可以同时存在多种可能性。同样，张伟的职业发展也可能存在多种路径和选择。他需要学会在多种可能性中找到最适合自己的方向，从而激发内在的学习动力。

→ TRIZ 视角：TRIZ（发明问题解决理论）提供了一套系统的方法来解决创新过程中的问题。从 TRIZ 的角度来看，张伟可能遇到了"资源不足"或"冲突"的问题，即如何在有限的时间和精力内获取更多的知识和技能。

→ AI 视角：人工智能的发展为我们提供了个性化学习的可能性。然而，如果张伟没有充分利用这些技术工具来优化自己的学习过程，可能会导致学习动力不足的问题。

3.2.1.4　创新方法

表 3-2-1 列举了应对职业生涯"无动力"困惑的几种创新解法。

表 3-2-1　职业生涯"无动力"困惑创新解法一览

方法名称	内容描述	作用分析	优势说明
目标导向学习法	将长期目标分解为一系列短期、可衡量的小目标，并为每个小目标设定明确的奖励机制	通过小目标的逐步实现和奖励的激励作用，增强学习动力和自我效能感	比单纯设定大目标更具灵活性和可操作性，能够持续激发学习动力

续表

方法名称	内容描述	作用分析	优势说明
内在动机激发法	通过探索个人兴趣和价值观，找到与量子计算领域相关的内在动机	内在动机是持久的学习动力来源，能够激发个体的主动性和创造力	比外部激励更为稳定和持久，能够形成持续的学习习惯
个性化学习路径规划	利用 AI 技术和大数据分析，根据学习习惯和能力水平，定制个性化的学习路径和推荐资源	提高学习效率和学习体验，减少无效学习的时间浪费	比传统的统一教学模式更具针对性和有效性，能够满足个体的差异化需求

3.2.1.5　行动指南

第一步：目标设定与分解

做法：

写下你的长期职业目标，确保它具体、明确、可达成，并设定一个合理的时间框架。

将长期目标分解为一系列短期、可衡量的小目标，如掌握某种量子算法、通过某项专业认证等。

为每个小目标设定明确的奖励机制，如完成小目标后奖励自己一次旅行、购买心仪的礼物等，以增强学习动力。

目的：通过目标设定与分解，建立清晰的学习路径和动力机制，确保每一步都朝着长期目标迈进。

第二步：内在动机探索

做法：

深入思考你对量子计算领域的兴趣和热情来源，明确是什么驱动着你学习这一领域。

列出你希望在量子计算领域实现的个人价值和贡献，如推动科技进步、解决社会问题等。

将内在动机与学习目标相结合，找到学习的真正意义和价值，从而激发持久的学习动力。

目的：通过探索内在动机，明确学习的真正目的和意义，增强学习的主动性和创造性。

第三步：个性化学习路径定制

做法：

利用 AI 技术或在线学习平台进行能力测试和兴趣评估，了解自己的学习能力和兴趣方向。

根据评估结果，定制个性化的学习路径和推荐资源，如选择适合自己的课程、教材、实践项目等。

定期回顾和调整学习路径，确保它始终与自己的学习进度和能力水平相匹配。

目的：通过定制个性化学习路径，提高学习效率和质量，确保学习内容的针对性和实用性。

第四步：实施与反馈优化

做法：

按照制定的学习计划和路径开始学习，保持持续的学习动力和热情。

定期记录学习进度和成果，评估学习动力和自我效能感的变化，及时发现并解决问题。

根据反馈结果调整学习方法和策略，如改变学习方式、调整学习节奏等，不断优化学习过程。

目的：通过实施与反馈优化，确保学习计划的顺利执行和目标的顺利达成，同时不断提升自己的学习能力和竞争力。

3.2.1.6　温馨提示

→ 保持耐心和毅力：学习是一个长期的过程，需要持续的努力和坚持。不要期望一蹴而就，保持耐心和毅力是成功的关键。

→ 寻求支持和帮助：在学习过程中遇到困难时，不要害怕寻求他人的支持和帮助。与同事、导师或同行交流学习心得和体会，共同进步。

→ 保持好奇心和探索精神：对未知的事物保持好奇心和探索精神是学习的动力源泉。不断尝试新的方法和思路，拓宽自己的视野和知识面。

→ 关注身心健康：身心健康是学习的基础。合理安排作息时间，保证充足的睡眠和适度的运动，保持良好的身体状态和心理状态。

→ 不断反思和总结：在学习过程中不断反思和总结自己的学习方法和策略，找出存在的问题和不足之处，及时进行调整和优化。

3.2.1.7　迁移应用

→ 软件开发工程师：在软件开发领域，目标导向学习法可以帮助开发者明确每个阶段的开发目标和任务，提高开发效率和代码质量。内在动机激发法则可以让开发者对编程产生真正的兴趣和热情，从而更加投入地工作。个性化学习路径规划则可以根据开发者的技术水平和兴趣方向，推荐适合的学习资源和课程。

→ 市场营销专员：在市场营销领域，目标导向学习法可以帮助营销人员明确市场推广的目标和策略，提高营销效果。内在动机激发法则可以让营销人员对产品和服务产生真正的认同感和自豪感，从而更加积极地推广。个性化学习路径规划则可以根据营销人员的专业背景和兴趣方向，推荐适合的市场营销课程和培训资源。

→ 数据分析师：在数据分析领域，目标导向学习法可以帮助分析师明确数据分析的目标和指标，提高数据分析的准确性和效率。内在动机激发法则可以让分析师对数据产生真正的兴趣和热情，从而更加深入地挖掘数据背后的价值。个性化学习路径规划则可以根据分析师的技术水平和兴趣方向，推荐适合的数据分析工具和课程。

→ 医生：在医疗领域，目标导向学习法可以帮助医生明确医疗技术和知识更新的目标和任务，提高医疗水平和服务质量。内在动机激发法则可以让医生对医学事业产生真正的使命感和责任感，从而更加用心地治疗患者。个性化学习路径规划则可以根据医生的专业背景和兴趣方向，推荐适合的医学课程和培训资源。

→ 环保工程师：在环保领域，目标导向学习法可以帮助环保工程师明确环保技术和创新的目标和任务，推动环保事业的发展。内在动机激发法则可以让环保工程师对环保事业产生真正的热情和动力，从而更加积极地投入到环保工作中。个性化学习路径规划则可以根据环保工程师的技术水平和兴趣方向，推荐适合的环保技术和培训课程。

→ 安全生产管理员：在安全生产领域，目标导向学习法可以帮助安全生产管理员明确安全管理的目标和任务，确保生产过程中的安全稳定。内在动机激发法则可以让安全生产管理员对安全生产产生真正的责任感和使命感，从而更加严格地执行安全管理制度。个性化学习路径规划则可以根据安全生产管理员的专业背景和兴趣方向，推荐适合的安全管理课程和培训资源。

📝 3.2.2 一发言就紧张

3.2.2.1 职业生涯困惑

案例： 钱达，一位在量子通信领域崭露头角的年轻工程师，就职于国内某知名科技企业，负责量子密钥分发（QKD）系统的研发与优化。尽管在技术领域表现出色，每当公司举行项目汇报、技术分享会或是面对重要客户演讲时，钱玮总是感到心跳加速、手心冒汗，发言变得磕磕巴巴，严重影响了他的专业形象和职业发展。

"我感觉我是遗传了我爸爸，"钱达在一次与同事的私下交流中透露，"我爸爸说话就会磕巴，我平时不磕巴，但只要大家都看我的时候，就会不由自主地紧张起来。"

钱达深知，在量子通信这一前沿科技领域，除了技术实力，良好的沟通能力和公众演讲能力同样至关重要。这不仅关乎个人职业发展，更直接影响到团队合作和项目推进。因此，他迫切希望找到解决这一职业生涯困惑的方法。

3.2.2.2　常规方法

面对发言紧张的问题，钱达尝试过多种常规方法，但效果并不理想：

→ 深呼吸：在发言前进行几次深呼吸，试图平复心情。但往往深呼吸后，紧张情绪依旧难以缓解。

深呼吸虽然能在一定程度上缓解生理紧张，但并未触及紧张情绪的根源，因此效果有限。

→ 提前准备演讲稿：将发言内容逐字逐句写下来，反复练习背诵。然而，一旦现场出现意外情况，就会因为无法灵活应对而更加紧张。

过度依赖演讲稿容易导致发言僵硬，缺乏自然流畅感，反而增加了紧张情绪。

→ 多参加社交活动：通过多参加聚会、会议等活动，增加与人交流的机会，期望提高自信心。但钱玮发现，在正式场合发言时，紧张情绪依然难以克服。

社交活动确实有助于提高社交能力，但对于特定场合（如正式发言）的紧张情绪，提升效果还需要配合其他方法。

3.2.2.3　成因分析

→ 生涯理论：根据舒伯的生涯发展理论，如果正处于职业建立期，面临着来自工作、家庭等多方面的压力。发言紧张可能是职业压力的一种表现，需要通过调整职业规划和心态来缓解。

→ 心理学：从心理学角度来看，紧张情绪可能与自我认知、自信心不足有关。这种心理可能产生于自己的胎婴期，存在于自身的潜意识里，在不同事件中都会体现出来。只是在公众场合发言时，由于过分关注自己的表现和他人的评价，紧张情绪加剧。

→ 中医学：中医学认为，紧张情绪可能与气血不畅、心神不宁有关。调整作息、饮食和进行适量的运动，有助于改善气血循环，缓解紧张情绪。

3.2.2.4 创新方法

表3-2-2列举了应对职业生涯"发言紧张"困惑的几种创新解法。

表3-2-2 职业生涯"发言紧张"困惑创新解法一览

方法名称	内容描述	作用分析	优势说明
认知重构训练	参加专业的认知行为疗法课程或工作坊，学习如何识别并应对自己对发言紧张的负面想法，日常通过自我暗示、记录心得等方式，强化"紧张正常且可控"的认知	通过认知行为疗法，重新构建对发言紧张的认知。认识到紧张是正常的生理反应，学会接受并管理这种情绪	从根本上改变对紧张情绪的认知，增强心理韧性。相较于深呼吸等方法，更加持久有效
量子思维练习	阅读量子力学科普书籍、参加创新思维讲座，汲取量子思维理念，在每次发言前，刻意提醒自己保持开放心态，允许发言过程中的小瑕疵，尝试即兴发挥	借鉴量子力学的思维方式，鼓励自己在发言时保持开放、灵活的心态。不必过分追求完美，允许自己犯错和即兴发挥	提升思维的灵活性和创造力，使发言更加自然流畅。相较于背诵演讲稿，更加灵活应变
AI辅助训练	借助专业的AI模拟发言软件，设定不同场景、主题进行模拟发言，发言结束后依据软件给出的语速、用词、逻辑等多方面反馈，针对性改进，定期重复练习	利用AI技术进行模拟发言训练，根据自身发言表现提供实时反馈和建议。通过反复练习，逐渐提高发言能力和自信心	提供个性化的训练方案，及时反馈和改进。相较于参加社交活动，更加高效且针对性强

3.2.2.5 行动指南

第一步：认知重构

做法：参加心理自我疗愈训练课程，学习如何重新构建对发言紧张的认知，理解紧张情绪是正常的生理反应，并学会接受和管理这种情绪。

目的：通过认知重构，增强对发言紧张的认识和理解，从根本上改变对紧张情绪的认知，为后续调整和改进打下基础。

第二步：量子思维融入日常

做法：在日常工作中尝试运用量子思维，保持开放、灵活的心态面对各种挑战，允许自己犯错和即兴发挥，不过分追求完美。

目的：通过量子思维的融入，提升思维的灵活性和创造力，使发言更加自然流畅，减少紧张情绪的影响。

第三步：AI 辅助模拟练习

做法：利用 AI 辅助训练软件进行模拟发言练习，根据软件的实时反馈和建议不断改进自己的发言技巧和表达方式。

目的：通过 AI 辅助练习，获得个性化的训练方案，提高发言能力和自信心，为实际发言做好充分准备。

第四步：灵活准备与应对

做法：在实际发言前进行充分准备，包括了解听众背景、梳理发言内容等，但不过度依赖演讲稿，保持灵活应对的能力。

目的：通过灵活准备，确保发言的针对性和有效性，同时避免因过度依赖演讲稿而导致的僵硬和紧张。

第五步：反思总结与持续改进

做法：发言后进行反思总结，分析自己的表现，包括优点和不足，并寻求同事、导师或专业人士的反馈和建议，以进一步改进自己的发言能力。

目的：通过反思总结，不断积累发言经验，提升自我认知和调整能力，为未来的发言表现奠定坚实基础。

3.2.2.6　温馨提示

→ 在实施创新方法的过程中，要保持耐心和信心，不要期望一蹴而就。

→ 遇到困难时，及时寻求专业人士的帮助和支持。

→ 发言紧张是一种普遍存在的情绪反应，不必过分自责或焦虑。

3.2.2.7 迁移应用

→ 项目汇报：在项目汇报中运用认知重构训练，减轻对结果的过度担忧，更加专注于汇报内容本身。

→ 团队协作：在团队协作中运用量子思维，保持开放、灵活的心态，促进团队成员之间的沟通和协作。

→ 面试应聘：在面试应聘中利用 AI 辅助训练进行模拟面试练习，提高面试表现和自信心。

→ 公众演讲：在公众演讲中运用上述所有方法，全面提升演讲能力和自信心。

→ 客户服务：在客户服务中运用认知重构训练，减轻对客户反馈的过度担忧，更加专注于提供优质服务。

→ 危机应对：在面临职场危机时运用量子思维，保持冷静、灵活的心态，迅速找到应对方案。

通过这些创新方法的迁移应用，我们会发现自己不仅能够在发言时更加自信从容，还在其他事件中更加专注当下，精心做事，在职场中展现出更加出色的自己是水到渠成的事。

3.3 健康与生活习惯篇

3.3.1 压力大，得了神经性皮炎、梅尼埃病、失眠症

3.3.1.1 职业生涯困惑

案例：作为软件工程师的周总，就职于一家知名的科技巨头公司。周总是团队中的技术骨干，负责开发复杂的人工智能算法。近年来，随着人工智能技术的迅猛发展，周总所在的项目组承担着越来越重要的研发任务，工作强度和压力与日俱增。

周总原本是一个性格开朗、精力充沛的年轻人，但长时间的高强度工

作让他逐渐感到力不从心，一直处于亚健康状态。起初，他只是偶尔感到皮肤有些瘙痒，以为是普通的过敏，没有太在意。然而，随着时间的推移，瘙痒症状越来越严重，皮肤开始出现红肿、脱皮，甚至影响到了他的正常工作和生活。同时，他还开始频繁出现眩晕、耳鸣的症状，后来被确诊为梅尼埃病。更糟糕的是，失眠也找上了他，夜晚躺在床上辗转反侧，难以入眠，第二天又精神萎靡，工作效率大打折扣。

周总开始感到困惑和焦虑："我明明还很年轻，怎么身体就垮成这样了？是不是我的职业生涯就这样被毁了？"他陷入了深深的自我怀疑之中。

3.3.1.2　常规方法

面对这些健康问题，周总尝试过多种常规方法，这些常规方法并不是无效，只是它们往往只能治标不治本。

→ 药物治疗：去医院开了些抗过敏药和安眠药，短期内确实能缓解症状，但长期依赖药物不仅会产生副作用，而且并不能从根本上解决问题。

→ 调整作息：尝试调整自己的作息时间，尽量保证充足的睡眠，但工作压力大，经常需要加班，调整作息成了奢望。

→ 运动锻炼：知道运动对身体好，但每天工作累得精疲力尽，回家后只想躺着，根本没有精力去运动。

→ 改变饮食习惯：尝试过改变饮食习惯，多吃健康食品，少吃油腻食物，但忙碌的工作让他经常无暇顾及饮食，因此效果也不明显。

3.3.1.3　成因分析

为了从根本上解决这些健康问题，我们需要从多个学科、理论及创新方法的角度进行深入分析：

→ 生涯理论：从生涯理论的角度来看，案例中周总的问题可能与他的职业规划和发展路径有关。他可能对自己的职业生涯缺乏清晰的认识和规划，导致在工作中感到迷茫和焦虑。长期处于高压状态下，身心得不到有效的放松和调整，就容易引发各种健康问题。

→ 心理学：从心理学的角度来看，周总可能存在过度的职业压力和焦虑情绪。在职场中，他面临着巨大的工作压力和竞争压力，长期处于紧张状态容易导致身心疲惫和健康问题。同时，他可能缺乏有效应对压力的策略和方法，无法及时调整自己的心态和情绪。

→ 中医学：从中医学的角度来看，周总的问题可能与他的脏腑功能和气血运行有关。长期的高强度工作和压力可能导致他的脏腑功能失调、气血运行不畅，从而引发各种健康问题。例如，神经性皮炎可能与湿热内蕴、血热风燥有关；梅尼埃病可能与肝肾不足、痰火上扰有关；失眠则可能与心火旺盛、心肾不交有关。

→ 量子力学（用于解释心理层面的微观变化）：从量子力学的角度来看，我们可以将人的心理状态视为一种微观系统。在这个系统中，各种思想、情绪和情感相互交织、相互影响。当周总长期处于高压状态时，他的心理状态可能处于一种"叠加态"，即同时存在多种不同的情绪和思想。这种叠加态可能导致他的心理系统处于不稳定状态，容易受到外界因素的干扰和刺激，从而引发各种心理问题。

→ TRIZ（用于寻找创新解决方案）：从 TRIZ 的角度来看，我们可以将周总的问题视为一个技术矛盾。在这个矛盾中，一方面他需要保持高效的工作状态以应对职场压力；另一方面，长期的高压工作又对他的身心健康造成了严重影响。为了解决这个矛盾，我们需要寻找一种创新的方法或工具来帮助他在保持工作效率的同时，也能有效缓解身心压力。

→ AI 技术（用于辅助健康管理和情绪调节）：随着 AI 技术的发展，我们可以利用 AI 技术来辅助健康管理和情绪调节。例如，通过智能穿戴设备监测身体指标和情绪变化，及时发现潜在的健康问题；通过 AI 算法分析数据并提供个性化的健康建议；通过虚拟助手或聊天机器人进行情绪疏导和心理支持等。

3.3.1.4　创新方法

表 3-3-1 列举了应对职业生涯"亚健康"困惑的几种创新解法。

表 3-3-1　职业生涯"亚健康"困惑创新解法一览

方法名称	内容描述	作用分析	优势说明
生涯规划与心理辅导结合	结合生涯规划理论和心理辅导方法,明确职业规划和发展路径,同时提供有效的压力应对策略	通过生涯规划对自己的职业生涯有更清晰的认识和规划,减少迷茫和焦虑;通过心理辅导学会应对压力的策略和方法	更全面、系统地解决问题,既关注职业发展又关注心理健康
中医学调理与量子冥想结合	利用中医学理论调理脏腑功能和气血运行,同时结合量子冥想技术改善心理状态	中医学调理从身体层面入手,解决脏腑功能和气血运行问题;量子冥想从心理层面入手,改善心理状态和情绪	身心兼顾,标本兼治,效果更持久、稳定
AI 辅助健康管理与情绪调节	利用 AI 技术监测身体指标和情绪变化,提供个性化的健康建议和情绪疏导	AI 技术能够实时监测数据并提供个性化建议,提高健康管理的效率和准确性;同时虚拟助手或聊天机器人能够随时进行情绪疏导和心理支持	更智能、便捷地管理健康和情绪,提高生活质量

3.3.1.5　行动指南

第一步:明确职业目标与发展路径

做法:

选择一家专业的生涯规划咨询机构或心理咨询师进行咨询。

梳理自己的职业兴趣、能力和价值观,制定清晰的职业规划和发展路径。

目的:

明确个人职业目标和发展方向,为后续的职业生涯管理提供有力指导。

第二步:启动中医学调理与冥想训练

做法:

寻找一位有经验的中医师进行中药调理、针灸等治疗。

参加冥想课程或寻找相关资源进行自学训练。

目的：

通过中医学调理改善身体状况，提高身心健康水平。

通过冥想训练增强内心平静和专注力，提升情绪管理能力。

第三步：佩戴智能穿戴设备并应用健康管理 APP

做法：

选择一款功能全面、易于使用的智能穿戴设备并佩戴在身上。

使用相关的健康管理 APP，绑定智能穿戴设备并设置个性化健康监测方案。

目的：

利用智能穿戴设备和健康管理 APP 实时监测健康状况，及时发现潜在问题。

根据 APP 提供的个性化建议调整生活方式，提升健康管理水平。

第四步：建立定期沟通与心理支持机制

做法：

安排定期的心理咨询会面时间，与心理咨询师分享自己的感受和困惑。

利用 AI 虚拟助手进行日常的情绪疏导和心理支持，随时随地进行沟通和交流。

目的：

通过定期的心理咨询，获得专业的心理支持和建议，缓解心理压力。

利用 AI 虚拟助手进行便捷的情绪疏导，保持心理健康状态。

第五步：调整生活方式并坚持健康目标

做法：

根据健康管理 APP 的建议调整自己的饮食、作息和运动习惯。

设定合理的健康目标并坚持执行下去，定期评估和调整目标。

目的：

通过调整生活方式，改善健康状况，提高生活质量。

通过坚持健康目标，培养自律性和自我管理能力，为长期的职业发展提供有力支持。

3.3.1.6　温馨提示

→ 保持积极心态：面对职业生涯中的困惑和健康问题，保持积极的心态非常重要。相信自己能够克服困难并取得成功。

→ 寻求专业帮助：如果遇到无法解决的问题或困惑，及时寻求专业帮助是非常重要的。不要害怕寻求帮助或咨询专业人士。

→ 坚持执行计划：制定好行动指南后要坚持执行下去，不要半途而废或轻易放弃。只有坚持执行才能取得明显的效果。

→ 关注身心健康：在追求职业发展的同时，也要关注自己的身心健康。只有身心健康才能支撑我们更好地追求职业发展和幸福生活。

→ 定期评估效果：定期评估自己的健康状况和职业发展情况，根据实际情况进行调整和优化。不要一成不变地执行计划而忽略了实际情况的变化。

3.3.1.7　迁移应用

→ 科技研发人员

场景描述：科技研发人员面临着巨大的研发压力和竞争压力，容易出现焦虑、失眠等问题。

创新方法应用：可以通过生涯规划咨询明确自己的职业方向和发展路径；利用中医学调理改善身体状况；佩戴智能穿戴设备监测健康指标并及时调整生活方式；通过 AI 虚拟助手进行情绪疏导和心理支持。

→ 医护人员

场景描述：医护人员长期面临高强度的工作压力和紧张的医患关系，容易出现身心疲惫、情绪波动等问题。

创新方法应用：可以通过生涯规划咨询明确自己的职业目标和发展路径；利用量子冥想技术放松身心、缓解压力；佩戴智能穿戴设备监测健康状况并及时调整作息和饮食；通过心理咨询或 AI 虚拟助手进行情绪疏导和心理支持。

→ 教育工作者

场景描述：教育工作者需要长期面对学生和家长的期望和压力，容易出现职业倦怠、情绪波动等问题。

创新方法应用：可以通过生涯规划咨询明确自己的教育理念和职业目标；利用中医学调理改善身体状况；通过心理咨询或 AI 虚拟助手进行情绪疏导和心理支持；参加教育研讨会或工作坊提升自己的职业素养和能力。

→ 企业管理人员

场景描述：企业管理人员需要承担巨大的管理责任和业绩压力，容易出现焦虑、失眠等问题。

创新方法应用：可以通过生涯规划咨询明确自己的管理风格和职业目标；利用量子冥想技术放松身心、提高决策能力；佩戴智能穿戴设备监测健康状况并及时调整生活方式；通过企业教练或 AI 虚拟助手进行领导力和管理技能培训。

→ 环保工作者

场景描述：环保工作者需要长期面对环境污染和生态破坏等问题，容易出现心理压力和情绪波动。

创新方法应用：可以通过生涯规划咨询明确自己的环保理念和职业目标；利用中医学调理改善身体状况；通过心理咨询或 AI 虚拟助手进行情绪疏导和心理支持；参加环保公益活动或研讨会提升自己的环保素养和能力。

📝 3.3.2　暴饮暴食，疯狂购物、打游戏，熬夜刷手机

3.3.2.1　职业生涯困惑

案例：吴工是一位环保工程师，也是一个才华横溢的年轻人。他所在的公司是一家初创企业，正处在快速发展阶段。然而，吴工却一直陷入职业生涯的困惑之中。吴工原本是一个对工作充满热情、自律性较强的人。但自从公司项目进入关键阶段，压力陡增，他开始通过暴饮暴食、沉迷于

购物、打游戏以及熬夜刷手机来寻求短暂的逃避和放松。起初，他以为这只是暂时的缓解压力的方式，但很快，这些行为逐渐失控，严重影响了他的工作和生活。

具体表现：

暴饮暴食：每天下班后，吴工会控制不住地吃大量高热量、高脂肪的食物，导致体重迅速增加，健康状况亮起红灯。

疯狂购物：每当工作压力大时，他就会不由自主地打开购物网站，购买一些并不真正需要的东西，甚至因此背上了信用卡债务。

疯狂打游戏：原本只是偶尔休闲娱乐的游戏，现在却成了他逃避现实的避风港，经常通宵达旦地玩，严重影响了睡眠和工作效率。

熬夜刷手机：晚上躺在床上，明明很困，却总是不由自主地刷着各种社交媒体和新闻应用，直到凌晨才勉强入睡。

这些行为不仅让吴工的身体和精神状态每况愈下，还严重影响了他的工作表现，项目进度一再延误，甚至收到了上司的警告。

3.3.2.2　常规方法

→ 自我约束：通过意志力来克制自己的不良行为，比如设定饮食限制、购物预算、游戏时间和手机使用时间。

→ 寻求支持：向家人、朋友或同事倾诉，寻求他们的理解和支持，共同监督他的行为改变。

→ 设定目标：设定一些短期和长期的目标，比如减重目标、储蓄计划或职业发展规划，以此激励他改变不良习惯。

3.3.2.3　成因分析

为了从根本上解决吴工的困惑，我们需要从多个学科、理论及创新方法的角度进行深入分析：

→ 生涯理论：根据舒伯的生涯发展理论，职业生涯发展并不都会处于高峰期，每个阶段有每个阶段的生涯发展任务，完不成该阶段任务，任务不会消失，因此要建立明确的人生目标、以终为始且循序渐进是关键。

→ 心理学：从心理学的角度来看，存在恐惧、无助等情绪。这些情绪问题可能源于工作压力、人际关系或自我认知等方面，也可能由于这些事件使得儿时的创伤被触发，从而选择逃避。逃避的方式往往是暴饮暴食、购物、打游戏和熬夜刷手机等不良行为，通过这一系列的不良行为只能寻求到短暂的安慰。

→ 量子力学：虽然量子力学看似与这个问题无关，但我们可以借鉴其"波粒二象性"的原理来理解该行为。在面对压力和困惑时，个体就像一个量子粒子，既处于积极应对的状态（波态），又处于逃避现实的状态（粒态）。这种状态的叠加导致了他行为的不稳定和难以预测。

3.3.2.4　创新方法

表3-3-2列举了应对职业生涯"不良生活习惯"困惑的几种创新解法。

表3-3-2　职业生涯"不良生活习惯"困惑创新解法一览

方法名称	内容描述	作用分析	优势说明
情绪管理训练	通过冥想、深呼吸、正念练习等技巧，学会管理自己的情绪，减轻焦虑和抑郁情绪	通过科学的情绪管理技巧，提高情绪调节能力，从根本上减少不良行为的诱因	更持久、稳定，且不需要外部监督
时间管理优化	制定详细的时间管理计划，合理安排工作、休息和娱乐时间，确保有足够的时间进行放松和恢复	通过科学的时间管理，提高工作效率和生活质量，减少因压力过大而产生的逃避行为	更具体、可操作，且有助于提高工作效率
行为替换疗法	想要暴饮暴食、购物或打游戏时，进行其他有益的行为，比如散步、阅读或做瑜伽	通过替换不良行为，建立更健康的生活方式，逐步摆脱对不良行为的依赖	更灵活、个性化，且有助于培养新的兴趣爱好

3.3.2.5 行动指南

第一步：识别情绪触发点

做法：仔细观察自己在什么情况下最容易产生暴饮暴食，疯狂购物、打游戏或熬夜刷手机等行为，并记录下来。

目的：通过识别情绪触发点，可以更好地了解自己的行为模式，为后续的情绪管理训练和时间管理优化提供基础。

第二步：制定情绪管理计划

做法：可以学习一些冥想、深呼吸或正念练习的技巧，并每天安排一段时间进行练习。同时，他也可以尝试记录自己的情绪，以便更好地了解自己的情绪变化。

目的：通过情绪管理计划，可以提高自己的情绪调节能力，减轻焦虑和抑郁情绪，从而减少不良行为的诱因。

第三步：优化时间管理

做法：可以制定详细的时间管理计划，合理安排工作、休息和娱乐时间。他可以使用时间管理工具或应用来帮助自己更好地跟踪时间使用情况。

目的：通过优化时间管理，可以提高工作效率和生活质量，减少因压力过大而产生的逃避行为。

第四步：实施行为替换疗法

做法：想要进行不良行为时，可以尝试替换为其他有益的行为，比如散步、阅读或做瑜伽。他可以逐渐培养新的兴趣爱好，以替代原有的不良行为。

目的：通过行为替换疗法，可以逐步摆脱对不良行为的依赖，建立更健康的生活方式。

3.3.2.6 温馨提示

→ 保持耐心：改变不良习惯需要时间和耐心，不要期望一蹴而就。

→ 寻求支持：在改变过程中遇到困难时，不要害怕寻求家人、朋友或专业人士的支持和帮助。

→ 持续监测：定期回顾自己的进展和变化，及时调整计划和策略。

→ 奖励自己：当达到阶段性目标时，给自己一些奖励和肯定，增强改变的动力和信心。

→ 保持健康生活方式：除了上述方法外，还需要注意保持健康的生活方式，包括合理饮食、适量运动和充足睡眠等。

3.3.2.7　迁移应用

→ 高强度工作压力下的职场人士：可以运用情绪管理训练和时间管理优化来减轻工作压力，提高工作效率和生活质量。

→ 频繁出差的商务人士：可以利用时间管理优化来合理安排行程和工作计划，减少因时间紧迫而产生的焦虑和压力。

→ 创意行业的工作者：可以运用行为替换疗法来打破创作瓶颈，通过新的兴趣爱好来激发灵感和创造力。

→ 长期面对电脑的白领：可以利用情绪管理训练来缓解长时间工作带来的疲劳和紧张情绪，提高工作效率和身心健康。

→ 面临职业转型的中年职场人士：可以通过时间管理优化和情绪管理训练来平衡新旧职业之间的过渡和挑战，减少因不确定性而产生的焦虑和迷茫。

3.4　工作与生活平衡篇

3.4.1　孩子不听话，玩游戏，一回家就火冒三丈

3.4.1.1　职业生涯困惑

案例：郑工是一位工业安全领域的项目经理。在工作岗位上，他带领团队完成了多个大型项目，为城市的工业安全与可持续发展做出了贡献，事业上感到很有成就感。然而，回到家中，他却常常因为孩子不听话、沉

迷游戏而感到焦虑和无奈。

郑工的儿子小杰今年 14 岁，正值青春期，对电子游戏充满了浓厚的兴趣。每当郑工下班回家，迎接他的不是温馨的拥抱和问候，而是小杰沉迷于游戏世界，对父母的呼唤充耳不闻。这种情况让郑工感到既生气又无助，他不明白为何自己在职场上能够游刃有余，面对孩子的问题却束手无策。

郑工的困惑在于，他无法平衡工作与家庭，特别是在面对孩子沉迷游戏的问题时，缺乏有效的应对策略。这种困惑不仅影响了他与孩子的关系，也波及了他的工作情绪和职业发展。

3.4.1.2　常规方法

面对孩子沉迷游戏的问题，许多家长都会尝试下述方法，这些常规方法更多地依赖于外部的强制或诱惑，而忽视了孩子内心的需求和成长规律且往往效果不佳。所以，有时是有效的，但持久性比较弱、不太稳定。

→ 直接禁止：直接没收孩子的游戏设备，禁止其接触游戏。这种方法短期内可能有效，但容易引起孩子的反感和叛逆心理，长期来看效果不佳。

→ 讲道理：反复向孩子讲道理，阐述沉迷游戏的危害。然而，青春期的孩子往往对说教产生抵触情绪，难以真正听进去。

→ 设置时间限制：与孩子约定每天玩游戏的时间，超时则禁止游戏。这种方法需要家长时刻监督，且孩子可能会想方设法逃避监督，效果不稳定。

→ 奖励机制：通过奖励机制鼓励孩子减少游戏时间，如完成作业后奖励游戏时间。这种方法可能激发孩子的功利心，而非真正培养自律性。

→ 严厉惩罚：对孩子沉迷游戏的行为进行严厉惩罚，如打骂、体罚等。这种方法不仅违法，而且会对孩子的身心健康造成严重影响。

3.4.1.3　成因分析

→ 生涯理论：根据舒伯的生涯发展理论，青春期是孩子探索自我、建立自我认同的关键时期。游戏作为一种虚拟世界，为孩子提供了一个逃避现实、追求自我实现的平台。孩子可能通过游戏来寻求成就感、归属感和自我价值感。

→ 心理学：从心理学的角度来看，孩子沉迷游戏与缺乏自信、逃避现实、寻求刺激等因素有关。游戏世界中的即时反馈和成就感往往比现实生活更容易获得，导致孩子产生依赖。

→ 中医学：中医学认为，人的身心健康与五行相生相克、阴阳平衡密切相关。孩子沉迷游戏可能导致作息不规律、饮食不均衡等问题，进而影响身体的阴阳平衡和气血流通。

→ 量子力学视角（创新视角）：虽然量子力学本身不直接解决孩子沉迷游戏的问题，但我们可以借鉴其"量子叠加态"的原理来理解孩子的内心世界。孩子的心理状态并非单一的"喜欢游戏"或"不喜欢游戏"，而是多种可能性的叠加态。因此，我们需要以更加开放和包容的心态去理解和引导孩子，而不是简单地将其归为"沉迷游戏"。

3.4.1.4　创新方法

表 3-4-1 列举了应对职业生涯"家庭关系"困惑的几种创新解法。

表 3-4-1　职业生涯"家庭关系"困惑创新解法一览

方法名称	内容描述	作用分析	优势说明
兴趣引导法	留意孩子日常表现，挖掘其在运动、阅读、艺术等方面的潜在兴趣，主动为孩子报名相关兴趣班或组织家庭活动，鼓励孩子参与学校社团、社区团队活动等	通过发现孩子的其他兴趣爱好，如运动、阅读、艺术等，转移其对游戏的注意力。同时，鼓励孩子参与团队活动，培养社交能力和团队精神	从根本上改变孩子的兴趣导向，而非简单地禁止或限制游戏。通过积极引导，让孩子发现生活中的多样性和乐趣
情绪管理法	家长与孩子一起学习冥想、深呼吸等情绪调节技巧，每天安排固定亲子沟通时间，耐心倾听孩子心声，分享彼此日常感受	教会孩子如何识别和管理自己的情绪，如通过冥想、呼吸练习等方式缓解压力和焦虑。同时，增强家庭沟通，让孩子感受到父母的关爱和支持	帮助孩子建立健康的情绪管理机制，提高自我调控能力。相较于直接禁止游戏，更能从内心深处改变孩子的行为模式

方法名称	内容描述	作用分析	优势说明
目标设定法	根据孩子年龄、学习阶段和兴趣特长，与孩子共同商讨制定短期目标（如本学期成绩进步、学会一项新运动技能）和长期目标（如考上理想学校、在某领域取得一定成绩），将大目标细化为多个阶段性小目标并制定实施计划	与孩子一起设定短期和长期目标，如学习成绩提升、体育技能提高等。通过实现目标的过程来增强孩子的成就感和自信心，减少对游戏的依赖	激发孩子的内在动力，培养其自律性和责任感。相较于奖励机制，更能让孩子体会到成长的喜悦和价值

3.4.1.5　行动指南

第一步：坦诚沟通，建立信任关系

做法：

与孩子进行坦诚的沟通，了解其内心的需求和困惑。

尊重孩子的意见和感受，耐心倾听，建立信任关系。

目的：

通过沟通了解孩子的真实想法，为后续的教育和引导打下基础。

建立良好的亲子关系，为孩子的健康成长提供情感支持。

第二步：发掘兴趣优势，合理安排时间

做法：

从生涯发展的视角出发，发现孩子的兴趣和优势。

鼓励孩子参与相关活动，培养兴趣爱好和特长。

与孩子一起制定时间表，合理安排游戏和其他活动的时间。

目的：

帮助孩子发掘自身潜能，促进全面发展。

通过合理安排时间，平衡游戏与学习，避免沉迷。

第三步：教授情绪管理，增强心理韧性

做法：

教会孩子情绪管理的方法，如冥想、呼吸练习等。

引导孩子正确面对压力和挫折，学会调整心态。

目的：

提高孩子的情绪管理能力，减少负面情绪的影响。

增强孩子的心理韧性，培养积极乐观的心态。

第四步：共同设定目标，感受成长喜悦

做法：

与孩子一起设定短期和长期目标。

制定实现目标的计划，并鼓励孩子积极参与。

引导孩子感受成长的喜悦和成就感，增强自信心。

目的：

通过设定目标，激发孩子的内在动力和学习兴趣。

让孩子在实现目标的过程中体验成功，培养坚持和毅力。

第五步：定期评估进展，调整策略方法

做法：

定期评估孩子的进步和变化，给予及时的肯定和鼓励。

根据实际情况调整策略和方法，确保问题得到有效解决。

目的：

通过定期评估，了解孩子的成长状况和需求变化。

根据评估结果调整教育策略，为孩子提供更有针对性的支持。

3.4.1.6　温馨提示

→ 保持耐心和信心：改变孩子的行为模式并非一朝一夕之功，需要家长保持足够的耐心和信心。

→ 以身作则：家长自身要树立良好的榜样，避免过度依赖手机和电子产品。

→ 关注孩子的全面发展：不仅要关注孩子的学习成绩，还要关注其身心健康、社交能力等方面的发展。

→ 尊重孩子的个性差异：每个孩子都是独一无二的个体，家长要根据孩子的实际情况制定个性化的教育方案。

→ 寻求专业帮助：如果孩子的沉迷游戏问题较为严重，家长可以寻求专业心理咨询师的帮助。

3.4.1.7　迁移应用

→ 项目管理：在项目管理中，我们可以运用兴趣引导法来激发团队成员的积极性和创造力。通过发现团队成员的兴趣点，将其与项目任务相结合，提高团队的凝聚力和执行力。

→ 团队协作：在团队协作中，情绪管理法可以帮助团队成员更好地管理自己的情绪和压力。通过冥想、团队建设活动等方式增强团队成员的沟通能力和协作能力。

→ 职业规划：在职业规划中，目标设定法可以帮助职业人士明确自己的职业目标和方向。通过设定短期和长期的目标，制定实现目标的计划，并不断努力和坚持，最终实现自己的职业梦想。

→ 领导力培养：在领导力培养中，我们可以借鉴兴趣引导法和情绪管理法的理念。通过发现下属的兴趣点和优势，激发其潜能和创造力；同时关注下属的情绪变化和心理需求，提供必要的支持和帮助。

→ 团队冲突解决：在团队冲突解决中，我们可以运用情绪管理法和目标设定法的结合。通过引导团队成员正确识别和管理自己的情绪，减少冲突的发生；同时设定共同的团队目标，增强团队的凝聚力和向心力。

📝 3.4.2　一回家就懒得动弹，什么都不愿意做

3.4.2.1　职业生涯困惑

案例：小陈是一家食品加工厂的技术人员，每当结束了一天紧张的工

作，回到家中就懒得动弹，什么都不愿意做。

小陈的情况并非个例。在快节奏、高压力的职场环境中，许多职业人士，尤其是那些在科技、医疗、金融等前沿领域工作的人们，都容易陷入这样的困境。他们白天全力以赴，夜晚却难以恢复精力，影响了生活质量和工作效率。

3.4.2.2 常规方法

面对这种困境，人们通常会尝试一些常规方法来缓解疲劳、恢复精力。以下是五种常见的方法：

→ 增加睡眠时间：许多人认为多睡一会儿就能恢复精力。但实际上，过长的睡眠时间可能会导致身体更加疲倦，而且无法从根本上解决因工作压力导致的疲劳。

→ 大量饮食补充能量：有些人通过大量进食来补充能量，但这往往会导致身体负担加重，长期下去还可能引发健康问题。

→ 过度依赖咖啡因：咖啡、茶等含咖啡因的饮品确实能暂时提神，但长期依赖会导致身体对咖啡因的耐受性增加，效果逐渐减弱，甚至可能引发失眠等问题。

→ 剧烈运动：虽然适量的运动有助于释放压力、增强体质，但剧烈运动后身体反而可能更加疲惫，不适合在疲劳状态下进行。

→ 逃避社交活动：一些人选择减少社交活动来避免额外的精力消耗，但这会导致社交孤立，长期来看对心理健康不利。

3.4.2.3 成因分析

为了从根本上解决这一问题，我们需要从多个学科、理论及创新方法的角度进行成因分析。以下是结合生涯理论、心理学、中医学和量子力学的分析：

→ 生涯理论：根据生涯发展理论，职业人士在职业生涯的不同阶段会面临不同的挑战和压力。特别是从业已久的人员，面临着工作晋升、家庭责任等多重压力，导致精力透支。

→ 心理学：从心理学的角度来看，时常感觉疲惫的情况可能与职业倦怠有关。长时间的高强度工作导致个体对工作失去热情和动力，进而影响到生活的方方面面。

→ 中医学：中医学认为，人体的疲劳往往与气血不足、脏腑功能失调有关。个体疲劳状态可能与其长期熬夜、饮食不规律等不良生活习惯有关。

→ 量子力学：微观粒子的叠加态和纠缠态启示我们，人的精神状态也可能处于多种可能性之中。个体的疲劳状态可能是他内心多种情绪和压力叠加的结果。

3.4.2.4　创新方法

表 3-4-2 列举了应对职业生涯"生活懒怠"困惑的几种创新解法。

表 3-4-2　职业生涯"生活懒怠"困惑创新解法一览

方法名称	内容描述	作用分析	优势说明
时间管理与能量分配	制定详细的每日计划，明确各项任务的优先级，运用番茄工作法，将工作时间划分为 25 分钟的工作时段与 5 分钟的休息时段交替进行，合理安排休息娱乐时间	通过合理规划时间和任务优先级，确保在工作与休息之间找到平衡。采用番茄工作法等时间管理工具，提高工作效率，减少无效劳动	更高效地利用时间，避免过度劳累，同时保证充足的休息时间
正念冥想与情绪调节	每天抽出 15～30 分钟，在安静舒适的环境中进行正念冥想练习，专注呼吸、觉察当下感受，日常结合深呼吸、记录情绪日记来调节情绪	通过正念冥想等技巧，培养对当下时刻的觉察力，减轻工作压力和焦虑情绪。情绪调节技巧如深呼吸、情绪日记等也有助于改善心情	从根本上缓解心理压力，提高情绪稳定性，促进身心健康
中医养生与饮食调理	依据个人体质咨询中医专家或营养师，制定专属饮食计划，保证营养均衡，多摄入如红枣、桂圆等补气养血食物，少食辛辣，每日练习太极拳、八段锦等简单中医养生操	结合中医学理论，调整饮食习惯，注重营养均衡和食疗养生。如适当食用补气养血的食物，避免辛辣刺激性食物。同时，学习简单的中医养生操，增强体质	通过内调外养，从根本上改善身体状况，提高精力和免疫力

3.4.2.5　行动指南

第一步：优化时间管理，提升工作效率

做法：

制定合理的时间管理计划，采用番茄工作法（图 3-4-1）等方法提高工作效率。

设定固定的休息和娱乐时间，确保身心得到放松和恢复。

目的：

通过合理规划时间和任务优先级，避免过度劳累，提高工作效率。

确保工作与休息的平衡，保持身心健康。

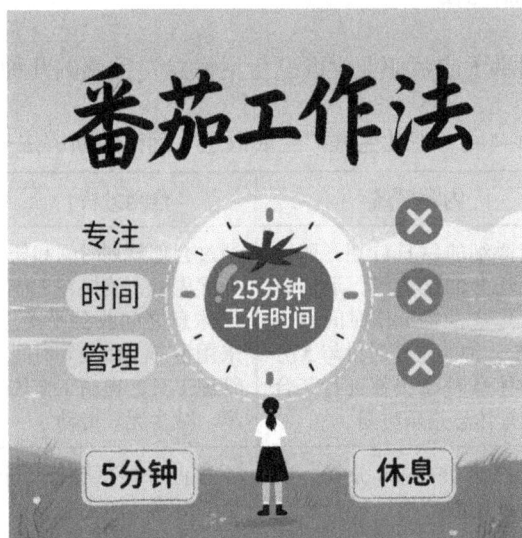

图 3-4-1　番茄工作法

第二步：学会正念冥想，调节情绪状态

做法：

学习正念冥想和情绪调节技巧，如深呼吸、情绪日记等。

每天安排一段时间进行冥想练习，记录情绪变化，及时察觉并调整负面情绪。

目的：

培养对当下情绪的觉察力，减轻工作压力和焦虑情绪。

提高情绪稳定性，促进身心健康。

第三步：定制饮食调理，增强体质健康

做法：

咨询中医专家或营养师，根据个人体质制定饮食调理计划。

注重食物的营养均衡和食疗养生，避免食用对身体有害的食物。

目的：

通过内调外养，从根本上改善身体状况。

提高精力和免疫力，为高效工作提供有力支持。

第四步：练习中医养生操，提升身体素质

做法：

学习简单的中医养生操或瑜伽等运动方式。

每天坚持练习，增强体质和免疫力。

目的：

通过运动方式促进血液循环，增强体质。

提升身体素质，为应对工作和生活挑战提供有力保障。

3.4.2.6　温馨提示

→ 持之以恒：改变习惯需要时间和耐心，不要期望一蹴而就。坚持实践上述方法，逐渐培养健康的生活习惯。

→ 个性化调整：每个人的身体状况和生活环境都不同，因此需要根据个人实际情况灵活调整上述方法。

→ 寻求支持：如果感到压力过大或无法独自应对，要向家人、朋友或专业人士寻求支持和帮助。

→ 保持积极心态：积极乐观的心态是战胜疲劳和压力的关键。相信自己能够克服困难，迎接更美好的明天。

3.4.2.7　迁移运用

→ 金融行业分析师：面对繁重的数据分析和报告撰写任务，金融行业分析师可以通过时间管理和能量分配来提高工作效率，减少加班时间。同时，通过正念冥想和情绪调节来缓解工作压力和焦虑情绪。

→ 医疗工作者：医护人员长期面对高强度的工作压力和紧张的医患关系，容易导致身心疲惫。他们可以通过中医养生和饮食调理来改善身体状况，提高精力和免疫力。同时，学习正念冥想等技巧来培养内心的平静和专注力。

→ 教育工作者：教师需要投入大量时间和精力来备课、授课和批改作业。他们可以通过合理规划时间和任务优先级来减轻工作压力，确保有足够的休息时间。同时，通过中医养生操等运动方式来增强体质和免疫力。

→ 市场营销人员：市场营销人员需要不断策划和执行各种营销活动，面对激烈的市场竞争和业绩压力。他们可以通过正念冥想和情绪调节来缓解焦虑情绪，提高工作效率和创造力。同时，通过时间管理和能量分配来确保工作与生活的平衡。

→ 企业家与创业者：企业家和创业者需要承担巨大的责任和风险，面对各种不确定性和挑战。他们可以通过中医养生和饮食调理来改善身体状况，提高精力和抗压能力。同时，通过学习时间管理和情绪调节技巧来提高工作效率和决策能力。

3.5　人际交往与沟通篇

3.5.1　特别内向，避免和领导接触

在职场中，每个人都有其独特的性格和沟通方式。然而，对于那些特别内向、倾向于避免与领导接触的职业人士来说，这可能会成为职业生涯发展的一大障碍。

3.5.1.1　职业生涯困惑

案例：赵彬，一位在低碳环保领域工作的环境工程师，负责企业节能减排项目的规划与实施。他性格内向，不善言辞，尤其是面对领导时，总感到紧张和不安。这种性格特质使得他在工作中避免与领导直接接触，错失了许多展示自己能力和成果的机会。在一次重要的项目汇报会上，由于过于紧张，他未能充分展示自己的项目成果和解决方案，导致领导对他的印象不深，项目资源也逐渐向其他同事倾斜。随着时间的推移，赵彬发现自己的职业发展陷入了瓶颈，不仅晋升无望，甚至在团队中的存在感也逐渐减弱。

3.5.1.2　常规方法

→ 主动沟通：主动与领导沟通，分享工作进展和成果。然而，对于内向的个体来说，这种方法要克服紧张，容易导致更加紧张和焦虑。

→ 参加培训：通过参加沟通技巧和公开演讲的培训课程，提升沟通能力和自信心。

→ 寻求同事帮助：让同事在沟通上给予帮助和支持，比如在会议前提供建议，或在会议中适时引导话题。这种方法能够暂时缓解压力。

→ 书面汇报：通过书面报告的形式向领导汇报工作，避免面对面的沟通压力。

3.5.1.3　成因分析

→ 生涯理论：从生涯理论的角度来看，察觉并尊重自身特点而不是缺点，能认知到在公开场合顺畅表达是与生俱来的能力，再结合明确的职业目标，能走出一条带有自身风格的职业之路。

→ 心理学：心理学认为，内向者的能量主要来源于内部世界，他们更喜欢独处和思考。然而，在职场中，过度的内向可能导致社交障碍和沟通困难，影响职业发展。个体之所以会发生害怕胆怯的情况，正是因为担心自己的表现无法得到认可。

→ 中医学：中医学强调"心主神明"，认为心理因素对人体健康有着重要影响。赵彬的内向和沟通障碍可能与他的心理状态和情绪调节能力有关。通过中医的调理和养生方法，或许能够改善他的心理状态，提升自信心和沟通能力。

→ 量子力学：量子力学的不确定性原理提醒我们，事物的发展并非完全确定和可预测。个体的职业生涯同样充满了不确定性，他需要通过积极的沟通和行动来把握机会，把握当下，专注做事，能迎接不确定的未来，实现自我成长和发展。

→ TRIZ（发明问题解决理论）：TRIZ 强调通过系统分析和创新方法来解决问题。个体可以通过 TRIZ 的方法论来识别自己在职场沟通中的障碍，并找到创新性的解决方案。

→ AI（人工智能）：随着 AI 技术的发展，我们可以通过智能助手和聊天机器人等工具来辅助沟通。个体可以在独处时，转变与真人对话的方式为与虚拟人物对话，让自己的内心安全，沟通环境和谐、有趣、无压力，这是一种缓解沟通压力的有效方式。久而久之，个体也能逐步提升沟通能力。

3.5.1.4　创新方法

表 3-5-1 列举了应对职业生涯"躲避人际交往"困惑的几种创新解法。

表 3-5-1　职业生涯"躲避人际交往"困惑创新解法一览

方法名称	内容描述	作用分析	优势说明
角色扮演	通过模拟职场沟通场景，在安全的环境中练习沟通技巧	通过反复练习，增强自信心和沟通能力	相比直接面对领导，这种方法更加温和，易于接受
情绪管理训练	学习情绪调节技巧，帮助他更好地管理紧张和焦虑情绪	改善心理状态，提升在沟通中的表现	从根本上解决内向者的心理障碍，提升整体沟通能力
量子思维训练	运用量子思维，以开放和包容的心态面对职场挑战	培养创新思维和解决问题的能力，增强职业竞争力	打破传统思维定式，提升赵彬的适应性和创造力

3.5.1.5　行动指南

第一步：接纳内向特质，建立自信基础

做法：

识别并接受自己的内向特质，认识到内向并非缺陷，而是一种独特的性格特质。

通过自我反思和肯定，建立自信基础，相信自己能够克服沟通障碍。

目的：

增强自我认知，理解内向特质的优势和局限性。

建立自信，为后续的沟通训练打下坚实基础。

第二步：制定角色扮演计划，提升沟通能力

做法：

与同事或专业人士一起制定角色扮演计划，明确模拟场景、角色分工和反馈机制。

在安全的环境中反复练习沟通技巧，通过即时反馈调整和改进。

目的：

通过模拟练习，逐渐适应职场沟通环境。

提升自信心和沟通能力，为实际职场沟通做好准备。

第三步：学习情绪管理技巧，改善心理状态

做法：

阅读相关书籍、参加培训课程或寻求专业帮助，学习情绪管理技巧。

在日常生活中实践这些技巧，如深呼吸、冥想等，改善心理状态。

目的：

掌握有效的情绪管理方法，减轻紧张和焦虑情绪。

改善心理状态，提升在沟通中的表现和自信心。

第四步：培养量子思维习惯，激发创新思维

做法：

阅读量子物理学相关书籍、参加创新思维培训或与其他具有创新思维的人交流。

在面对职场挑战时，尝试运用量子思维来寻找创新性的解决方案。

目的：

培养开放和包容的心态，打破传统思维定式。

提升创新思维和解决问题的能力，增强职业竞争力。

3.5.1.6　温馨提示

→ 保持耐心和坚持：沟通能力的提升是一个渐进的过程，需要时间和持续的努力，需要保持耐心和坚持，不断练习和改进自己的沟通技巧。

→ 寻求支持和帮助：可以寻求同事、领导或专业人士的支持和帮助。他们可以提供宝贵的建议和指导，帮助个体更好地应对职场挑战。

→ 关注自己的情绪状态：情绪状态对沟通能力有着重要影响。关注自己的情绪状态，及时调整和管理情绪，保持冷静和自信。

→ 保持开放和包容的心态：量子思维强调开放性和包容性。保持开放和包容的心态，以不同的视角和方式来解决问题，提升自己的职业竞争力。

→ 不断反思和总结：在实施行动指南的过程中，不断反思和总结自己的经验和教训。通过反思和总结，他可以更加清晰地认识自己的优点和不足，为未来的职业发展提供有力支持。

3.5.1.7　迁移运用

→ 销售与客户沟通

场景描述：销售人员需要与客户进行频繁沟通，了解客户需求并提供解决方案。然而，对于内向的销售人员来说，这可能是一项挑战。

应用方法：通过角色扮演和情绪管理训练，销售人员可以提升自己的沟通能力和自信心。同时，运用量子思维来寻找创新性的解决方案，满足客户的个性化需求。

→团队合作与协调

场景描述：在团队合作中，成员之间需要进行有效的沟通和协调。然而，内向的成员可能更倾向于独自工作，导致团队沟通不畅。

应用方法：通过角色扮演和情绪管理训练，内向的成员可以逐渐适应团队沟通的节奏和压力。同时，运用量子思维来提出创新性的想法和建议，促进团队的合作与创新。

→项目管理与汇报

场景描述：项目经理需要定期向领导汇报项目进度和成果。然而，内向的项目经理可能更倾向于避免与领导直接接触。

应用方法：通过角色扮演和情绪管理训练，项目经理可以提升自己的汇报能力和自信心。同时，运用量子思维来提出创新性的项目解决方案和管理策略，赢得领导的认可和信任。

→领导决策与领导力提升

场景描述：领导者需要做出重要决策并带领团队实现目标。然而，内向的领导者可能更倾向于独自思考而忽略团队意见。

应用方法：通过情绪管理训练和量子思维训练，内向的领导者可以学会更好地倾听团队意见并做出明智决策。同时，通过角色扮演来模拟决策场景和应对挑战的情况，提升自己的领导力和决策能力。

📝 3.5.2 有时挑剔，有时讨好，有时看不惯

3.5.2.1 职业生涯困惑

案例：王芳是一名农业技术推广员，她对待工作认真负责，技术过硬，专业能力出众，但在人际交往和沟通方面却时常感到困惑。在一次项目汇报会议上，王芳对团队成员提出的设计方案提出了诸多质疑，言辞犀利，让团队成员备受打击。尽管她的出发点是为了提高方案的质量，但这种过于挑剔的表达方式却让团队成员产生了抵触情绪，导致会议气氛紧张，沟通效果不佳。还有一次，在面对上级领导时，王芳总是过于讨好，不敢表

达自己的真实想法。她担心自己的意见会被忽视或否定，因此总是附和领导的观点，缺乏独立思考和表达的能力。这种沟通方式让领导认为她缺乏主见，难以承担更重要的责任。

她时常反思自己：不会说话，不懂得如何赞美他人，有时过于挑剔，有时又过于讨好，甚至有时对别人的行为或观点看不惯。这些问题不仅影响了她与同事的关系，也阻碍了项目的顺利进行。

3.5.2.2　常规方法

→ 模仿他人：王芳曾经试图模仿那些擅长沟通的同事，但发现自己无法自然流畅地运用这些技巧，反而显得生硬和做作。

局限性：模仿他人并不能从根本上解决沟通问题，每个人的性格、经历和价值观都不同，盲目模仿只会让自己失去自我。

→ 多听少说：王芳尝试在沟通中多听少说，希望通过倾听来减少误解和冲突。然而，她发现这种方法虽然能避免一些直接的矛盾，但长期下来会让她在团队中失去存在感。

局限性：多听少说虽然能减少冲突，但过度的沉默也会让人觉得自己缺乏主见和领导能力。

→ 直接表达：王芳也尝试过直接表达自己的观点和感受，但往往因为言辞过于直接而伤害到他人。

局限性：直接表达虽然能减少误解，但如果不注意方式和语气，很容易引发冲突和矛盾。

→ 寻求反馈：王芳向同事和领导寻求过沟通方面的反馈，但得到的建议往往过于笼统，缺乏具体的操作性。

局限性：寻求反馈虽然能帮助自己发现问题，但如果反馈不够具体和有针对性，就很难采取有效的改进措施。

3.5.2.3　成因分析

→ 生涯理论：依据生涯理论剖析，如果个体对自身职业成长怀揣较高期望，出于对自我提升的执着追求，通常一方面以严苛标准要求自己，力求在专业领域不断精进；另一方面，渴望借助外部力量助力职业进阶，因而在人际交往中会下意识规避那些可能阻碍自身发展的行为模式。比如案例中，王芳在项目汇报会议上挑剔方案，本意是推动项目向更优迈进，却因未兼顾团队感受，引发抵触。

→ 心理学：从心理学视角探究，个体内心深处潜藏着对表达后遭受误解、否定，乃至得不到认可的恐惧。当自身诉求在关键人物面前屡次碰壁，未得到应有的支持与肯定时，自我认同根基动摇，转而将这种负面情绪投射至他人身上。于是，出现时而挑剔他人行为、抱怨观点瑕疵，时而又因害怕再遭否定，在上级面前过度讨好、丧失主见的两极表现，归根结底是源于内心安全感的缺失与自我认知的迷茫。

→ 量子力学：在沟通场景里，如同量子世界中粒子状态难以精准预判一般，我们无法提前预知对方会作何反应、抱何种态度。这就要求我们打破固有沟通定式，接纳不确定性，在交流进程中敏锐捕捉反馈，像量子态依据观测灵活变化那般，灵活调适沟通策略，以契合不同情境需求。

3.5.2.4　创新方法

表 3-5-2 列举了应对职业生涯"沟通力"困惑的几种创新解法。

表 3-5-2　职业生涯"沟通力"困惑创新解法一览

方法名称	内容描述	作用分析	优势说明
情绪觉察日记	每天花 15 分钟回顾当天与人沟通的场景，将自己产生挑剔、讨好或看不惯情绪的时刻记录下来，详细分析当时的情境、自己的想法以及对方的反应	清晰认知自身情绪产生的情境脉络，深入剖析自己在人际交往中的思维惯性，引导其反思日常沟通行为模式，进而提升自我情绪管理能力	通过持续记录，能更敏锐地察觉到情绪触发点，从而提前调整心态，避免冲动反应，从根源上减少不当沟通行为

续表

方法名称	内容描述	作用分析	优势说明
情景模拟演练	每周安排 30 分钟，邀请一位信任的同事或朋友扮演领导、同事等角色，模拟工作中的沟通场景，如项目讨论、汇报工作等，练习不同的沟通方式	搭建一个低风险、可反复尝试的实践平台，让她熟悉不同职场沟通场景的流程与氛围，在模拟互动中增强应对各种人际关系挑战的信心，提高沟通技巧熟练度	提前在模拟环境中适应不同角色的交流模式，积累应对经验，在真实场景中更加自信从容，找到适合的表达方法，提升沟通效果
优点放大镜技巧	在日常交流中，刻意要求自己每次开口前先在心里找出对方至少一个优点，然后将这个优点融入话语中。例如，向同事提建议时先说"你之前在××（具体事项）上做得特别好，这次我们讨论下××（新事项），我觉得可以这样优化……"	主动转换视角，关注他人长处，重塑对他人的认知模式，培养积极友善的沟通态度，从心理层面改善与他人的交流氛围	能让对方感受到尊重与认可，降低抵触情绪，有助于培养积极的沟通心态，改善人际关系，让交流更加顺畅
沟通风格融合法	分析身边沟通能力强的同事特点，选取 2～3 种适合自己性格的类型元素进行学习融合。比如，借鉴性格开朗同事的热情开场方式，再结合沉稳同事的条理化表达逻辑	依据自身性格特质，精准借鉴他人沟通优势，打破自身局限，打造出既契合自己又高效实用的个性化沟通风格，实现沟通能力的进阶	既避免了盲目模仿的生硬感，又能博采众长，形成独具特色且有效的沟通风格，适应不同沟通对象与场景，增强自己在团队中的影响力

3.5.2.5 行动指南

→ 情绪觉察日记

第一步，准备一个专门用于记录情绪的笔记本，这个本子最好便于携带和随时翻阅。每天完成工作下班后，找一处安静、不受打扰的角落，让自己的思绪能够沉淀下来，随后设定手机或闹钟的倒计时为 15 分钟，开启当天的情绪回顾流程。

第二步，在这 15 分钟的限定时间里，静下心，依照时间先后顺序，在脑海中仔细梳理当天与人交流沟通的每一个场景。一旦捕捉到自己出现挑剔他人、讨好他人或者看不惯他人等情绪的瞬间，马上拿起笔，将这个时刻简单记录在笔记本上，注明大致发生的时段以及涉及的人物。

第三步，针对已经记录下来的每一个情绪事件，详细地描绘当时所处的实际情境。比如，回忆事情发生的具体地点，是在办公室的会议室、茶水间，还是外出拜访客户的途中；明确参与交流的人员都有谁，他们各自扮演的角色；还有当时讨论的核心话题究竟是什么，尽可能完整地还原场景细节。

第四步，深入探究自己在产生那些情绪时内心的真实想法，思考究竟是什么因素诱发了这样的情绪，是自身当天的工作压力、过往类似经历的影响，还是对交流对象抱有的某种预设期望未得到满足等原因。同时，仔细回想对方当时的反应，是面露不悦、据理力争，还是沉默以对，通过这样全面的复盘，总结从中能够汲取的经验教训，以此提升后续应对类似情境的能力，达到优化自身情绪管理与沟通方式的目的。

→ 情景模拟演练

第一步，每周开始的时候，先审视自己本周的工作安排，从中挑选出一个工作相对空闲、精力能够集中的 30 分钟时段，并提前与一位平日里彼此信任、相处融洽的同事或朋友取得联系，真诚地邀请对方帮忙扮演领导、同事等不同角色，在邀请时，清晰、明确地向对方阐述此次模拟演练的目的以及大致的操作流程，确保对方充分理解并愿意积极配合。

第二步，依据近期手头正在推进的工作项目、日常工作中频繁出现的沟通情境，像即将开展的项目讨论、定期的工作汇报，或是经常遇到的意见分歧处理等场景，逐一列出有可能面临的沟通场景清单。围绕这些场景，提前收集、整理好相应的背景资料，例如项目的基础信息、相关的数据报表、过往的案例参考等，以便在模拟时能够营造出尽可能逼真的职场沟通情境。

第三步，一切准备妥当后，按照预先设定好的场景正式开启模拟演练。在演练过程中，要时刻留意观察扮演不同角色的对方的反应，包括表情、语气、肢体动作等细节，同时大胆尝试运用不同风格的沟通方式，从语言措辞的选择，是委婉含蓄还是直截了当地表达；到语气语调的把控，是温和亲切还是坚定有力；再到肢体语言的配合，是眼神专注交流还是适当运用手势辅助等各个方面进行实践，同时，及时将模拟过程中出现的问题、突发状况以及自己的心得体会记录下来，便于后续总结分析。

第四步，模拟演练结束后，不要立刻结束交流，而是要与扮演角色的伙伴一起坐下来，认真复盘整个过程。虚心听取对方作为参与者和观察者的反馈意见，共同探讨哪些沟通方式运用得恰到好处，达到了预期效果，哪些方面还存在不足，需要进一步改进优化，将这些总结出来的经验教训整理归档，为下一次模拟演练提前做好充分准备，持续提升沟通能力。

→ 优点放大镜技巧

第一步，每天早晨上班前，利用洗漱、吃早餐或者乘坐通勤工具等碎片化时间，给自己进行一次积极的心理暗示，在心里默念或者轻声告诉自己，在当天与人交流沟通的每一个环节，都一定要运用优点放大镜技巧，让这种意识深深扎根在脑海中。

第二步，当真正面临与人交流、需要开口表达意见或建议的时刻，先别急着说话，有意识地停顿 1～2 秒，利用这短暂的时间，在心里快速搜索对方身上至少一个优点。倘若一时之间难以立刻想出，那就迅速回忆过往与对方接触交往的过程中，对方曾经在哪些具体事项上表现出色，比如完成过一项艰巨任务、提出过一个新颖创意等。

第三步，在找到对方的优点之后，要巧妙、自然地将其融入即将开口说出的话语开头。例如，当向同事提出关于工作流程优化的建议时，可以按照"你之前在 ××（具体事项）上做得特别好，这次我们讨论下 ××（新事项），我觉得可以这样优化……"的固定模式来组织语言，让对方在听到建议之前，先感受到被认可和尊重。

第四步，每一次交流互动结束后，不要马上将这件事抛之脑后，而是要静下心来回顾总结，看看自己是否成功、流畅地运用了优点放大镜技巧，观察对方当时的反应如何，是欣然接受、积极回应，还是表情略显尴尬、态度较为冷淡。如果效果不理想，认真思考问题出在哪里，是优点挖掘得不够精准，还是融入语言的方式不够自然，通过不断反思改进，逐渐熟练掌握这一提升沟通效果的实用技巧。

→ 沟通风格融合法

第一步，花费一周左右的时间，在日常忙碌的工作中特意留出一部分注意力，仔细观察身边那些沟通能力出众、在人际交往方面游刃有余的同事。从他们与他人交流沟通的开场方式，是热情洋溢、幽默风趣，还是简洁干练；表达逻辑，是层层递进、条理清晰，还是重点突出、直击要害；应对冲突的策略，是巧妙化解、以柔克刚，还是据理力争、当机立断等各个维度进行分析，并且随时将那些令自己印象深刻、感觉值得借鉴的特点记录下来，形成一个初步的素材库。

第二步，在完成第一步的观察记录后，结合自身的性格特点进行深入思考。比如，如果自己性格较为内向，不太习惯过于外向奔放的沟通风格，那么就可以从素材库中筛选出 2 ～ 3 种相对温和、更适合自己性格的风格元素，像是温和的开场方式，避免过于突兀地打招呼；简洁有力的观点阐述，防止冗长复杂的表达让自己陷入紧张。

第三步，在接下来的一周里，每次在与人沟通交流之前，都要提前在脑海里进行预演。想象自己先用性格开朗同事那种热情洋溢的方式跟对方打招呼，营造轻松愉快的交流氛围，紧接着，在阐述工作内容、表达个人观点时，运用沉稳同事条理清晰的逻辑结构，将重点内容有条不紊地呈现出来。通过这样反复预演，让自己逐渐熟悉并掌握新的沟通风格组合。

第四步，每一次沟通结束后，都要对实际运用的效果进行反思评估。思考自己在这次交流中是否达到了既让自己感觉舒适自然，没有刻意模仿的生硬感，又实现了高效沟通，准确传达信息、达成沟通目的的双重标准。如果发现还有不足之处，及时对融合的方式、借鉴的元素进行调整优化，通过多次实践打磨，最终形成一套独具个人特色且行之有效的沟通风格，全方位提升自己在职场中的沟通能力与影响力。

3.5.2.6 温馨提示

→ 保持耐心与坚持：沟通能力提升需长期积累，不能急于求成。如记录日记觉得繁琐，模拟演练紧张放不开，运用技巧生硬等，千万别灰心，每次尝试都是为良好沟通习惯筑牢根基。

→ 情绪觉察日记要点：若当天忙碌，不必强求按时记录，推迟一会儿无妨。重点在于静下心，如实还原情绪场景，捕捉当天与人沟通时出现挑剔、讨好等情绪的瞬间，详细记录相关情境、想法与对方反应，这是提升自我情绪管理与沟通能力的关键一步。

→ 情景模拟演练要点：演练中若与伙伴有分歧或笑场，不要在意，应将其视为真实沟通的意外状况。通过处理这些情况，积累应对经验，提前适应不同角色交流模式，为在真实职场场景自信从容沟通做准备。

→ 优点放大镜技巧要点：偶尔忘记运用技巧或未得到理想反馈很正常，此时不要气馁，多给自己尝试机会。每次交流前停顿 1 ～ 2 秒挖掘对方优点，自然融入话语，久而久之就能得心应手，改善人际关系。

→ 沟通风格融合法要点：实践初期风格混杂不必担忧，这是必经阶段。持续观察身边同事沟通优势，结合自身性格筛选、预演、调整，逐步打造自身既舒适自然又高效的独特风格，实现沟通能力进阶。总之，成长路上允许试错，坚持就能蜕变。

3.5.2.7 迁移运用

→ 跨部门合作项目：在跨部门合作项目中，面对不同专业背景、性格迥异的同事，情绪觉察日记能助你迅速适应多元人际氛围。通过记录自己在与不同同事沟通时的情绪变化及产生原因，可提前化解因沟通不畅引发的矛盾，使项目推进更为顺利。

→ 重要商务谈判：当参与重要商务谈判时，情景模拟演练可让你提前熟悉对手可能的"出牌套路"。在模拟过程中，尝试不同的沟通策略和应对方式，从而在正式谈判时能以沉稳自信的沟通姿态掌控局面，为谈判成功增加砝码。

　　→ 日常团队协作：在日常团队协作里，优点放大镜技巧简直是"社交润滑剂"。无论是表扬新同事的点滴进步，还是认可老同事的突出贡献，都能让团队成员感受到被关注和尊重，进而使团队凝聚力直线上升，营造积极向上的团队氛围。

　　→ 沟通场景切换：至于沟通风格融合法，对于经常需要切换沟通场景的职场人更是福音。向高层汇报时，借鉴沉稳大气的风格可精准传递关键信息，展现专业素养和能力；与基层员工交流，融入亲和幽默的元素则能拉近距离，增强沟通效果。如此这般，无论身处何种职场场景，你都能游刃有余，开启高效沟通、和谐共事的新局面。

📖 思维导图

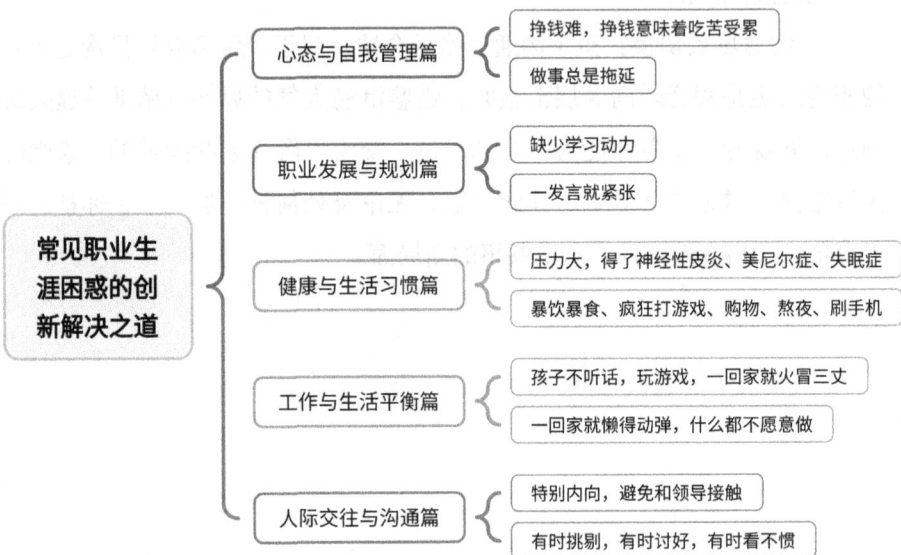

常见职业生
涯困惑的创
新解决之道

- 心态与自我管理篇
  - 挣钱难，挣钱意味着吃苦受累
  - 做事总是拖延
- 职业发展与规划篇
  - 缺少学习动力
  - 一发言就紧张
- 健康与生活习惯篇
  - 压力大，得了神经性皮炎、美尼尔症、失眠症
  - 暴饮暴食、疯狂打游戏、购物、熬夜、刷手机
- 工作与生活平衡篇
  - 孩子不听话，玩游戏，一回家就火冒三丈
  - 一回家就懒得动弹，什么都不愿意做
- 人际交往与沟通篇
  - 特别内向，避免和领导接触
  - 有时挑剔，有时讨好，有时看不惯

附 录

附录1　职业生涯健康发展金句汇总

1. 真正的职业指引，一句话足以启迪，胜过万卷空谈。

2. 没有完美的职业路径，自立自强，勇敢探索便是正道。

3. 先完成手头的工作，再追求完美；先踏入职场，再调整姿态。

4. 接纳自己在职场中的不完美感受，也是一种成长。

5. 职场中的一切经历，都是最好的安排。

6. 少抱怨工作，多表达感受，真诚的表达能带来转变。

7. 职业生涯的疗愈从身心开始，也以身心的成长结束。

8. 一次次面对挑战，一次次克服，就是在建立更强大的身心能量场。

9. 以利他之心工作，自然能吸引更多职业机会和财富。

10. 职场中的人事物，都是我们内心世界的投射。

11. 放下对职业完美的追求，专注于每一次的成长和进步。

12. 靠近职场中的榜样，成为你想成为的人。

13. 没有完美的职业议题，自立自强，便可勇敢前行。

14. 用爱化解职场中的冲突，用感恩回应每一次的帮助。

15. 低能量的状态会被高能量的态度所吸引。

16. 改变的前提来自自我接纳，认识自己是职场中最难也最重要的事情。

17. 念头的力量很大，积极的念头能引领职业成功。

18. 你的职业情绪就是你的念头在现实中的反映。

19. 职场中的名字（或职位）也是你念头的一个相。

20. 所有职业生涯上的疗愈，本质上都是自我疗愈。

21. 对未知的职业领域保持敬畏心，谨慎而勇敢地探索。

22. 认真对待每一项工作，不仅是对别人负责，更是对自己负责。

23. 你如何对待工作，工作就会如何回馈你。

24. 稳定自己的职业心态，就是建立强大的职场场域。

25. 意识是看不见的组织，但它影响着你的职业选择。

26. 放过职场中的小摩擦，就等于放过自己，让心灵更自由。

27. 在职场中，爱是最高的能量，它能化解一切矛盾。

28. 先爱自己，再爱工作，给自己独处的时间，静能生慧。

29. 所有来到你职业生涯中的，都是来助你的，包括挑战和困难。

30. 在职业道路上，感恩是最高的能量，它能吸引更多帮助。

31. 有明确的职业愿景，就能激发自身最高的能量。

32. 小愿望带来小成就，大愿望带来大成就。活在愿力里，职业道路更顺畅。

33. 你发出的每一份善意和努力，都会以某种方式回流给你。

34. 注意自己从业、择业的起心动念，它们影响着你的职业走向。

35. 好好爱自己，才能更好地应对职场中的挑战，看见更多的机会。

36. 当你热爱工作时，老天会用另一种方式给你回报。

37. 用喜悦和开心的心态滋养自己的职业生涯。

38. 职场压力大时，也是缺乏爱和支持的时候，寻求帮助就能缓解。

39. 在职场中控制欲强，可能是缺乏安全感的表现。

40. 允许自己在职业成长中慢慢蜕变，每日精进，循序渐进。

41. 修炼自己的内心，化解职场中的怨恨，让职业生涯更顺畅。

42. 撬开完成工作的内在动力的一个缝，机会就会源源不断地进来。

43. 刻意练习自己去链接职业资源，做的功课越多，穿越的障碍就越多。

44. 没有感觉也是一种感觉，接纳自己在职场中的不同状态。

45. 身体的反应是为了让自己在职场中更好地生存下去，要时刻觉察和爱自己。

46. 在激烈的职场竞争中，内心想停下来就停下来，也是一种疗愈。

47. 做自己开心的工作，永远不会觉得累。

48. 靠近你身边职业修行高的人，学习他们的智慧。

49. 你周围的一切都是你生涯状态的镜子，反映着你的动力和行动力。

50. 职业理想越崇高，职业生涯越纯洁。

51. 明确职业目标，全世界都会为你让路。

52. 不缺方法，只缺行动，职业成功在于实践。

53. 有心中愿望就要克服障碍、拿到结果。

54. 用爱去对待职业生涯中的每一个人。

55. 生涯发展的最终目标并非改变，而是能够更好地链接自己、链接他人、链接万事万物。

56. 相信自己是天才，依靠自己的优势，实现卓越人生。

57. 天赋是职场中的强链接，聆听内心的声音，追随自己的天赋。

58. 因职业梦想而伟大，大成功者都是大梦想家。

59. 心怀怎样的向往，就有机会催生多大的决心，进而向着期待的人生迈进。

60. 做决定之前可能很难，但决定之后就会变得简单。

61. 活出你的职业天赋，此生不必再为工作而工作。

62. 当你真正爱自己时，世界才会开始爱你。

63. 拖延的背后是恐惧，直面恐惧，勇敢去做你害怕的事情。

64. 在职场中活出绽放的自己！

65. 职场中的成长是一个人的事情，但需要与他人共同成长。

66. 相信自己在职场中的忠诚和自律，赢得他人的尊重。

67. 携手职场中的伙伴前行，才能到达成功的彼岸。

68. 强大自我，成就职场中的他人，也是成就自己。

69. 放弃改造他人的想法，停止抱怨，专注于自己的成长。

70. 爱自己是职场成功的唯一出路。

71. 体验、感悟、享受职场中的每一个瞬间。

72. 先改变思维，才可能创造理想的人生。

73. 创造机会，勇于尝试，是职场成功的关键。

74. 富人关注机会，穷人关注问题，视角决定职业高度。

75. 直面职场中的问题，因为问题后面往往隐藏着机遇。

76. 职场中的每一次经历，都有利于我的成长，不是助我就是渡我。

77. 提高个人职业时间单价，批量出售时间给有价值的工作。

78. 人生职业无捷径，积累才是王道。

79. 选择遵循本心的职业目标，深耕下去，终将成功。

80. 在职场中建立良好的人际关系，助力职业发展。

81. 无论是活在过去的职业焦虑里，还是活在未来的职业恐惧里，都不如活在当下的职业热情里。

82. 所有的职业突破都来源于勇敢的开始。

83. 放下判断、执着、证明、害怕失去、孤独，才能与职业中的自己和谐共处。

84. 持续链接自己，跟随本心，才能获得属于自己的职业生涯的精髓。

85. 职场和谐首先是自我关系的和谐，职业生涯的幸福来自职场关系的滋养。

86. 内驱力提升一分，潜能 N 倍觉察，能力 N 倍裂变。

附录 2
40 个发明原理在职业生涯中的迁移运用

TRIZ 中的 40 个发明原理是解决创新问题的有力工具，这些原理在职业生涯规划与发展领域同样具有广泛的迁移运用价值。以下表格详细梳理了每个发明原理及其在职业生涯中的具体应用方式和实例，供大家在日常工作中参考使用。

发明原理序号	发明原理名称	原理含义	在职业生涯中的迁移运用	举例说明
1	分割原理	将一个物体或系统分割成相互独立的部分，或使物体易于拆卸和组装	- 职业规划方面：将长期职业目标分割为多个阶段性小目标，便于逐步实现 - 工作任务处理：把复杂项目分解为若干简单子任务，分配给不同人员或按阶段完成	例如，一位想成为高级软件工程师的职场人，将其职业目标分解为掌握特定编程语言、获得相关项目经验、考取专业证书等阶段性目标。在工作中，开发大型软件项目时，将其分为前端开发、后端开发、数据库设计等子任务
2	抽取原理	从物体中抽出产生负面影响的部分或属性，或仅抽取有用的部分或属性	- 工作聚焦：在繁杂工作中，抽取关键任务和核心价值点，避免精力分散 - 团队协作：识别团队成员的优势属性，抽取组建优势团队	例如，市场调研人员在收集大量数据后，抽取与目标市场和产品定位相关的关键信息进行分析。在组建项目团队时，抽取具有创新思维、技术专长和沟通能力强的成员组成高效团队

257

发明原理序号	发明原理名称	原理含义	在职业生涯中的迁移运用	举例说明
3	局部质量原理	使物体或系统的各部分具备不同功能或特性，以优化整体性能	– 个人技能培养：发展多种不同技能，在不同工作场景发挥独特价值 – 产品/服务优化：改进产品或服务的局部功能，提升整体竞争力	例如，设计师在设计产品包装时，局部采用特殊材质或设计元素吸引消费者注意力，同时保证整体包装功能完整。职场人除了专业技能外，还培养沟通、管理等多种技能，以适应不同工作需求
4	非对称原理	将物体形状、结构或功能设计成不对称形式，以提高性能或解决问题	– 职业形象塑造：突出个人独特优势或风格，形成差异化竞争 – 工作策略制定：采用非对称竞争策略，突破常规思维	例如，在求职过程中，求职者通过突出自己独特的项目经验或技能组合，区别于其他竞争者。企业在市场竞争中，推出与众不同的产品功能或服务模式
5	合并原理	将相同或相似物体合并，或连续进行相关操作，以提高效果	– 资源整合：合并相似项目或业务，实现资源共享和协同效应 – 工作流程优化：将多个连续小操作合并为一个大操作，提高效率	例如，企业将多个小型研发项目合并，集中人力、物力资源，加速研发进程。办公室人员将文件整理、邮件回复、数据录入等相关小工作集中在特定时间段完成
6	普遍性原理	使物体或系统能在多种不同环境或条件下使用	– 职业适应能力提升：培养适应不同工作环境和岗位要求的能力 – 产品设计通用性：设计通用型产品或服务，满足广泛市场需求	例如，培训师能够根据不同行业、不同层次学员的需求调整培训内容和方式。一款办公软件具备多种功能，适用于不同行业和工作场景
7	嵌套原理	将一个物体嵌入另一个物体，或让物体穿过另一物体空腔	– 工作流程设计：设计嵌套式工作流程，提高工作紧凑性和效率 – 时间管理：合理安排嵌套任务，充分利用时间资源	例如，在生产线上，将小型零部件嵌套安装在大型部件中，减少组装工序和时间。职场人在等待会议开始的间隙，处理简单邮件或文件

258

发明原理序号	发明原理名称	原理含义	在职业生涯中的迁移运用	举例说明
8	重量补偿原理	通过增加或重新分布配重，改变物体重心或平衡状态，以提升稳定性或性能	– 团队管理：合理分配工作任务和资源，使团队整体平衡发展 – 个人工作平衡：调整工作重点和时间分配，保持工作与生活平衡	例如，在项目团队中，根据成员能力和特长分配任务权重，确保项目各环节顺利推进。职场人在工作繁忙时，合理安排休息和娱乐时间，避免过度劳累
9	预先反作用原理	在物体受到有害作用前，预先施加反作用以抵消或减轻影响	– 职业风险预防：提前预测工作中可能出现的问题，采取措施预防 – 目标设定调整：根据可能的干扰因素，预先调整目标或计划	例如，销售人员在与客户谈判前，预先准备好应对客户可能提出的异议的方案。项目团队在制定项目计划时，考虑到可能出现的资源短缺问题，提前寻找备用资源或调整任务安排
10	预先作用原理	在需要之前对物体或系统进行全部或部分操作，以提高效率或性能	– 职业规划前置：提前储备知识和技能，为未来职业发展做准备 – 工作流程优化：提前完成部分准备工作，缩短整体工作周期	例如，学生在大学期间就开始参加实习和相关培训，为毕业后的就业提前积累经验。厨师在营业前准备好食材和调料，以提高出餐速度
11	事先防范原理	采用预先准备好的应急措施或备用系统，以应对可能出现的故障或问题	– 职业应急计划：制定应对职业危机（如失业、行业变革）的预案 – 项目风险管理：建立备用方案，应对项目中的突发情况	例如，职场人在经济不稳定时期，准备好应急资金和拓展人脉资源，以防失业。软件开发项目中，预留一定时间和资源用于处理可能出现的技术难题

发明原理序号	发明原理名称	原理含义	在职业生涯中的迁移运用	举例说明
12	等势原理	改变工作条件，使物体在操作过程中无须升降或减少升降需求，以降低能耗和提高效率	– 工作环境优化：调整工作空间布局，减少不必要的体力消耗 – 流程简化：优化工作流程，减少工作环节的势能差（难度差）	例如，办公室重新布置桌椅和设备，使员工在工作中能够更方便地获取所需物品，减少走动和弯腰等动作。企业简化审批流程，减少层级，使信息传递更顺畅
13	反向作用原理	– 用相反动作代替常规动作 – 让物体或环境可动部分不动，不动部分可动 – 使物体上下颠倒或内外翻转	– 职业思维转换：尝试用逆向思维解决工作问题 – 工作模式创新：改变传统工作模式，如远程办公与现场办公结合	例如，市场推广人员在推广产品时，不直接宣传产品优点，而是通过对比竞争对手产品的不足来突出自身优势。企业在疫情期间，将部分业务从线下转为线上，原本在办公室工作的员工改为在家办公，而原本需要客户到店的服务改为上门服务
14	曲面化原理	– 将物体形状从直线或平面改为曲线或曲面 – 使用圆柱形、球形或螺旋形物体 – 利用离心力，用旋转运动代替直线运动	– 职业发展路径：选择非线性、多元化的职业发展道路 – 问题解决创新：用曲线思维解决复杂问题	例如，设计师在设计产品外观时，采用流线型曲面设计，提高产品美观度和用户体验。职场人在职业发展中，不局限于单一技能或行业，而是跨领域学习和发展，像螺旋一样不断上升

发明原理序号	发明原理名称	原理含义	在职业生涯中的迁移运用	举例说明
15	动态特性原理	– 使物体或系统在不同工作条件下自动调整其特性 – 将物体分割成可相对移动的部分，或使物体具有可调节性	– 个人能力提升：持续学习新知识、新技能，适应职业变化 – 工作方法优化：根据不同任务需求，灵活调整工作方法	例如，随着行业技术的更新，程序员不断学习新的编程语言和算法，以保持竞争力。项目经理根据项目的不同阶段和需求，灵活调整团队成员的任务分配和工作方式
16	不足或超额行动原理	如果难以完全达到所需效果，可采用略少或略多的行动，然后进行调整	– 目标设定策略：设定略高或略低的目标，逐步逼近理想目标 – 资源分配调整：根据实际情况，调整资源投入量	例如，销售团队在制定销售目标时，先设定一个略高于实际能力的目标，激励团队努力，然后根据市场情况和销售进度进行调整。企业在研发新产品时，先投入适量资源进行初步研发，根据研发成果和市场反馈再决定是否增加或减少投入
17	维数变化原理	– 增加物体的运动维度（如从一维到二维、三维） – 将物体倾斜或侧置 – 使用给定区域的反面或相邻面	– 职业视野拓展：从不同角度看待职业问题，拓展思维维度 – 工作创新：尝试新的工作方式或途径，突破传统维度限制	例如，市场策划人员在制定营销方案时，不仅考虑传统的广告宣传维度，还结合社交媒体互动、线下活动体验等多维度方式。企业在拓展市场时，不仅关注国内市场，还积极开拓国际市场，从地域维度上实现突破

发明原理序号	发明原理名称	原理含义	在职业生涯中的迁移运用	举例说明
18	机械振动原理	- 使物体处于振动状态 - 增加振动频率或振幅 - 利用共振频率	- 团队激励：营造积极活跃的团队氛围，激发员工工作热情 - 创意激发：通过头脑风暴等方式，产生创新思维波动	例如，团队领导定期组织团队建设活动，鼓励员工分享经验和想法，使团队氛围活跃起来。设计师在创意构思阶段，通过观看大量创意作品、参加创意研讨会等方式，激发大脑的"振动"，产生更多创意灵感
19	周期性动作原理	- 用周期性动作或脉冲代替连续动作 - 对周期性动作进行改变（如频率、幅度、持续时间）	- 工作节奏调整：采用间歇性工作方式，提高工作效率和质量 - 学习计划制定：制定周期性学习计划，巩固知识和技能	例如，作家在写作过程中，不是持续不间断地创作，而是采用工作一段时间休息一会儿的周期性方式，保持大脑清醒和创作灵感。学生制定每周固定时间复习不同科目知识的周期性学习计划，提高学习效果
20	有效作用的连续性原理	- 使物体持续工作，避免停顿和中断 - 消除工作中的空闲和间歇时间	- 工作流程优化：减少工作流程中的等待时间和中断环节 - 个人时间管理：合理安排时间，保持工作和学习的连续性	例如，工厂通过优化生产线布局和物流配送，使生产过程连续不间断，提高生产效率。职场人利用碎片化时间学习行业知识，如在上下班路上听有声书籍或观看行业讲座视频
21	紧急行动原理	在面临紧急情况或时间压力时，迅速采取行动，以避免或减少损失	- 职业危机应对：在职业危机出现时，快速做出决策和行动 - 项目管理：在项目截止日期临近时，加快工作进度	例如，当公司面临重大业务调整或市场竞争压力时，员工能够迅速适应变化，学习新技能或调整工作方式。项目团队在项目交付期限紧迫时，加班加点完成关键任务，确保项目按时交付

发明原理序号	发明原理名称	原理含义	在职业生涯中的迁移运用	举例说明
22	变害为利原理	– 将有害因素转化为有益因素 – 利用有害因素获得额外好处	– 压力转化：将工作压力转化为动力，提升工作表现 – 竞争优势利用：将竞争对手的攻击转化为自身发展机会	例如，销售人员将销售业绩压力转化为提升销售技巧和服务质量的动力，通过更好的客户体验来提高销售额。企业在面对竞争对手的价格战时，不降低产品质量，而是通过优化成本结构和提升产品附加值，将价格战转化为展示自身优势的机会
23	反馈原理	– 引入反馈机制，以改善系统性能 – 根据反馈信息调整系统行为	– 职业成长评估：定期进行自我评估和接受他人反馈，改进工作 – 工作优化：根据市场反馈和客户意见，调整产品或服务	例如，职场人定期与上级或同事进行绩效面谈，获取对自己工作表现的反馈，从而有针对性地提升自己的沟通能力或专业技能。企业根据客户对产品的使用反馈，改进产品功能或优化服务流程，提高客户满意度
24	中介物原理	– 使用中介物传递或转换作用 – 临时连接两个物体，便于后续操作	– 人际关系拓展：通过中间人建立新的人脉关系 – 资源获取：借助中介机构或平台获取所需资源	例如，求职者通过猎头公司或校友推荐，获得更多优质的工作机会。企业在拓展海外市场时，借助当地的代理商或合作伙伴，快速了解市场情况并建立业务渠道
25	自服务原理	– 物体能够自我服务，减少外部干预 – 利用废弃资源实现自我服务	– 个人能力提升：培养自我学习和自我管理能力 – 工作创新：设计自运行或自维护的工作系统	例如，职场人利用业余时间自学新技能，提升自己的竞争力，无须依赖外部培训课程。一些智能设备能够自动检测故障并进行自我修复，减少人工维护成本

发明原理序号	发明原理名称	原理含义	在职业生涯中的迁移运用	举例说明
26	复制原理	– 用简单、廉价的复制品代替复杂、昂贵的物体 – 复制物体的某些特性或功能	– 经验借鉴：借鉴他人成功经验，避免重复犯错 – 模拟测试：通过模拟或模型进行测试和验证	例如，新入职员工向老员工请教工作流程和技巧，避免自己摸索浪费时间。企业在推出新产品前，先制作产品模型进行市场测试，根据测试结果改进产品设计
27	一次性用品原理	– 使用一次性物品，避免清洁、维护和存储等问题 – 对于昂贵或易损物品，设计一次性使用方式以降低成本	– 项目管理：在项目中合理使用一次性工具或材料，提高效率 – 活动策划：采用一次性装饰或道具，简化筹备工作	例如，在举办大型活动时，使用一次性餐具和装饰品，活动结束后无须清洗和储存，节省人力和物力。在一些短期项目中，使用一次性的测试设备或材料，降低设备维护和存储成本
28	机械系统替代原理	– 用光学、声学、热学等系统代替机械系统 – 用电场、磁场或电磁场与物体相互作用代替机械作用	– 工作方式创新：采用数字化工具或远程协作方式代替传统面对面工作 – 问题解决：利用新技术解决传统机械方式难以解决的问题	例如，企业采用视频会议软件代替现场会议，实现远程沟通和协作，提高工作效率。在物流行业，利用物联网技术实现货物的实时跟踪和管理，代替传统的人工盘点和记录方式

发明原理序号	发明原理名称	原理含义	在职业生涯中的迁移运用	举例说明
29	气压和液压结构原理	使用气体或液体代替固体部件，利用气压或液压传递力或能量	- 团队协作：营造和谐包容的团队氛围，使成员像气体或液体一样相互适应和协作 - 工作环境优化：通过改善工作环境的氛围和文化，使员工感到舒适且有动力	例如，在一个创新型团队中，鼓励成员自由表达想法和尝试新方法，团队氛围轻松自由，像气体充满空间一样充满活力。企业通过改善办公环境的布局、装饰和文化氛围，让员工在舒适的环境中工作，提高工作积极性
30	柔性壳体或薄膜原理	- 使用柔性壳体或薄膜代替传统结构 - 用柔性壳体或薄膜将物体与外部环境隔开	- 职业形象塑造：注重外在形象的塑造，同时保持内在的灵活性和适应性 - 工作创新：采用灵活的工作模式或管理方式，适应变化	例如，职场人在保持专业形象的同时，也要具备适应不同工作场景和变化的能力，如同柔性壳体既能保护内部又能适应外部变化。一些互联网企业采用弹性工作制度，员工可以根据项目需求和个人情况灵活安排工作时间和地点
31	多孔材料原理	- 使物体变为多孔结构，以减轻重量、增加柔性等 - 利用多孔材料的特性（如吸附、过滤等）	- 知识吸收：像多孔材料吸收物质一样广泛吸收知识和信息 - 人脉拓展：建立广泛的人脉网络，从中获取资源和机会	例如，职场人通过阅读各类书籍、参加培训课程和行业研讨会等方式，广泛吸收不同领域的知识，丰富自己的知识体系。销售人员积极拓展客户人脉，通过与不同客户的交流，了解市场需求和行业动态，获取更多销售机会

发明原理序号	发明原理名称	原理含义	在职业生涯中的迁移运用	举例说明
32	改变颜色原理	– 改变物体或环境的颜色 – 改变物体的透明度或发光性	– 个人品牌塑造：通过独特的外在形象（如着装风格、个人标识颜色）塑造个人品牌 – 工作环境优化：利用色彩心理学改善工作环境氛围	例如，一位设计师总是穿着具有独特风格和标志性颜色的服装，让人容易记住，逐渐形成自己的个人品牌形象。企业根据办公区域的功能和员工需求，采用不同颜色的装饰，如用蓝色装饰办公区域以提高员工专注力，用绿色装饰休息区营造放松氛围
33	同质性原理	采用相同或相似材料、部件或操作，以简化生产和维修过程	– 团队组建：招聘具有相似背景或技能的人员，便于团队协作和沟通 – 工作标准化：制定统一的工作流程和标准，提高工作效率和质量	例如，在软件开发团队中，招聘具有相似编程技能和项目经验的人员，能够更快地协同开发项目，减少沟通成本。企业制定统一的文件格式、操作规范等工作标准，使员工在处理同类工作时能够遵循相同的流程，提高工作效率和准确性
34	抛弃与再生原理	– 抛弃物体中已完成功能或不再需要的部分 – 对抛弃部分进行回收利用或再生	– 职业发展规划：定期清理职业规划中不切实际或过时的目标 – 工作资源管理：合理处理废弃资源，实现资源循环利用	例如，职场人在职业发展过程中，随着自身能力和市场需求的变化，及时调整职业规划，放弃那些不再符合自己发展方向的目标。企业对办公过程中产生的废纸、废旧设备等进行回收处理，实现资源的循环利用，降低运营成本

发明原理序号	发明原理名称	原理含义	在职业生涯中的迁移运用	举例说明
35	物理或化学参数改变原理	– 改变物体的物理或化学参数（如温度、压力、浓度等） – 改变物体的状态（如气态、液态、固态）	– 问题解决策略：通过调整工作条件或方法的参数来解决问题 – 产品创新：改变产品的物理或化学特性，开发新产品	例如，在生产过程中，通过调整温度和压力参数，提高产品的生产效率和质量。食品企业通过改变食品的配方和加工工艺（物理或化学参数改变），开发出低糖、低盐等符合健康理念的新产品
36	相变原理	利用物质相变时的特性（如吸热、放热、体积变化等）	– 职业转型策略：在职业转型过程中，利用自身在不同阶段的能力变化和积累 – 工作方式创新：根据工作任务需求，灵活切换工作状态	例如，一位从技术岗位转型到管理岗位的职场人，在转型过程中，利用自己在技术领域积累的专业知识和经验，更好地管理技术团队。员工在处理紧急任务时，像物质发生相变一样迅速进入高度专注和高效的工作状态
37	热膨胀原理	利用材料的热膨胀或热收缩特性	– 工作策略调整：根据市场环境的冷热变化（比喻为热膨胀和热收缩）调整工作策略 – 团队管理：根据团队成员的热情程度和工作动力变化进行管理	例如，在市场旺季时，企业加大市场推广力度和生产投入（热膨胀）；在市场淡季时，优化内部管理和控制成本（热收缩）。团队领导在团队成员工作热情高涨时，安排更具挑战性的任务；当成员出现工作倦怠时，组织团队建设活动激发热情

发明原理序号	发明原理名称	原理含义	在职业生涯中的迁移运用	举例说明
38	加速氧化原理	– 加速氧化过程以实现某种效果 – 用富氧空气代替普通空气	– 创新推动：在创新项目中，加速创意的产生和发展过程，营造积极创新氛围（类比富氧空气） – 职业发展加速：主动寻求更多机会和资源，加速个人职业成长	例如，企业设立创新奖励机制，鼓励员工快速提出和完善创新想法，加速创新成果的产生。职场人积极参加各类行业竞赛、培训课程和项目实践，让自己置身于充满机会和挑战的"富氧环境"中，加快职业发展速度
39	惰性环境原理	– 用惰性气体或介质代替普通环境，以减少有害反应 – 在物体表面覆盖惰性涂层	– 压力应对：在高压力工作环境中，创造一个相对轻松、稳定的心理"惰性环境"，避免过度焦虑 – 职业保护：在竞争激烈的职场中，建立自己的核心竞争力"保护涂层"	例如，当面临高强度工作任务和紧迫期限时，职场人通过冥想、运动等方式缓解压力，营造内心的平静氛围，如同在惰性环境中减少外界压力的不良影响。职场人不断提升自己的专业技能和知识储备，形成独特的竞争优势，就像给职业发展加上了一层保护涂层，降低被替代的风险
40	复合材料原理	将不同材料组合在一起，形成具有新特性的复合材料	– 技能组合：将不同领域的技能组合起来，创造新的职业价值 – 团队构建：组建由不同专业背景人员构成的团队，发挥协同优势	例如，一位同时具备设计技能和编程技能的职场人，可以开发出具有创新性用户体验的软件产品或网站，创造出单一技能无法实现的价值。在一个科技项目中，团队由程序员、设计师、市场人员等不同专业背景的人员组成，通过各自专业知识和技能的结合，共同推动项目成功

参考文献

[1] Super D E.Career Education and the Meaning of Work. Monographs on Career Education[M]. Washington, DC: The Office of Career Education, U.S. Office of Education, 1976:4.

[2] 金树人 . 生涯咨询与辅导 [M]. 北京： 高等教育出版社， 2007： 8.

[3] 国际劳工组织 . 职业安全、健康和工作环境的公约 [Z]. 中华人民共和国人力资源和社会保障部， 2010-11-12[2024-10-18].https://www.mohrss.gov.cn/gjhzs/GJHZzhengcewenjian/201011/t20101112_83638.html.

[4] Burnett A.as quoted in Brigid Schulte, Overwhelmed[M].New York:Picador, 2015:45.

[5] Dutton J E, Workman C M, Hardin A E.Compassion fatigue: Coping with secondary traumatic stress disorder in social service organizations[J]. Administrative Science Quarterly,2001, 46(3):455-486.

[6] Savickas M L. Career construction theory and practice[C]//Brown S D, Lent R W (Eds.). Career development and counseling: Putting theory and research to work. 2nd ed. Hoboken, NJ: Wiley, 2013: 147-173.

[7] Greenhaus J H, Powell G N. When work and family are allies: A theory of work-family enrichment[J].Academy of Management Review, 2006, 31 (1) :72-92.

[8] Bakker A B, Demerouti E.The job demands-resources model: State of the art[J]. Journal of Managerial Psychology, 2007,22(3):309-328.

[9] 姚本先 . 大学生心理健康教育 [M].2 版 . 合肥： 安徽大学出版社， 2015:276-279.

[10] 苏颖 .《 灵枢经 》译注 [M]. 北京： 中国中医药出版社， 2021:291.